改訂第2版

新 OCT・OCTA 読影トレーニング

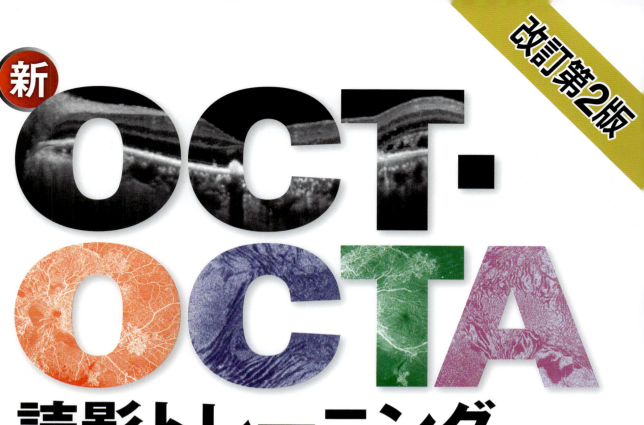

監修 **飯田知弘**
東京女子医科大学眼科学講座 教授

編集 **森實祐基**
岡山大学大学院医歯薬学総合研究科眼科学講座 教授

丸子一朗
東京女子医科大学眼科学講座 准教授

MEDICAL VIEW

本書では，厳密な指示・副作用・投薬スケジュール等について記載されていますが，これらは変更される可能性があります。本書で言及されている薬品については，製品に添付されている製造者による情報を十分にご参照ください。

Self-Training for Interpretation of OCT/OCTA, Updated, second edition

(ISBN978-4-7583-1645-3 C3047)

Supervisor: IIDA Tomohiro
Editors: MORIZANE Yuki, MARUKO Ichiro

2019. 3. 1　1st ed
2024. 11. 10　2nd ed

©MEDICAL VIEW, 2024
Printed and Bound in Japan

Medical View Co., Ltd.
2-30　Ichigayahonmuracho, Shinjyuku-ku, Tokyo, 162-0845, Japan
E-mail　ed@medicalview.co.jp

改訂第2版　序文

OCT のない眼科診療は考えられない時代です。

OCT を最大限に活かして，日常診療で眼底病変を正確に捉えていただきたいとの目的で，故白神史雄先生と私とで『OCT 読影トレーニング』を刊行したのが 2013 年 8 月でした。その後，OCT 解像力の向上や，読影や解析のノウハウの蓄積，そして OCTA の登場など，著しい進歩に対応するべく 2019 年 3 月に『新 OCT・OCTA 読影トレーニング』を上梓しました。

『新 OCT・OCTA 読影トレーニング』は，『OCT 読影トレーニング』と同様に，幸いにも好評を博し，版を重ねることができました。しかし，この 5 年の間に，新しい疾患概念の登場や，病態理解と治療法が進み，それと並行して OCT・OCTA 撮影装置も高解像度の広角画像が取得できるようになるなどハードとソフトの両面で進歩し，既刊の内容を改訂する必要性が出てきました。そこで，症例と画像・表記を刷新し，また新たに策定された関連するガイドラインに準拠する形で，このたび『改訂第 2 版 新 OCT・OCTA 読影トレーニング』を企画しました。

本書を含め本シリーズは，多くの画像とポイントに絞った簡潔な解説文，みやすいレイアウトを一貫した編集方針としております。本書を外来の診察机に置いていただき，患者さんの OCT 画像を読影する際に，少しでも診断の一助としてご活用いただけましたら監修・編者としてこのうえない喜びです。基本画像を踏まえ，豊富な疾患画像を知ることで，読影力を身につけていただけましたら幸甚です。

最後に，本書を纏めるにあたりご協力いただきました岡山大学，東京女子医科大学，福島県立医科大学，琉球大学，ならびに関連施設の執筆者の先生方に，また本シリーズの企画時から心血を注いでくださったメジカルビュー社の吉川みゆき女史に，あらためて心より深謝申し上げます。

2024 年 9 月

飯田知弘

初版　序文

　光干渉断層計（optical coherence tomography；OCT）は，検眼鏡所見に対応した眼底断面を組織切片を見るかのように観察することを可能にし，眼科診療を大きく変えました。

　眼底所見を読むときには，病変を 4 次元的に捉えることが大切です。われわれ眼科医は，細隙灯顕微鏡を用いた眼底観察で 3 次元，すなわち立体的，空間的に所見を観察しています。しかし，その評価は個人の観察力に頼らざるを得ません。また，眼底カラー写真や蛍光眼底造影などの画像診断で記録できるのは 2 次元情報に限られています。OCT の登場により，客観的な 3 次元画像診断と記録がミクロン単位の解像度で，しかも非侵襲的に短時間の検査で可能となりました。自然経過や治療後の経時的変化も一目瞭然で，眼底病変を 4 次元の視点から把握し理解することが容易です。まさに眼科診療に革命が起こったと言えます。このような有用性から OCT は瞬く間に普及して，多くの眼科医にとって不可欠な診療ツールとなりました。

　しかし，「OCT 画像所見を正確に読影できているか？」「OCT を診療に導入したが十分に活用できているのか？」「OCT の読影能力と知識を習得したい」このような先生方の声をよく耳にしてきました。OCT に関する教育的講演に多くの参加者があることもこれを裏付けています。

　そこで OCT を最大限に活かして，日常診療で眼底病変を正確に捉えることに役立てていただきたいとの目的で，『OCT 読影トレーニング』の初版を上梓したのは今から約 5 年半前の 2013 年 8 月でした。初版は記憶にとどまりやすいレイアウトで，多くの画像とピンポイントの簡潔な文章による診断の要を特徴に，多くの先生にご活用いただきました。

　5 年以上経った現在，OCT 抜きの眼科診療は考えられなくなりました。OCT は日々進歩を続け，解像力の向上，読影や解析のノウハウの蓄積，そして OCTA の登場など，驚くほどの進歩を遂げたため既刊の内容では十分な情報が得られなくなりました。そこでこの度『OCT 読影トレーニング』の特徴は踏襲したうえで内容を刷新した『新 OCT・OCTA 読影トレーニング』を上梓いたしました。

　本書を外来の診察机に置いていただき，患者さんの OCT 画像を読影する際に，少しでも診断の一助としてご活用いただけましたら編者としてこのうえない喜びです。

　最後に，本書を纏めるにあたりご協力いただきました岡山大学，東京女子医科大学，福島県立医科大学の執筆者の先生方にあらためて心より深謝申し上げます。

2019 年 2 月

白神史雄

飯田知弘

目 次

A. 基本画像を知ろう

I. OCT
正常所見 ……………………………………………………… 向井　亮, 石龍鉄樹　2

基本所見 ……………………………………………………… 向井　亮, 石龍鉄樹　8

アーチファクト ……………………………………………… 向井　亮, 石龍鉄樹　12

II. OCT angiography
正常所見 …………………………………………………………………… 丸子一朗　16

基本所見 …………………………………………………………………… 丸子一朗　20

アーチファクト …………………………………………………………… 丸子一朗　26

III. 撮り方のコツ ……………………………………………………………… 藤原篤之　32

B. 疾患別画像を見よう

I. 緑内障
緑内障の視神経乳頭解析 ………………………………………………… 藤原美幸　40

緑内障の黄斑解析 ………………………………………………………… 藤原美幸　44

緑内障の OCT による進行解析 ………………………………………… 内藤知子　54

緑内障の前眼部 OCT ……………………………………………………… 藤原美幸　58

II. 緑内障とまぎらわしい疾患
上方視神経乳頭部分低形成 ……………………………………………… 三木貴子　62

乳頭小窩 …………………………………………………………………… 三木貴子　64

強度近視 …………………………………………………………………… 三木貴子　66

網膜静脈分枝閉塞症 ……………………………………………………… 三木貴子　70

III. 視神経病変
視神経乳頭腫脹 …………………………………………………………… 本庄純一郎　72

視神経萎縮 ………………………………………………………………… 本庄純一郎　74

乳頭小窩黄斑症候群 ……………………………………………………… 本庄純一郎　84

IV. 網膜硝子体界面病変
後部硝子体剥離 …………………………………………………………… 河合萌子　90

黄斑円孔 …………………………………………………………………… 塩出雄亮　92

内境界膜翻転術を行った黄斑円孔の術後経過 ………………………… 的場　亮　96

網膜上膜 …………………………………………………………………… 塩出雄亮　98

網膜上膜でみられる網膜外層変化 ·· 的場　亮　106

網膜上膜手術への OCT の活用 ·· 的場　亮　108

分層黄斑円孔 ··· 平野雅幸　110

硝子体黄斑牽引症候群 ·· 平野雅幸　114

V. 加齢黄斑変性

ドルーゼン，萎縮型加齢黄斑変性 ·· 丸子留佳　120

新生血管型加齢黄斑変性 /1 型・2 型黄斑新生血管 ··············· 橋谷　臨　130

新生血管型加齢黄斑変性 / ポリープ状脈絡膜血管症 ············· 杉原瑶子　136

新生血管型加齢黄斑変性 /3 型黄斑新生血管（網膜血管腫状増殖） ··· 山口沙耶　144

新生血管型加齢黄斑変性 /1 型・2 型・3 型黄斑新生血管の治療経過 ·· 丸子留佳　150

新生血管型加齢黄斑変性 / パキコロイド疾患 ············ 湧川空子，寺尾信宏　160

VI. 中心性漿液性脈絡網膜症

中心性漿液性脈絡網膜症 ·· 丸子留佳　166

慢性中心性漿液性脈絡網膜症 ··· 丸子留佳　174

VII. 新生血管黄斑症

網膜色素線条（弾性線維性仮性黄色腫） ································· 細川海音　186

特発性脈絡膜新生血管 ·· 細川海音　192

VIII. 糖尿病網膜症

糖尿病黄斑浮腫 ·· 眞榮平茉莉奈，古泉英貴　196

増殖糖尿病網膜症 ·· 宮良安宣，古泉英貴　204

IX. 網膜血管病変

網膜静脈閉塞症 / 網膜中心静脈閉塞症 ·································· 長谷川泰司　212

網膜静脈閉塞症 / 網膜静脈分枝閉塞症 ·································· 長谷川泰司　218

網膜動脈閉塞症 / 網膜中心動脈閉塞症 ·································· 梯　瑞葉　224

網膜動脈閉塞症 / 網膜動脈分枝閉塞症 ·································· 梯　瑞葉　230

網膜細動脈瘤 ··· 木村修平　236

黄斑部毛細血管拡張症 ·· 長谷川泰司　242

X. 黄斑部出血

網膜前出血 ·· 木村修平　250

網膜下出血 ·· 木村修平　256

XI. 強度近視，傾斜乳頭症候群

近視性牽引症候群　網膜分離・中心窩剥離 ···························· 木村修平　262

黄斑円孔網膜剥離 ·· 木村修平　270

近視性脈絡膜新生血管 ·· 鄭　雅心　274

dome-shaped macula ··· 鄭　雅心　280

傾斜乳頭症候群・下方後部ぶどう腫 ······································ 田口晃一　286

intrachoroidal cavitation ·· 笠井暁仁　292

強度近視に合併する網膜血管周囲異常 ···································· 加藤　寛　296

XII. 裂孔原性網膜剥離 ··· 木村修平　300

XIII. 遺伝性網膜変性

網膜色素変性	荒川久弥	306
先天網膜分離症	笠井暁仁	312
卵黄状黄斑ジストロフィ（Best病）	橋谷 臨	316
Stargardt病	則川晃希, 石龍鉄樹	320
occult macular dystrophy	橋谷 臨	324

XIV. 網膜外層病変

急性帯状潜在性網膜外層症	前田駿介	328
多発消失性白点症候群	前田駿介	332
punctate inner choroidopathy	橋谷 臨	336

XV. ぶどう膜炎

原田病	内村英子	342
梅毒	向井 亮	348
その他のぶどう膜炎	内村英子	354

XVI. 眼内腫瘍

脈絡膜血管腫	田中啓一郎	358
脈絡膜悪性黒色腫	田中啓一郎	362
転移性脈絡膜腫瘍	古田 実	368
脈絡膜骨腫	古田 実	374
眼内悪性リンパ腫	田中啓一郎	380

XVII. その他

脈絡膜の菲薄・肥厚	荒川久弥	384
focal choroidal excavation	加藤 寛	396
macular microhole	河野泰三	402
paracentral acute middle maculopathy	長谷川泰司	406
レーザーによる網膜障害	長谷川泰司	410
パクリタキセル網膜症	長久保翔子	412
タモキシフェン網膜症	長久保翔子	414
その他抗癌薬（分子標的薬）による網膜症	長久保翔子	416
前眼部OCT　強膜	今永直也	418
acute idiopathic maculopathy	長谷川泰司	426
黄斑低形成	田口晃一	430
acquired vitelliform lesions	河合萌子	432
特発性網膜分離症	丸子一朗	436

索引	438

以前は「脈絡膜新生血管（choroidal neovascularization；CNV）」が広く用いられていたが，新生血管型AMD（nAMD）にみられる黄斑部の新生血管は，黄斑部の網膜血管由来の新生血管も含まれるため，本書では「黄斑新生血管（macular neovascularization；MNV）」と記載している。

執筆者一覧

■ 監 修

飯田知弘 　東京女子医科大学眼科学講座 教授

■ 編 集

森實祐基 　岡山大学大学院医歯薬学総合研究科眼科学講座 教授

丸子一朗 　東京女子医科大学眼科学講座 准教授

■ 執筆者（掲載順）

向井 亮 　福島県立医科大学医学部眼科学講座 准教授

石龍鉄樹 　福島県立医科大学医学部眼科学講座 教授

丸子一朗 　東京女子医科大学眼科学講座 准教授

藤原篤之 　川崎医療福祉大学リハビリテーション学部視能療法学科 講師

藤原美幸 　岡山大学大学院医歯薬学総合研究科眼科学講座

内藤知子 　グレース眼科クリニック 院長

三木貴子 　グレース眼科クリニック 副院長

本庄純一郎 　福島県立医科大学医学部眼科学講座

河合萌子 　東京女子医科大学眼科学講座

塩出雄亮 　岡山大学大学院医歯薬学総合研究科眼科学講座

的場 亮 　岡山大学大学院医歯薬学総合研究科眼科学講座

平野雅幸 　ひらの眼科 院長

丸子留佳 　東京女子医科大学眼科学講座

橋谷 臨 　東京女子医科大学眼科学講座

杉原瑶子 　上尾中央総合病院眼科 副科長

山口沙耶 　東京女子医科大学眼科学講座

湧川空子 　琉球大学大学院医学研究科医学専攻眼科学講座

寺尾信宏 　琉球大学大学院医学研究科医学専攻眼科学講座 講師

細川海音 　岡山大学大学院医歯薬学総合研究科眼科学講座

眞榮平茉莉奈 　琉球大学大学院医学研究科医学専攻眼科学講座

古泉英貴 　琉球大学大学院医学研究科医学専攻眼科学講座 教授

宮良安宣 　琉球大学大学院医学研究科医学専攻眼科学講座

長谷川泰司 　東京女子医科大学眼科学講座 講師

梯 瑞葉 　東京女子医科大学眼科学講座

木村修平 　岡山大学大学院医歯薬学総合研究科眼科学講座 准教授

鄭 雅心 　東京女子医科大学眼科学講座

田口晃一 　東京女子医科大学眼科学講座

笠井暁仁 　福島県立医科大学医学部眼科学講座

加藤 寛 　福島県立医科大学医学部眼科学講座

荒川久弥 　東京女子医科大学八千代医療センター眼科

則川晃希 　福島県立医科大学医学部眼科学講座

前田駿介 　福島県立医科大学医学部眼科学講座

内村英子 　東京女子医科大学眼科学講座

田中啓一郎 　福島県立医科大学医学部眼科学講座

古田 実 　相馬中央病院眼科

河野泰三 　さいたま市立病院眼科 医長

長久保翔子 　東京女子医科大学眼科学講座

今永直也 　琉球大学大学院医学研究科医学専攻眼科学講座

■ 初版執筆者

小島 彰，大口泰治，和泉雄彦，高橋洋平，戸島慎二，小暮朗子，菅野幸紀，石橋誠一，今泉公宏

略語一覧

略語	英文フルスペル	日本語訳
AIM	acute idicpathic maculopathy	
AMD	age-related macular degeneration	加齢黄斑変性
AMN	acute macular neuroretinopathy	
APMPPE	acute posterior multifocal placoid pigment epitheliop epitheliopathy	急性後部多発性斑状網膜色素上皮症
AVLs	acquired vitelliform lesions	
AZOOR	acute zonal occult outer retinopathy	急性帯状潜在性網膜外層症
BRAO	branch retinal artery occlusion	網膜動脈分枝閉塞症
BRVO	branch retinal vein occlusion	網膜静脈分枝閉塞症
CME	cystoid macular edema	囊胞様黄斑浮腫
CNV	choroida neovascularization	脈絡膜新生血管
cpRNFL	circumpapillary retinal nerve fiber layer	乳頭周囲網膜神経線維層
CRAO	central retinal artery occlusion	網膜中心動脈閉塞症
CRVO	central retinal vein occlusion	網膜中心静脈閉塞症
CSC	central serous chorioretinopathy	中心性漿液性脈絡網膜症
CMD	cystoid macular degeneration	囊胞様黄斑変性
DCP	deep capillary plexus	網膜深層血管網
DME	diabetic macular edema	糖尿病黄斑浮腫
DONFL	dissociated optic nerve fiber layer	
DR	diabetic retinopathy	糖尿病網膜症
EDI-OCT	enhanced depth imaging-OCT	深部強調画像光干渉断層計
ELM	external limiting membrane	外境界膜
EOG	electro-oculogram	眼球電図
ERM	epiretinal membrane	網膜上膜（網膜前膜，黄斑上膜，黄斑前膜）
ETDRS	Early Treatment Diabetic Retinopathy Study	
EZ	ellipsoid zone	
FA	fluorescein angiography	フルオレセイン蛍光造影
FAZ	foveal avascular zone	中心窩無血管域
FCE	focal choroidal excavation	
FVPED	fibrovascular pigment epithelium detachment	線維血管性網膜色素上皮剥離
GA	geographic atrophy	地図状萎縮

略語	英文フルスペル	日本語訳
GCC	ganglion cell complex	網膜神経節細胞複合体
GCL	ganglion cell layer	神経節細胞層
GON	glaucomatous optic neuropathy	緑内障性視神経症
GP	Goldmann perimeter	ゴールドマン視野計
HFA	Humphrey field analyzer	ハンフリー自動視野検査
IA (ICGA)	indocyanine green angiography	インドシアニングリーン蛍光造影
ICC	intrachoroidal cavitation	
ICNV	idiopathic choroidal neovascularization	特発性脈絡膜新生血管
ICP	intermediate capillary plexus	網膜中層血管網
ILM	internal limiting membrane	内境界膜
ILM-NFL/GCL	internal limiting membrane-nerve fiber layer/ganglion cell layer	内境界膜 - 神経線維層 / 神経節細胞層
INL	inner nuclear layer	内顆粒層
IPL	inner plexiform layer	内網状層
IZ	interdigitation zone	
MEWDS	multiple evanescent white dot syndrome	多発消失性白点症候群
MFC	multifocal choroiditis	多巣性脈絡膜炎
MNV	macular neovascularization	黄斑新生血管
nAMD	neovascular age-related macular degeneration	新生血管型加齢黄斑変性
NFL	nerve fiber layer	神経線維層
NFLD	nerve fiber layer defect	神経線維層欠損
NPA	non-perfusion area	無灌流領域
NPDR	non-proliferative diabetic retinopathy	非増殖糖尿病網膜症
OCTA	OCT angiography	光干渉断層血管撮影
OMD	occult macular dystrophy	オカルト黄斑ジストロフィ
ONL	outer nuclear layer	外顆粒層
OPL	outer plexiform layer	外網状層
ORCC	outer retina-choroid complex	網膜外層 ～ 脈絡毛細血管板
PAMM	paracentral acute middle maculopathy	
PCV	polypoidal choroidal vasculopathy	ポリープ状脈絡膜血管症
PDR	proliferative diabetic retinopathy	増殖糖尿病網膜症
PDT	photodynamic therapy	光線力学 (的) 療法
PED	pigment epithelium detachment	(網膜) 色素上皮剥離
PIC	punctate inner choroidopathy	点状脈絡膜内層症
POAG	primary open angle glaucoma	原発開放隅角緑内障
PPA	peripapillary chorioretinal atrophy	乳頭周囲網脈絡膜萎縮

略語	英文フルスペル	日本語訳
PVD	posterior vitreous detachment	後部硝子体剝離
RAP	retinal angiomatous proliferation	網膜血管腫状増殖
RAPD	relative afferent pupillary defect	相対的瞳孔求心路障害
RGC	retinal ganglion cell	網膜神経節細胞
RNFL	retinal nerve fiber layer	網膜神経線維層
RPCs	radial peripapillary capillaries	放射状乳頭周囲毛細血管
RPD	reticular pseudodrusen	
RPE	retinal pigment epithelium	網膜色素上皮
SCP	superficial capillary plexus	網膜表層血管網
SDD	subretinal drusenoid deposit	
SHRM	subretinal hyperreflective material	
SLO	scanning laser ophthalmoscope	走査レーザー検眼鏡
SRD	serous retinal detachment	漿液性網膜剝離
SRF	subretinal fluid	網膜下液
SSOH	superior segmental optic hypoplasia	上方視神経乳頭部分低形成
tPA	tissue plasminogen activator	組織プラスミノゲンアクチベータ
TSNIT	Temporal Superior Nasal Inferior Temporal	
UBM	ultrasound biomicroscopy	超音波生体顕微鏡
VEGF	vascular endothelial growth factor	血管内皮増殖因子
VMTS	vitreomacular traction syndrome	硝子体黄斑牽引症候群
XLRS	X-linked juvenile retinoschisis	X染色体性若年網膜分離症

凡例

1. 眼底カラー写真等に OCT の範囲を示す白破線矢印を記載しました。
   ただし矢印を載せることで病変が隠れてしまう一部の症例には白破線矢印を記載しておりません。
2. OCTA 3×3mm と 6×6mm は眼底カラー写真等に範囲を示す白破線の囲みを記しております。
3. 本書全体を通し頻繁に記載のある用語は，本文中，原則として略語表記としております。x～xii ページの「略語一覧」に英文フルスペル，日本語訳を載せました。ご活用ください。
4. 以前は「脈絡膜新生血管 (choroidal neovascularization；CNV)」が広く用いられていましたが，新生血管型 AMD (nAMD) にみられる黄斑部の新生血管は，黄斑部の網膜血管由来の新生血管も含まれるため，本書では「黄斑新生血管 (macular neovascularization；MNV)」と記載しています。
5. 本書では商標記号 (®，TM) の表記は省略しております。

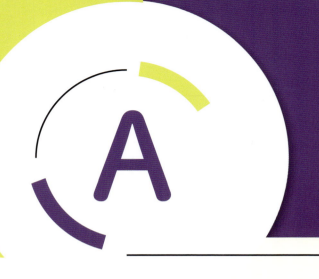

基本画像を知ろう

I. OCT
II. OCT angiography
III. 撮り方のコツ

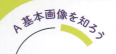

I. OCT
正常所見

　光干渉断層計（optical coherence tomography；OCT）は非侵襲的に硝子体・網膜・脈絡膜をリアルタイムに観察できる，一般診療・網膜専門外来において必須の検査器械である。これまでにタイムドメインOCT，フーリエドメインOCTが販売され，現在ではフーリエドメインOCTが主として用いられ，フーリエドメインOCTは光干渉の発生源とその処理の相違により，スペクトラルドメインOCT，スウェプトソースOCT（swept source OCT；SS-OCT）に分類される。SS-OCTにおいて，高速で，深さによる減衰が少ない。

1 正常網膜の所見

　図1に正常網膜を示す。網膜は，内境界膜（internal limiting membrane；ILM），神経線維層（retinal nerve fiber layer；RNFL），神経節細胞層（retinal ganglion cell layer；RGCL），内網状層（inner plexiform layer；IPL），内顆粒層（inner nuclear layer；INL），外網状層（outer plexiform layer；OPL），外顆粒層（outer nuclear layer；ONL），外境界膜（outer limiting membrane；OLM），ellipsoid zone（EZ），interdigitation zone（IZ），網膜色素上皮（retinal pigment epithelium；RPE）に分類される。RPEの外側にはBruch膜（Bruch membrane）が存在し，PEDが生じた場合にはBruch膜が露出される（p.10，「基本所見」の項参照）。

　網膜の外側には脈絡膜が検出され，脈絡膜は脈絡毛細血管板，Sattler層，Haller層に分類される。脈絡毛細血管板とSattler層の正確な分離は不可能とされている。脈絡膜と強膜の境界は脈絡膜強膜界面（choroid-scleral junction）とよばれ，境界明瞭な部位と境界不明瞭な部位がある。

●断層像

　硝子体剥離が生じてない若年者では，硝子体皮質は前面で網膜に接着している。Cloquet管，黄斑前ポケットの観察が容易である。硝子体皮質は加齢により傍中心窩から剥離が始まり，perifoveal PVDから，黄斑部剥離，完全後部硝子体剥離となる。

　水平断では神経線維層（⑤）は中心窩鼻側のみにみられ，耳側には内境界膜（④）のみがみられる。神経節細胞（⑥）と内網状層（⑦），内顆粒層（⑧），外網状層（⑨）は中心窩の辺縁から始まり周辺に向かう。⑥＋⑦は神経節複合体（GCC）と呼ばれ，この層の厚みの計測は緑内障診断に有用である。GCCには比較的太い網膜血管が含まれ，高信号輝度の点として観察できる。中心窩は，視細胞のみからなり，硝子体側から内境界膜，外顆粒層，外境界膜，ellipsoid zone（EZ），interdigitation zone（IZ）があり，その下層にRPE層がみられる。中心窩ではEZはわずかに隆起しており"foveal bulge"（⑮）と呼ばれる。RPEの脈絡膜側にはBruch膜があり，網膜色素上皮剥離など病的状態ではRPEと分離し，膜様構造として観察することができるが，正常眼ではみられない。脈絡膜では，脈絡膜実質，神経組織，一部の動脈などが高輝度を示す組織として観察できる。RPE層の強膜側の高信号を示す層がSattler層（⑳），深部の信号強度が低い管腔構造を示す層がHaller層（㉑）に相当すると考えられている。

図1 正常網膜

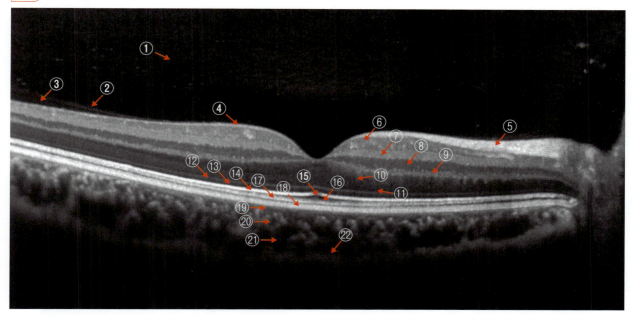

	名称（英語表記）	名称（和文表記）
①	vitreous	硝子体
②	posterior cortical vitreous	後部硝子体
③	pre-retinal space	網膜前スペース
④	internal limiting membrane(ILM)	内境界膜
⑤	nerve fiber layer(NFL)	神経線維層
⑥	ganglion cell layer(GCL)	神経節細胞層
⑦	inner plexiform layer(IPL)	内網状層
⑧	inner nuclear layer(INL)	内顆粒層
⑨	outer plexiform layer(OPL)	外網状層
⑩	Henle fiber layer	ヘンレの神経線維
⑪	outer nuclear layer(ONL)	外顆粒層
⑫	external limiting membrane(ELM)	外境界膜
⑬	myoid zone of the photoreceptors	ミオイド領域
⑭	ellipsoid zone(EZ) of the photoreceptors *	エリプソイド領域
⑮	foveal bulge	
⑯	outer segments(OS) of the photoreceptors *	視細胞外節
⑰	cone interdigitation(IZ) with RPE	錐体 - 網膜色素上皮 嵌合
⑱	choroidal-scleral juncture	網膜色素上皮 / Bruch 膜複合体
⑲	choriocapillaris	脈絡毛細血管板
⑳	Sattler's layer	ザトラー層
㉑	Haller's layer	ハーラー層
㉒	choroidal-scleral juncture	脈絡膜強膜接合

＊：従来の IS/OS は EZ，COST（第 3 のライン）は IZ と呼ばれるようになった。

2 正常網膜の撮影方法とそれぞれの特性について

1) 垂直・水平 scan, 垂直・水平 raster scan

黄斑疾患の検査時には黄斑部と病巣部の関連を正確に捉えるため，垂直・水平scan（図2）あるいは垂直・水平の5 line撮影を行う。しっかりと中心窩下を捉えた場合には，中心窩下に小さな高反射が出現するため，この高反射点の検出が検査部位の精度に関するメルクマールとなる。垂直scanにおいて神経節線維層が対称であるか非対称であるかは緑内障診断における重要ポイントである。

垂直・水平 raster scan（図3）の撮影は中心窩の評価に有利であり，垂直・水平の single scan では中心窩を捉えにくい網膜上膜の症例などで中心窩の評価に有用である。

2) radial scan, raster scan

病巣部の広がりを正確に把握するため，radial scan（図4），raster scan（図5）を撮影しておくことも重要である。これらの検査を行うことで，XY平面上での平均網膜厚の計測も可能となる。

図2 垂直・水平 scan

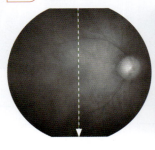
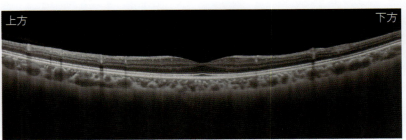
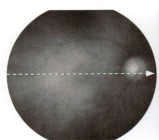
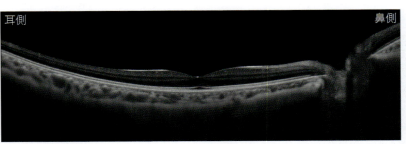

図3 垂直・水平 raster scan

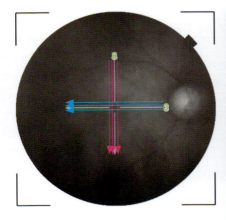
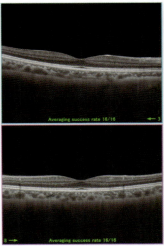
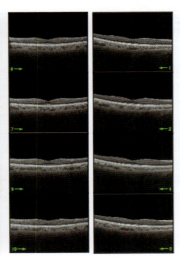

図4 radial scan

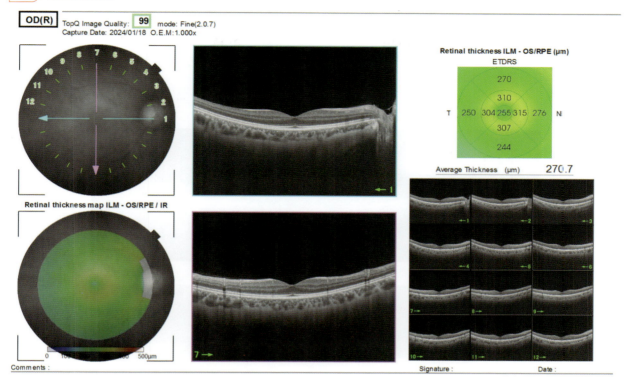

図5 raster scan

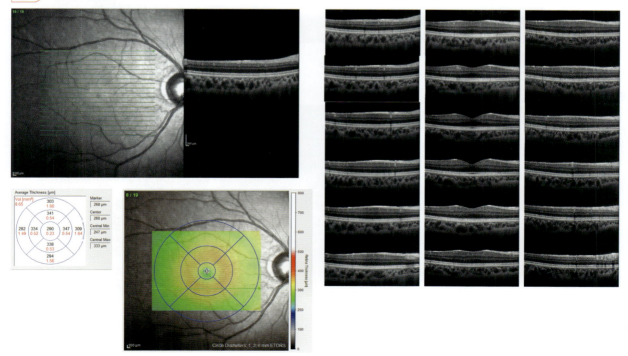

3) 16mm scan

網膜硝子体界面病変において特に有用であり，黄斑部における硝子体剥離の有無，視神経乳頭上での硝子体剥離の有無が検出可能であり，特に硝子体手術前のPVDの評価に有用である（図6）。

4) *en face* OCT

網膜のXY平面上の情報を得る検査であるが，病巣と網膜血管の関係性，CMEの分布，脈絡膜血管の層別の走行などの描出に優れる（図7）。

図6 16mm scan の輝度調節

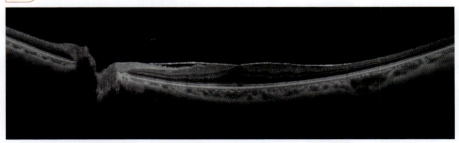

コントラスト調整済み

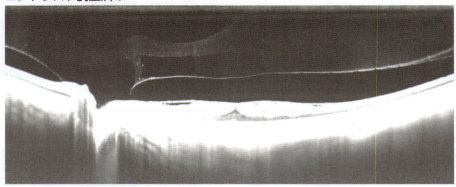

図7 *en face* OCT

網膜内層　　　　　　　脈絡膜浅層　　　　　　　脈絡膜深層

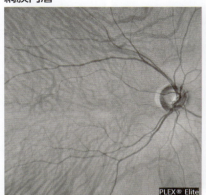 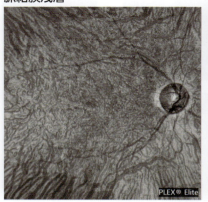 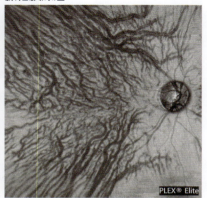

3. 正常網膜の解析について

1) 黄斑部網膜厚の評価，厚み，カラーマップ，俯瞰図

網膜の volume scan（あるいは raster/radial scan）をすることで，網膜平面における平均網膜厚自動計測が可能である。ETDRS9-zone Grid に合わせて平均網膜厚を表示させることが可能である（図8）（ETDRS9-zone Grid は中心窩下を中心として直径 1, 3, 6mm の同心円を 45°, 135°の直径で分割した，9つのエリアに区分する方法である）。

2) 視神経乳頭と GCC 厚の解析

視神経乳頭の周辺網膜における神経線維層（RNFL）の厚みを同心円状に評価し，同年齢の正常 RNFL 厚と比較し，緑内障のリスクを評価することが可能である。また黄斑部を中心とした網膜神経節細胞層と IPL の厚みを ganglion cell complex（GCC）として評価することが可能である（図9）。RNFL 厚や GCC 厚は緑内障の進行に伴い，あるいは視神経疾患の罹患後に菲薄化していく。

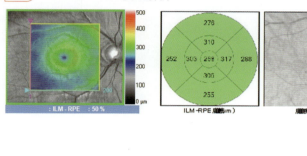

図8 volume scan 後の解析

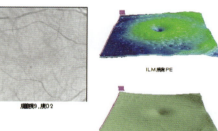

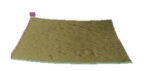

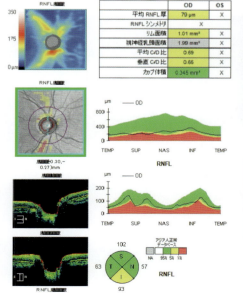

図9 volume scan と GCC の解析

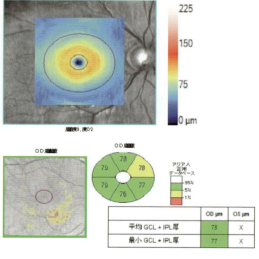

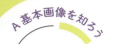

I. OCT
基本所見

1 緑内障による網膜神経線維層欠損（NFLD）

- 中心窩上方と比較して下方の神経線維層・神経節細胞層・内網状層が菲薄化している。
- 特に神経線維層は網膜内層で最も輝度が高く，OCT垂直断で上下を比較することで，異常が確認しやすい。

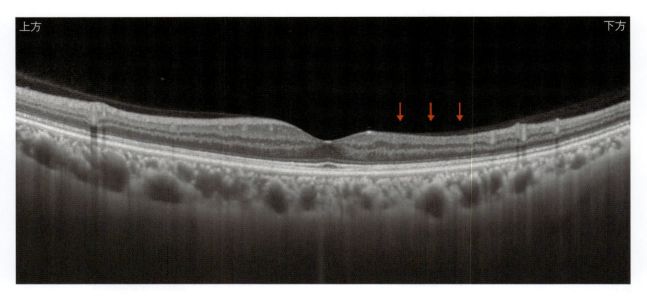

2 黄斑円孔

- 中心窩で網膜の断裂がみられる。
- 特発性黄斑円孔では，円孔の円蓋，付着する後部硝子膜，円孔縁網膜の囊胞形成がみられることが多い。

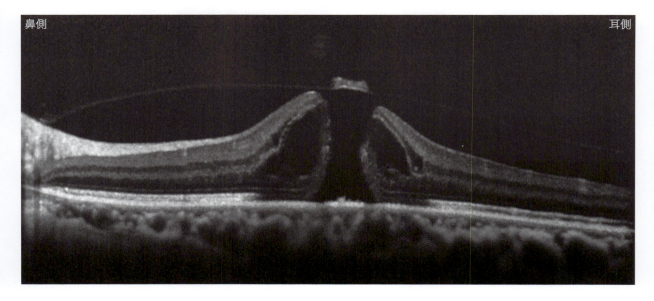

3 網膜上膜（ERM）

- ILM 表面に付着する膜様組織。主に遺残硝子体皮質を中心に形成される。
- 多くは網膜肥厚，網膜表面の皺襞を伴う。
- 中心窩で癒着している例が多く，中心窩は硝子体側に隆起する。
- 中心窩剥離，EZ の消失を認める例もある。

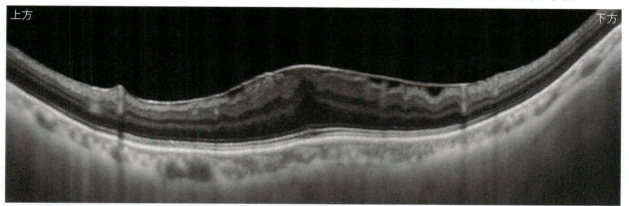

4 黄斑浮腫（糖尿病）

- 糖尿病，網膜静脈閉塞症，nAMD，ぶどう膜炎など多くの疾患でみられる。
- 網膜内外層の囊胞形成，SRD を伴う。
- hyperreflective foci と呼ばれる網膜内の点状高輝度所見がみられることも多い。

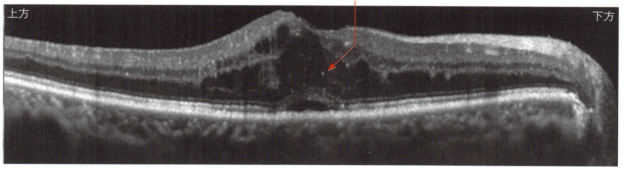

5 網膜動脈閉塞

- 網膜内層の虚血により，神経線維層から内網状層にかけて高輝度となる。
- 部分的な動脈灌流障害による虚血では円柱状の高輝度領域を認める。

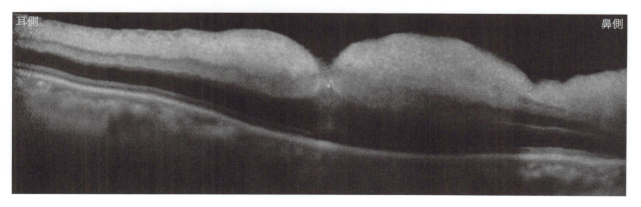

6 漿液性網膜剥離（SRD）

- AMD，DME，CSC など多くの疾患でみられる。

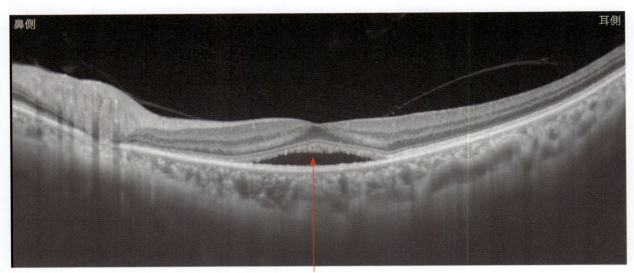

網膜下での滲出液の貯留。視細胞外層の延長が CSC などで観察される

7 （網膜）色素上皮剥離（PED）

- AMD にみられる PED の所見。
- RPE の外側には Bruch 膜（BM）があり，正常状態では RPE・BM の分離はできないが，PED ではこれら RPE と BM の間に漿液成分が入り込んだもので，BM が明瞭に検出される。

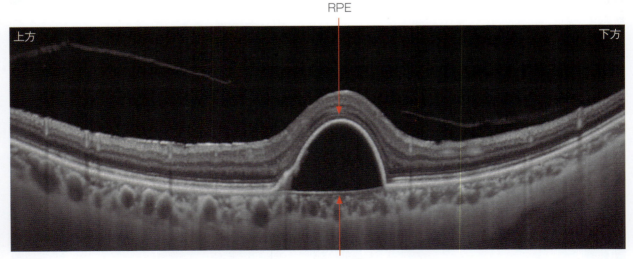

8 内境界膜(ILM)下出血

- 網膜細動脈瘤破裂,Valsalva網膜症などで,ILMと網膜表層が剥離し,ILMの下に出血が貯留する。
- 血腫内部は均質な高信号(*)で,ニボーを形成することもある。
- 網膜は下方に圧排され凹面を形成する。

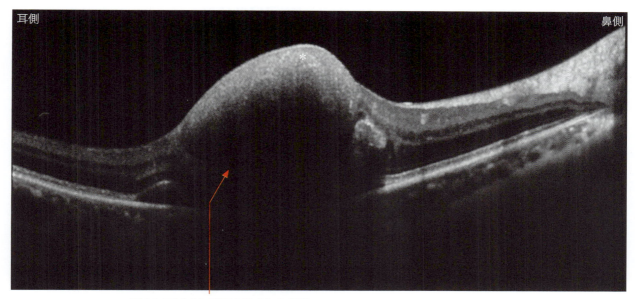

下方に圧排され凹面を形成した網膜

9 網膜下出血

- nAMD,網膜細動脈瘤破裂,外傷などの際にみられる。
- 網膜下の均質な高輝度所見である(*)。
- 図の画像ではPEDを伴っている。

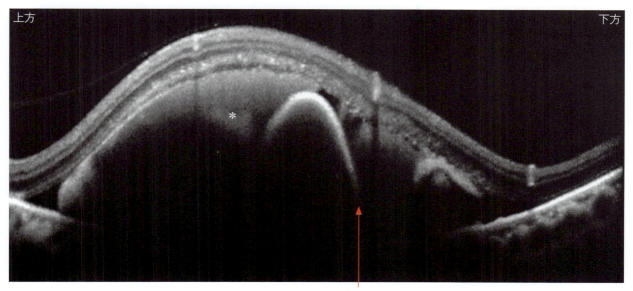

PED

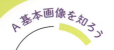

A 基本画像を知ろう

I. OCT
アーチファクト

OCTにおいて，光源の過剰透過や減衰によって，網膜・硝子体画像内にアーチファクトが出現する場合がある．代表的なケースを挙げる．

1 ブロック

- OCT光源に近い部位に測定光の透過を妨げる組織や病変があると，その後方は低信号となる．

網膜細動脈瘤破裂の垂直断層像

細動脈瘤と出血があり，その後方の組織からの信号強度は減弱している．
網膜血管の部位でも後方の信号強度減弱がみられる．

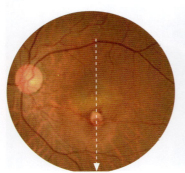
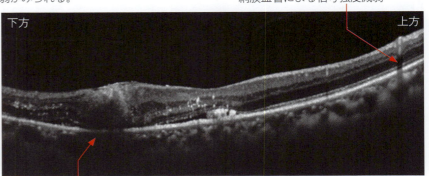

網膜血管による信号強度減弱

下方　　上方

細動脈瘤と出血による信号強度減弱

2 信号強度増強

- RPE萎縮部位では，測定光の減衰がないため脈絡膜の信号強度が増強する．

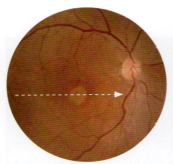
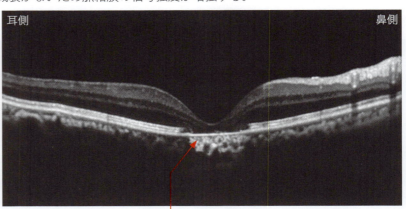

耳側　　鼻側

信号強度増強

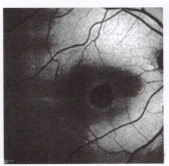

12

3 傾きによる信号輝度変化

- SD-OCT では，傾き，画像の位置の違いにより，各網膜層の信号強度が変化する。

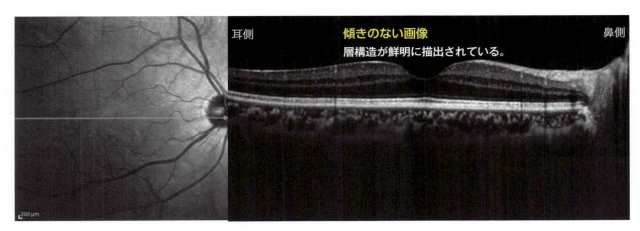

傾きのない画像
層構造が鮮明に描出されている。

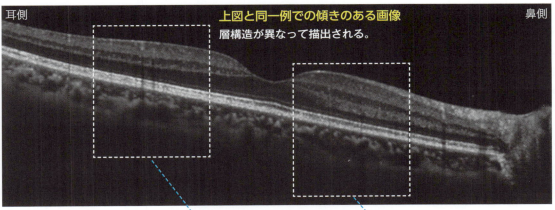

上図と同一例での傾きのある画像
層構造が異なって描出される。

枠内の画像の拡大
- ②では①ではみられない Henle 線維層がみられる（→）。
- ②では IZ は不明瞭となっている（▲）。

①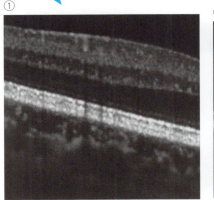

②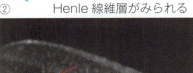
Henle 線維層がみられる

IZ は不明瞭

Check
網膜外層を評価する際には傾きのない画像を用いることが必要である。

4 ミラーイメージの映り込み

- SD-OCT では，本来の断層像と，反転したミラーイメージが作られている。
- OCT 画面には下図の「表示画面」だけが示されている。
- 表示画面内にミラーイメージが混入することがある。

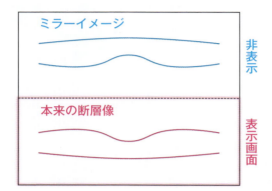

強度近視眼など前後方向に伸びる構造物を撮影すると，ミラーイメージが表示画面内に映り込み，途中で折れ返るような画像として描出される(→)。

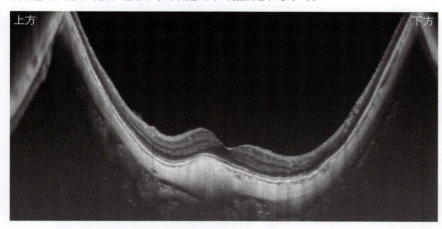
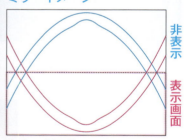

星状硝子体症では，網膜から離れた硝子体混濁が存在する．ミラーイメージの硝子体混濁が表示画面内に映り込み，あたかも網膜内部に存在するようにみえる．

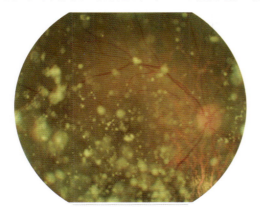
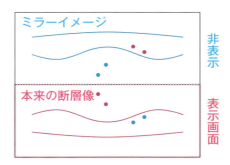

網膜内部にミラーイメージの硝子体混濁が映り込んでいる

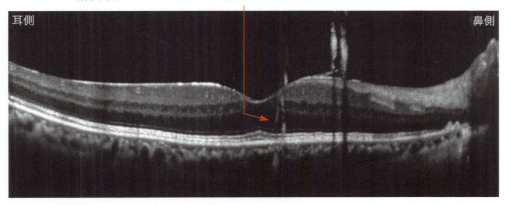

5 網膜血管による信号強度減弱

- 垂直scanでは，アーケード血管があるため映り込みが多い．

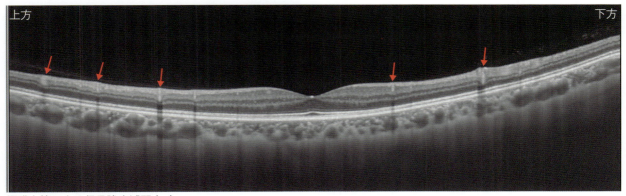

網膜血管による信号強度減弱（→）

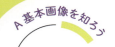

II. OCT angiography
正常所見

1 光干渉断層血管撮影（OCT angiography；OCTA）とは

　OCTAは連続的に網脈絡膜のOCT撮影を繰り返すことで得られる複数枚の画像間にあるシグナル変化（位相変化または信号強度変化，もしくはその両者）を血流情報として抽出することで血管像を構築し，造影検査のように表示させる技術である。

　OCTの技術を応用しており深さ情報を持ち合わせていることから，血流を層別に描出することが可能である。網膜表層，網膜深層，網膜外層，そして脈絡毛細血管板に分割して表示されることが多い。また，網膜断層像にシグナル情報を重ねて表示することで，血流情報がどの程度の深さにあるかも評価可能である。

2 正常画像

1）黄斑部

- 図1は正常眼における中心窩を中心とした3×3mmの網膜表層，網膜深層，網膜外層，そして脈絡毛細血管板の層別画像である。各画像下にセグメンテーションラインおよびシグナル情報を重ね合わせた中心窩を通る網膜水平断像を示す。
- 黄斑部の網膜血管はNFLを通り，それから垂直に分岐している毛細血管は組織解剖学的に表層・中層・深層毛細血管網（SCP，ICP，DCP）に分けられ，SCPは神経線維〜神経節細胞層，ICPおよびDCPはINLを挟むように分布しているとされる。
- OCTAにおける表層はSCP，深層はICPとDCPを描出している。
- 網膜外層には通常血流がないことから正常眼では低輝度に描出される。
- 脈絡毛細血管板については，組織学的には厚さ数ミクロン（μm）の高密度な毛細血管網であり，OCTAですべての血流情報を捉えているかは議論がある。セグメンテーションを20μm程度の厚みを持たせることである程度均一な血流シグナル像を得ることができている。
- 視神経乳頭周囲の網膜毛細血管は上記の3層に加えて網膜最表層に放射状乳頭周囲毛細血管（radial peripapillary capillaries；RPCs）が存在しており，視神経乳頭を中心に撮影することで描出できる（図2）。

図2 視神経乳頭部 6 × 6mm（Zeiss社，Plex Elite9000）

RPC
網膜血管周囲に放射状に走る毛細血管が描出されている。

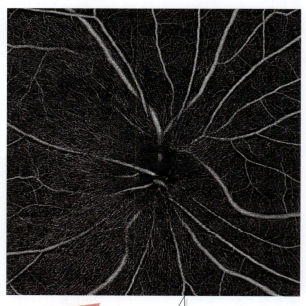

Check
OCTAは各社でアルゴリズムや検出の閾値，およびセグメンテーションなどが少しずつ異なっており，同一眼でも得られる画像には差異があるので注意が必要である。

図1 黄斑部 3 × 3mm（Optovue 社，RTVue XR avanti）

網膜表層

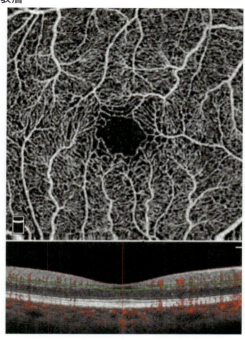

網膜深層

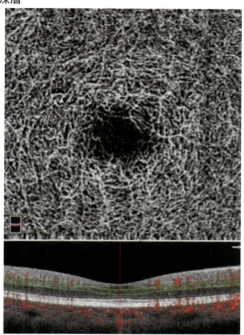

網膜外層

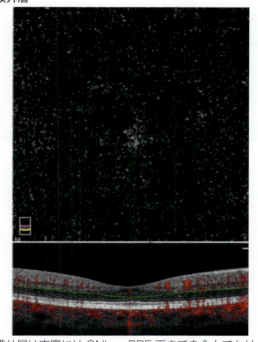

脈絡毛細血管板

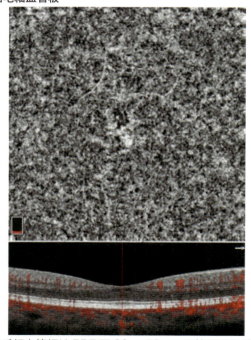

網膜外層は実際には ONL～RPE 下までを含んでおり，本機種では CNV が RPE 上および下のいずれにあっても網膜外層のセグメンテーションで血流情報を捉えられる。

脈絡毛細血管板は RPE 下 30～50μm の範囲でセグメンテーションされている。

2) 広角画像

> **図3** 広角画像 12 × 12mm (Zeiss 社, Plex Elite9000)

視神経乳頭周囲の網膜表層には前述の RPC を含むためやや血管密度が高くなっている。

網膜外層　　　　　　　網膜深層

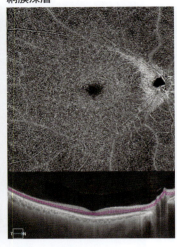

この機種では網膜外層は ONL 〜 RPE 上縁までとなっている。

網膜外層　　　　　　　脈絡毛細血管板

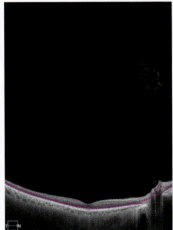
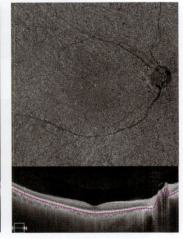

ORCC は網膜外層および脈絡毛細血管板を意味し，黄斑新生血管 (MNV) が RPE の上下いずれにある場合にもこのセグメンテーションに描出される。脈絡膜は脈絡毛細血管板よりさらに 50μm 程度深部にセグメンテーションされている。

ORCC　　　　　　　　脈絡膜

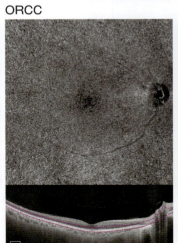
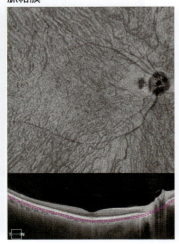

図4 網膜表層 Montage (Zeiss 社, Plex Elite9000)
OCTA は撮影範囲が狭いことがデメリットであったが，パノラマ撮影を行うことで周辺部までの画像も描出可能である。

図5 広角 OCTA (Canon, OCT S-1)
最近では 23 × 20mm の高画角で撮影できる装置もある。

Montage（12 × 12mm を 5 回撮影し合成したもの）

12 × 12mm

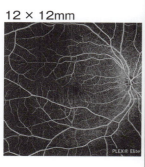
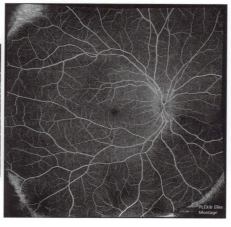
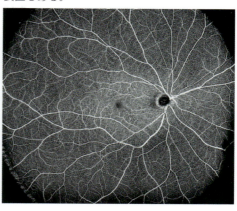

3) 脈絡膜血流

OCTA は手動でセグメンテーションを移動可能であるが，脈絡膜にセグメンテーションラインを合わせても現状では脈絡膜血流を描出することは困難である。これは RPE によって OCT 光が減衰してしまうためと考えられている。

図6 脈絡膜血流

網膜表層 6 × 6mm　　脈絡毛細血管板 6 × 6mm　　脈絡膜深層 6 × 6mm

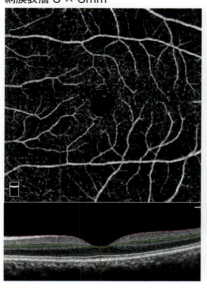
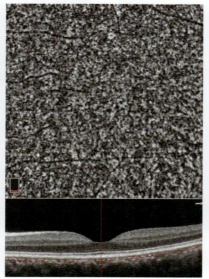
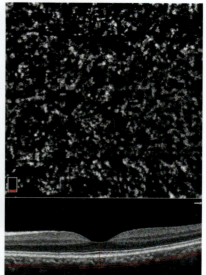

II. OCT angiography
基本所見

1 OCTA 基本所見の概要

　OCTA は造影検査と原理的には異なるものの類似した画像を取得できる。ただし，造影検査（FA および IA）はある程度厚みのある網脈絡膜の造影剤のある部分を過蛍光として表示するのに対して，OCTA では層別に描出することが基本でありまったく異なった画像として表示される。

　OCTA の得意分野は BRVO や糖尿病網膜症における無灌流領域や網膜新生血管の検出，および新生血管型加齢黄斑変性（nAMD）などによる黄斑新生血管（MNV）である。

　一方，さまざまな疾患における病変の活動性はこれまで造影検査によって，造影欠損や充盈遅延，蛍光漏出や貯留で評価されてきたが，OCTA では欠損は検出可能だが，それ以外の充盈遅延，漏出や貯留を検出することは不可能である。

2 造影検査との違い

1）層別の血流情報
・FA，IA では MNV と同時に網膜血管や脈絡膜血管が描出されている。
・OCTA では層別に表示され，血流情報も分離されている。

図1 新生血管型 AMD

FA

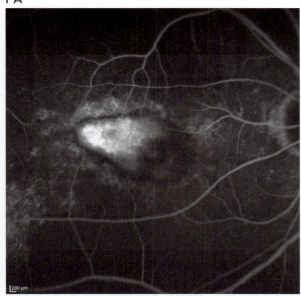

IA

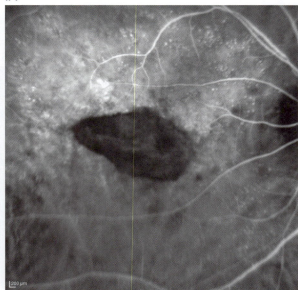

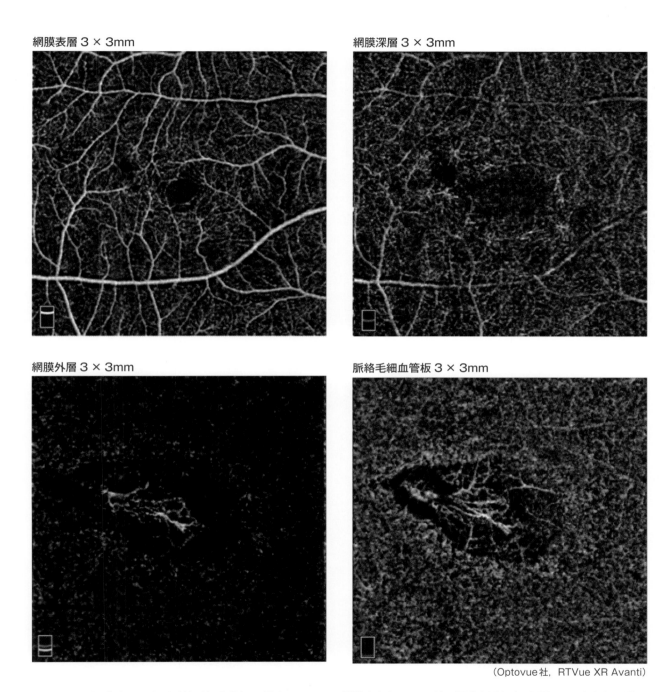

（Optovue社，RTVue XR Avanti）

OCTAでは網膜外層および脈絡毛細血管板の深さにはMNVが描出されているが，網膜表層および深層では大きな異常は検出できない。

2) 充盈遅延と蛍光漏出

- FA では評価可能であるが，OCTA では描出されない。
- OCTA では時間の概念がないため，血管構造が鮮明に観察できる。

図2 BRVO

FA 初期
閉塞血管の充盈遅延がみられる。

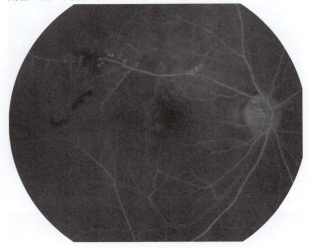

FA 後期
網膜新生血管からの旺盛な蛍光漏出と無灌流領域が描出されている。閉塞血管も後期像では描出されている。

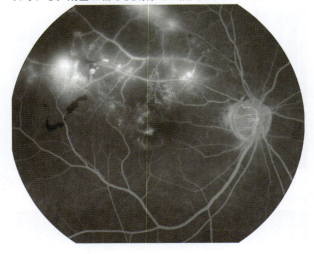

OCTA 12×12mm（Zeiss 社，Plex Elite9000）
血管拡張と蛇行，網膜新生血管および無灌流領域は観察できるが，漏出は検出できない。新生血管の血管構造が鮮明。また本症例では FA 後期と同様に閉塞血管自体が描出されている。

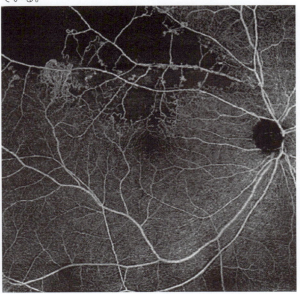

OCTA 3×3mm（Optovue 社，RTVue XR avanti）
漏出は観察できないが，中心窩上方の血管密度の低下や FAZ の血管構造が鮮明。

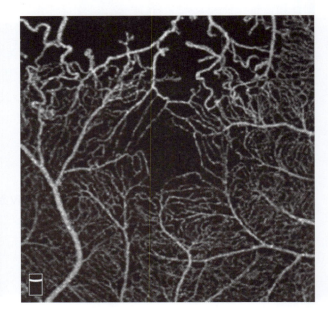

3) 蛍光貯留
- CME や SRD, PED などでは FA で蛍光貯留がみられるが, OCTA ではみられない。

図3　BRVO

CME を形成する症例では造影後期に蛍光貯留がみられるが, OCTA では検出できない。

FA 初期
中心窩上方に毛細血管瘤と拡張した毛細血管からの蛍光漏出。

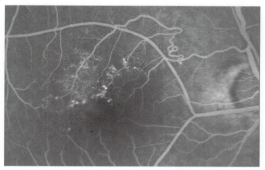

FA 後期
CME の蛍光貯留。

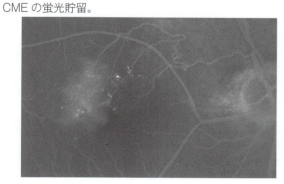

OCTA 網膜全層をセグメンテーションした画像　3 × 3mm（Optovue 社, RTVue XR Avanti）
網膜毛細血管が鮮明に描出されているが, 蛍光貯留は観察できない。

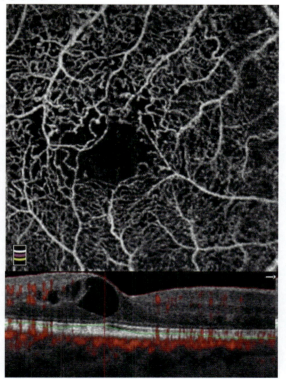

断層像でも血流情報は囊胞内には描出されていない。

en face OCT 3 × 3mm（Optovue 社, RTVue XR Avanti）
OCTA と同セグメンテーション部位の en face OCT では CME による低輝度所見が観察できる。

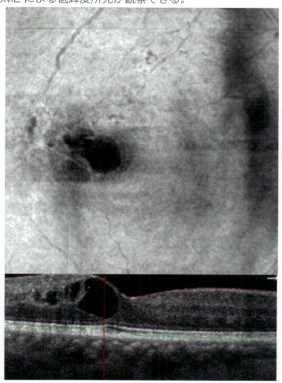

23

4) 毛細血管瘤と蛍光漏出

・毛細血管瘤は FA 初期で描出されるが，後期には蛍光漏出のため不鮮明となる。

・毛細血管瘤の検出力は，OCTA は FA に劣る。

図4 糖尿病網膜症

FA 初期
毛細血管瘤が描出される。

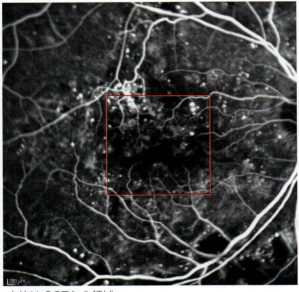

赤枠は OCTA の領域

FA 後期
蛍光漏出のため毛細血管瘤が不鮮明になる。

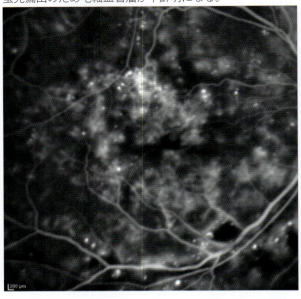

IA
大きな毛細血管瘤は IA のほうが検出されやすい。

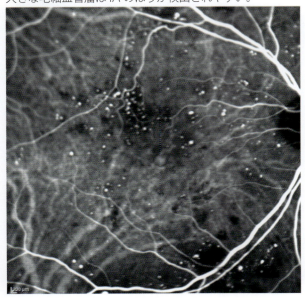

OCTA 網膜表層 3 × 3mm（Optovue 社，RTVue XR avanti）
毛細血管瘤は描出可能（⇦）だが，すべてが検出できるわけではない。

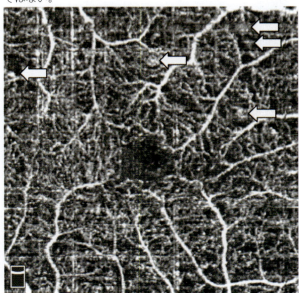

5）新生血管の血管構造

- OCTAでは蛍光漏出がないため，網膜新生血管や黄斑新生血管（MNV）の血管構造が鮮明に観察できる。

図5　新生血管型加齢黄斑変性（nAMD）2型黄斑新生血管（MNV）

FA 初期
新生血管の形状が初期からはっきり描出されている。

IA 初期
脈絡膜大血管も同時に描出されている。

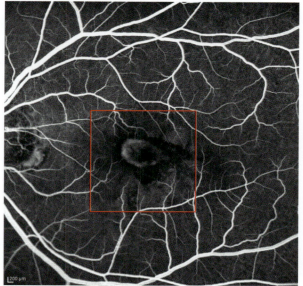
赤枠はOCTAの領域

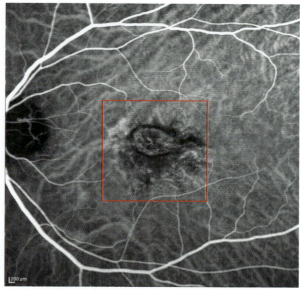
赤枠はOCTAの領域

OCTA
新生血管全体の形状だけでなく，詳細な血流情報が描出できている。
ただし，その周囲の脈絡膜血管などの詳細は描出できない。

網膜外層 3×3mm

脈絡毛細血管板 3×3mm

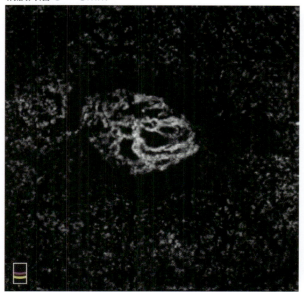

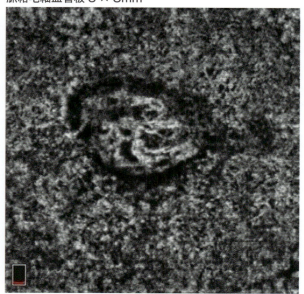

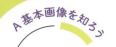

II. OCT angiography
アーチファクト

1 OCTA 特有のアーチファクト

- OCTAは非侵襲的に網脈絡膜の血流情報を描出できるが，もともとはOCT技術を応用したものであり，原理上造影検査と異なっており，特有のアーチファクトが存在する。

図1　シグナル不良
白内障があり，シグナル変化の検出が困難であり，網膜の大血管のみが描出されている。

網膜表層　3×3mm

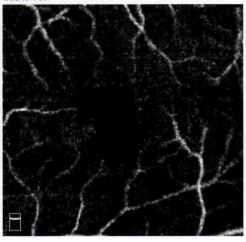

図2　モーションアーチファクト
撮影時の瞬目や固視微動によって縦や横にスジが入ることがある。

網膜表層　3×3mm

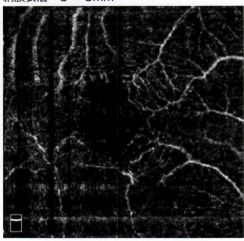

図3　ダブリング
撮影中の定期的な眼球運動により，網膜血管が2重にダブって描出されている。

網膜表層　3×3mm

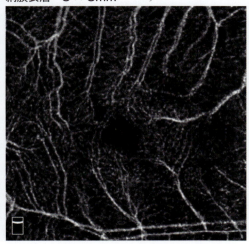

図4　開瞼不良
黄斑部下方の撮影時に一定期間閉瞼していたため同部位のシグナル欠損となっている。

網膜表層　12×12mm

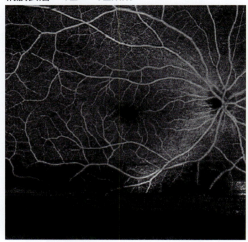

2 セグメンテーションエラー

- 近視眼で OCT 自体がやや斜めに撮影されたため，耳側が撮影範囲外となり，同部位すべての層でセグメンテーションエラーが生じている。

図5 セグメンテーションエラー

網膜表層　6×6mm

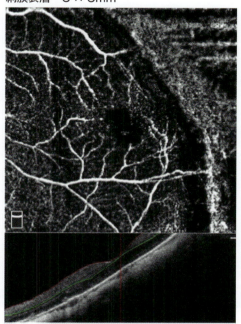

網膜深層　6×6mm

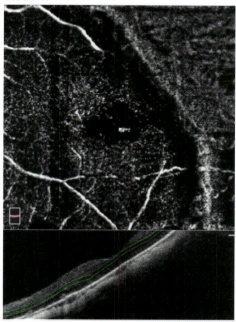

網膜外層　6×6mm

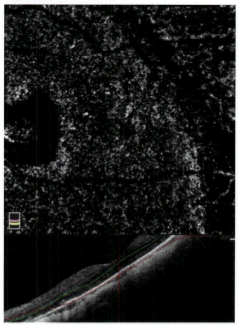

脈絡毛細血管板　6×6mm

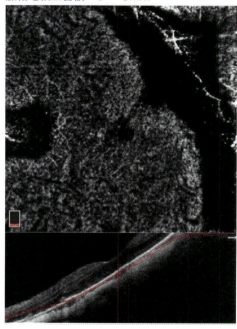

3 プロジェクションアーチファクト（projection artifact）

- 血流によるシグナル変化が，それより後方の組織に影として写り込んでしまうことによるアーチファクトで，影もある程度変動があればシグナル変化を生じてしまうためため血流として白色に描出される。OCTA 最大のアーチファクトである。
- 通常の OCT 断層像においても網膜血管の陰影がより後方で確認できるが，これが OCTA ではプロジェクションアーチファクトとして観察される。
- 最近の装置ではソフトウェアによってある程度アーチファクトは消すことができるようになってきたが，不十分な症例もあるので注意が必要である。

1) RPE 上の血流シグナル

- セグメンテーションを手動で RPE に合わせ，ソフトウェアによるアーチファクト軽減を off にすると網膜血管が鮮明に描出される。
- プロジェクションアーチファクトはすべての層で生じうるが，RPE は高反射帯であり，特に強く生じる。

2) （網膜）色素上皮剥離（PED）症例のプロジェクションアーチファクト

ドルーゼンが癒合して PED が形成された症例

- 網膜表層，深層，外層に異常はみられないが，脈絡毛細血管板には血流シグナルとその中心に低輝度領域が観察される。これは PED でセグメンテーションエラーが生じたことで，網膜血管が写り込んだために生じている。
- 中心の低輝度はセグメンテーションラインが PED 内を通過していることによって光が減衰したため生じている。

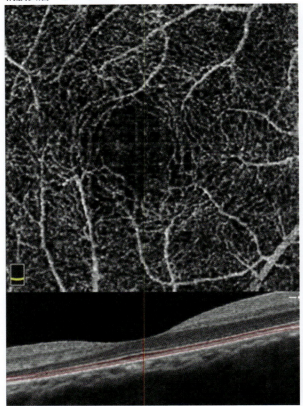

図6 RPE 上の血流シグナル
網膜表層　3×3mm

図7 PED症例のプロジェクションアーチファクト

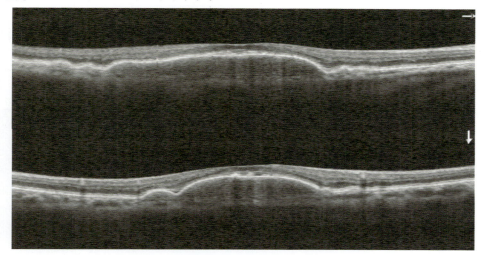

網膜表層　6×6mm

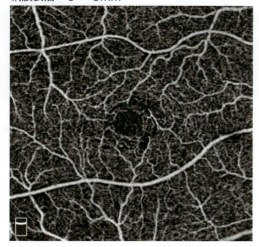

網膜深層　6×6mm

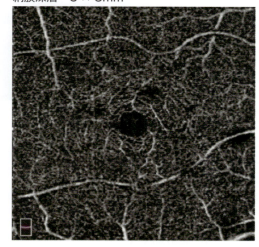

網膜外層　6×6mm

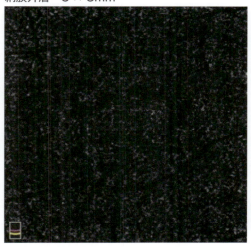

脈絡毛細血管板　6×6mm

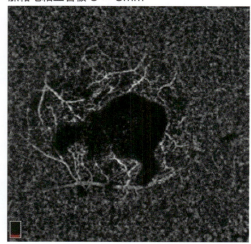

3) プロジェクションアーチファクト除去

- これまでのソフトウェアでは網膜表層より後方の毛細血管はすべてプロジェクションアーチファクトを受けるが，最新ソフトウェアでは3次元的処理や光の減衰を考慮することで，プロジェクションアーチファクトを最小限に抑制可能である。

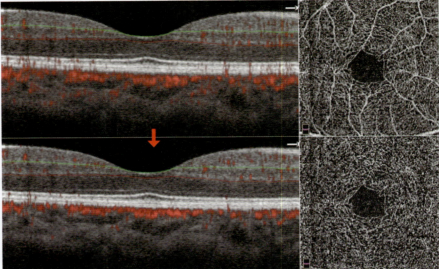

図8 プロジェクションアーチファクト除去
処理前：シグナル情報が縦にシャドーを引いている。
処理後：シグナル情報が血管内のみに限定されている。
網膜深層
処理後ではアーチファクトが除去されている。
(Optovue社，RTVue XR Avanti)

4) transmission effect

- RPE萎縮があると，OCT光源がより深部にまで到達することができるため，通常は描出されない脈絡膜血流が，必要以上に描出されてしまうことによるアーチファクトである。

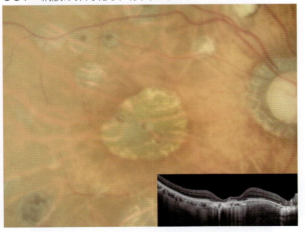
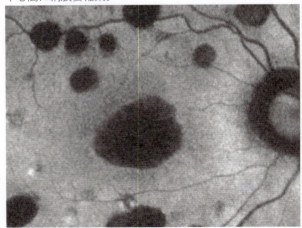

図9 transmission effect
カラー眼底：中心窩にRPE萎縮。
OCT：網膜は菲薄化し，滲出はない。
眼底自発蛍光
中心窩に網膜萎縮巣。

OCTA 3×3mm
網膜表層および深層ではFAZの拡大がある。
網膜外層および脈絡毛細血管板ではRPE萎縮に一致して、脈絡膜血管が描出されている。

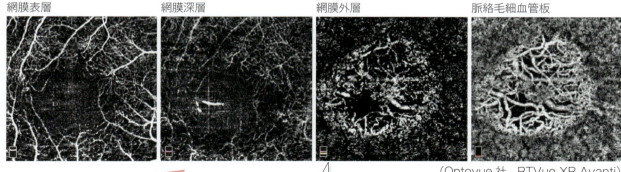

網膜表層　　網膜深層　　網膜外層　　脈絡毛細血管板

（Optovue社，RTVue XR Avanti）

Check　描出された脈絡膜血管を脈絡膜新生血管と誤認しないように注意する必要がある。

5) 強度近視眼の強膜によるプロジェクションアーチファクト

- 強度近視眼ではOCTで脈絡膜が菲薄化し、強膜が描出される症例がある。そのような症例ではRPEだけでなく、強膜でもプロジェクションアーチファクトが生じる。
- この場合に強膜の上にある菲薄化した脈絡膜血管が強膜にプロジェクションされることがある。
- この場合通常みられない脈絡膜血流がはっきり写る。

図10 強度近視眼の強膜によるプロジェクションアーチファクト

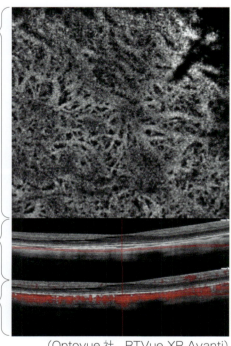

OCTA 3×3mm：脈絡膜血流が描出されている。

OCT水平断：強膜内のセグメンテーション

OCT水平断血流画像：上のOCTに血流情報を重ねた画像だが、強膜上に多くの血流情報が描出されている。

（Optovue社，RTVue XR Avanti）

31

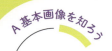

III. 撮り方のコツ

1 検査前の準備

1) 過去画像の確認

　OCT，OCTA による検査を行う前には，まず過去に撮影した画像の確認を行う。そして，前回撮影時に，どのような測定プロトコルを用いて，どの網膜部位を撮影したのかを確認する。また，画像の質の確認を行い，中間透光体や眼底の状況などを事前に把握をしておく。さらに，黄斑円孔などの局所的な病変が存在する場合は，当日の撮影において病変部位を正確に捉えるためにも，前回の画像から眼底の状況を把握しておくことが重要である。

　当日の撮影時において，前回と異なる所見が確認される場合は，病変部を捉えるために測定プロトコルを追加する（図1）。測定プロトコルを追加して撮影を行う場合も，前回と同じ測定プロトコルかつ網膜部位を撮影しておくことが基本である。フォローアップモードがある機種では，有効活用することで，経過観察の精度が向上する（図2）。

2) 検査室への誘導

　OCT，OCTA の撮影における対象者の視能は，良好例から全盲などさまざまである。また，同室に OCT だけでなく，複数の画像検査関連の機器が設置されている場合が多く，特に視覚障害者を誘導する際には注意が必要となる。狭い場所を通過する場合，障害物となる壁や検査台などがある場合は，障害物の前でいったん止まり，一声掛けた後に手で障害物に触れてもらう。

図1　病変部を捉えるために斜め方向の line scan を追加して撮影した一例

水平断や垂直断（上画像）だけでは捉えきれない病変を，斜め方向の line scan（下画像）を追加して撮影することで評価した症例。斜め方向の line scan で走査することで，中心窩と病変部の位置関係を明確にすることができている。

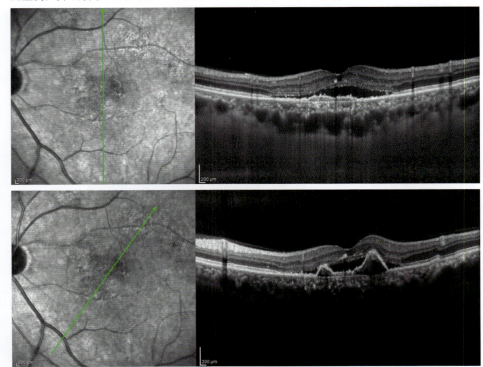

そして，これからどのような場所を通過しようとしているのかについて空間把握をしてもらう。また，検査椅子に座る際は，背もたれの位置，座面に触れてもらう。患者には，背もたれの位置に触れることによって着座方向を，座面に触れることによって椅子の高さを把握してもらう（図3）。そして，OCTの顎台に顎をのせてもらう際には，一度，患者自身の手で顎台を触れてもらうことで，顎台の位置や高さの把握を促すことができ，安全に検査を開始することができる（図4）。

図3　視覚障害者の誘導

背もたれの位置に触れる（A）ことで着座方向を，座面に触れる（B）ことで椅子の高さを把握してもらう。そして，安全に誘導を行うことが重要である。

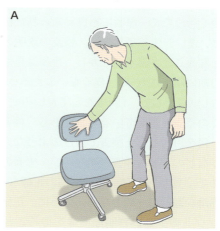

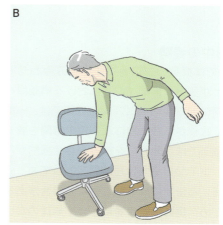

図2　フォローアップモードを用いた撮影

視神経乳頭を自動追尾している様子。フォローアップモードを活用することで，前回と同じ網膜部位の撮影と評価を行うことで，経過観察の精度が向上する。

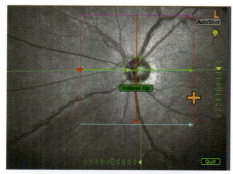

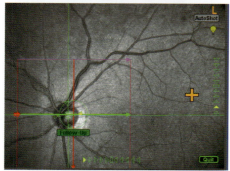

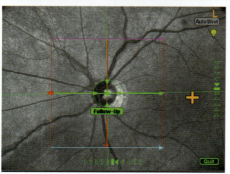

図4　顎台の位置確認

患者自身の手で顎台に触れてもらうことで，位置や高さの把握を促す。

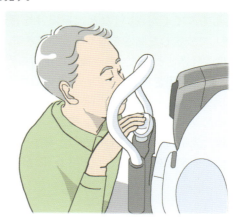

3) 検査説明

昨今，OCT は多くの施設で導入をされており，眼科臨床においてなくてはならない検査の一つとなっている。そして，検者は日々多くの患者に対して OCT による検査を行うため"患者にも良く知られた検査の一つ"と思い違いを生じてしまい，検査の説明を疎かにしがちとなることがある。しかし，患者は見慣れぬ検査機器の前に座らされて，「痛くないのだろうか」「眩しくはないか」そして，「瞬きをして良いのだろうか」など多くの不安を抱えている場合がある。検者は撮影の前に，何を目的とした検査で，どのような方法で行われるかなどの丁寧な検査説明を行い，患者の不安軽減に努める必要がある（図 5）。事前の正確な説明は，検査の円滑な進行の一助となる。さらに，正確かつアーチファクトの少ない鮮明な画像を得ることに繋がる。

4) 撮影中の姿勢

OCT では複数のプロトコルを組み合わせて撮影を行うことが多い。また，OCT における網膜厚を評価する撮影プロトコルや，OCTA の撮影では，一度の撮影において数秒から数十秒に及ぶ撮影時間を要する。そして実臨床では，それらを組み合わせ撮影が行われるため，1 つ 1 つの撮影は短時間であっても，すべての撮影を終えるまでには時間を要する場合がある。

そのため，撮影中は患者にとって無理のない適切な体勢を維持させる必要がある。無理のない体勢は，背筋が自然に伸びている，機器に対して自然に正対している，そして，顎と額が機器に接地している状態である（図 6）。撮影中，開口し高さが変わる場合は，「奥歯を噛んでみてください」などと声掛けを行うことで，持続して安定した高さを得ることができる。また，撮影時間の経過とともに，額が後方へ移動する場合が多いため，頭を固定するためのバンドの活用や，機器にグリップが備え付けられている場合は，積極的に活用をすると効果的である（図 7）。機器にグリップがない場合は，光学台を両手でしっかりと握ってもらうことで体位の安定化を図ることができる（図 8）。

| 図5 | 検査説明の様子 |

事前の正確な説明は，検査の円滑な進行の一助となる。さらに正確かつアーチファクトの少ない鮮明な画像を得ることに繋がる。

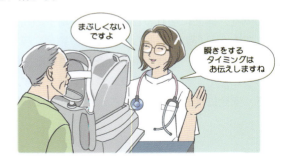

| 図6 | 撮影時における正しい体勢 |

撮影時は，背筋が自然に伸び，機器に対して自然に正対し，そして，顎と額が機器に接地している状態が正しい体勢である。撮影中は，患者にとって無理のない自然な体勢を維持させることが基本である。

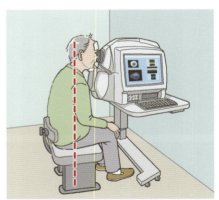

| 図7 | バンドやグリップの活用 |

額が後方へ移動する場合は，頭を固定するためのバンドの活用や，グリップが備え付けられている場合は，積極的に活用をすると効果的である。

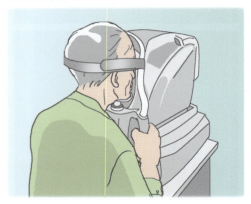

図8　体位の安定化

光学台を両手でしっかりと握ってもらい，やや前傾姿勢を保つことで体位の安定化を図ることができる。

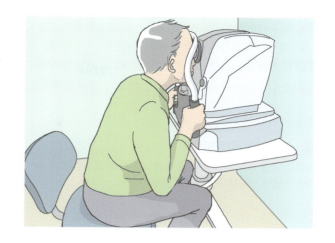

2 固視の把握

1) 視能の確認

　OCT，OCTA検査において，安定した固視状態の維持は，アーチファクトを軽減させた，より鮮明な画像の獲得へとつながる。そのため検者は，検査前に，患者の視力や視野などの視能の状態について情報を収集する。そして，視力や視野に障害があることがわかった場合は，患者の固視状態を予測しながら検査を進行する。視能障害がある患者では，通常の測定以上に，内部視標の呈示位置や形，そして色の具体的な説明を行う。その後，対物レンズの中を覗いてもらい，視標が視認できるか，部分的に視認できるか，またはまったく見えないか，など当日の固視状態を確認する。

　眼底の状況によっては，前回の検査時は視認可能であった患者でも，当日はまったく見えない，という場合も想定されるため，検査日ごとの固視状態を正確に把握することが重要である。

2) 固視標の選択

　内部視標が部分的に視認できる場合は，複数の内部視標のなかから，患者にとって最も視認しやすく，安定した固視の得られる視標を選択する（図9）。部分的にでも視認できた場合は，視標の形を具体的に伝えることで，固視すべき部分を患者が予測しやすくなる。まったく視認できない場合は，反対眼が視力良好な場合は外部固視標を活用する（図10）。しかし，外部固視標は可動域が限定的であること，また，視標が近接するため輻湊により固視誘導が想定どおりにいかない場合がある。固視誘導が想定どおりにいかない場合，

図9　さまざまな内部固視標

OCTには，各機種でさまざまな内部固視標が設けられている。視力良好例では，極力小さい固視標を選択することで，固視の安定化を促すことができる。患者にとって最も視認しやすく，安定した固視の得られる視標を選択するとよい。

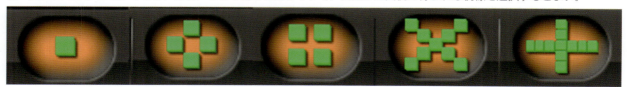

または反対眼も低視力の場合は，まずは患者にとって「真っすぐ」と思う場所を固視してもらう。その後，検者は出力画面を確認しながら，例えば「1mm右を見てください」など具体的な指示とともに固視誘導を行う。想定どおりに固視ができている場合は，「正しい位置で見ることができています」などと，患者に安心感を与える声掛けを積極的に行うことで，安定した固視の持続が可能となる（図11）。

図10 外部固視標の活用
内部固視標の視認が困難な場合は，反対眼で外部固視標（→）を見せ，固視の安定化を図るとよい。

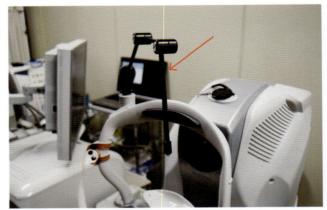

図11 検査中の患者への声掛け
患者は，うまく検査ができているかどうか不安に感じている場合がある。そのため，検者は積極的に声掛けを行い，患者に安心感を与える声掛けを行うことが大切である。

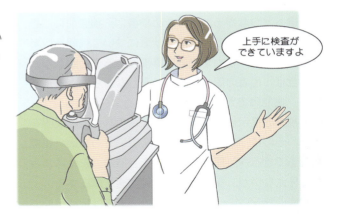

3 マップ撮影とOCTA撮影

1）撮影プロトコルの選択

　OCTにおける網膜厚の評価（マップ撮影）やOCTAの撮影では，一定の範囲内を等間隔で複数本の走査を行うscanモードを用いて撮影が行われる。そして，多くのscan本数で走査することで，より高解像度な解析画像の構築へと寄与するが，scan本数に比例して測定時間が延長する（図12）。一定時間の安定した固視を得ることができる患者であれば，鮮明な画像の獲得が可能である。しかし，固視不良や瞬目過多の患者の場合は，正確に走査できた画像が少なくなり，高解像度の画像を得るという目的に反して情報量が少ない画像となることがある。この場合は，scan本数を減らしたり，撮影範囲を狭くしたりするなどの対応を試み，患者の状態に応じた撮影プロトコルの変更を行う。

2) 撮影の順番

　OCTにおける網膜厚の評価やOCTAの撮影では，1枚の画像容量が大きいため，撮影後の再構成（画像解析）まで時間を要する場合がある。機種によって異なるが，撮影後の再構成までの間に他のscanモードで撮影を行うことが可能なものもある。そういった機種では，高解像度となる画像を先に撮影を行い，その後にline scanなど再構成までが短時間で完了するモードで撮影を行う。scanモードにおける撮影の順番を工夫することで，撮影後における解析までの時間短縮に貢献する場合がある（図13）。

図12 OCTの詳細設定画面
各機種，scan本数をマニュアルで設定できる仕様となっている。scan本数を増やすとより高解像度な解析画像の構築へと寄与するが，比例して測定時間が延長する。

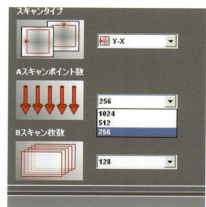
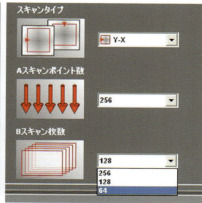

図13 撮影の順番の工夫
①黄斑マップと②黄斑ラインを同一眼に撮影を行う場合，撮影後の再構成までの時間を考慮し，①黄斑マップを先に撮影を行い，次に②黄斑ラインを撮影する。そうすることで，撮影後における解析までの時間短縮に貢献する場合がある。

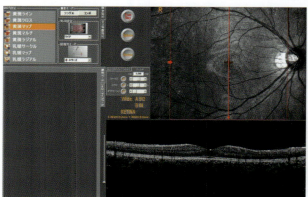
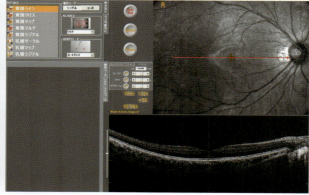

①黄斑マップ　　　　　　　　　　　　　　　②黄斑ライン

4 再撮影の判断

　OCTのマップ撮影やOCTAでは，各断層画像を基に画像化を行っている。そのため，画像の質に影響を及ぼす要因がある場合は，さまざまなアーチファクトが混入する。正確な診断や治療につなげるためには，アーチファクトのない鮮明な画像であることが重要である。しかし，検者が工夫や努力を行ったとしても，避けられないアーチファクトがあることを理解しておくことが重要である。

　例えば，固視不良によって発生するモーションアーチファクトは不鮮明な画像となる代表的なアーチファクトである。固視不良の患者では，何度再測定を試みても，モーションアーチファクトを除去した画像を得

ることは困難な場合がある．そのような場合は，アーチファクトが混入した画像であったとしても，少なくとも黄斑部，もしくは病態評価に重要となる部分が捉えることのできている画像を得ることを目標とすると臨床的価値が高まる場合がある（図 14）．

また，撮影機器の仕様限界であるセグメンテーションエラーは，何度再測定を行ったとしても改善されないことが多い．セグメンテーションエラーは手動で修正可能な機種もあるが，外来中に修正を行うことは時間的制限から容易でないことが想定される．そのような場合は，カルテなどにエラーの原因についての記載を行い，診察医に情報伝達を行うことが重要である．

図14 再撮影により OCTA を得ることができた症例

1 回目の撮影では，瞬目が多く画像にアーチファクトが混入をしている．一度，休憩をしてもらい，瞬目のタイミングを適切に促して再撮影を行うことで，OCTA を得ることができている．

①測定 1 回目

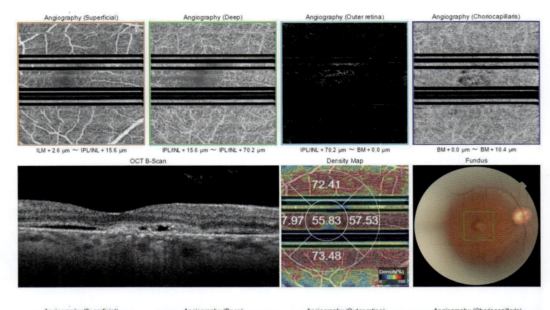

②測定 2 回目

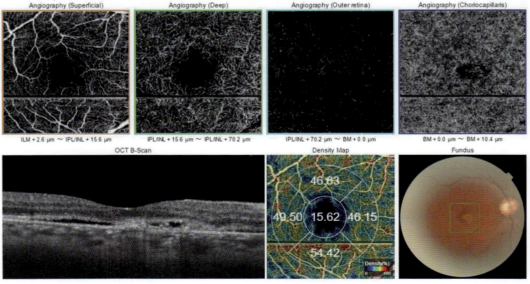

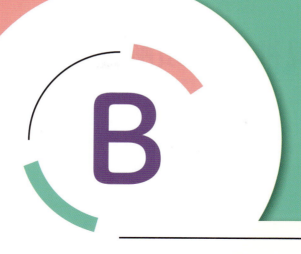

疾患別画像を見よう

- I. 緑内障
- II. 緑内障とまぎらわしい疾患
- III. 視神経病変
- IV. 網膜硝子体界面病変
- V. 加齢黄斑変性
- VI. 中心性漿液性脈絡網膜症
- VII. 新生血管黄斑症
- VIII. 糖尿病網膜症
- IX. 網膜血管病変
- X. 黄斑部出血
- XI. 強度近視，傾斜乳頭症候群
- XII. 裂孔原性網膜剥離
- XIII. 遺伝性網膜変性
- XIV. 網膜外層病変
- XV. ぶどう膜炎
- XVI. 眼内腫瘍
- XVII. その他

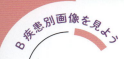

I. 緑内障
緑内障の視神経乳頭解析

疾患の概要

- 緑内障の本態は，進行性の網膜神経節細胞の消失とそれに対応した視野異常である緑内障性視神経症である。
- 機能的障害である視野障害の出現により，緑内障の診断がなされるが，構造的異常である網膜神経線維層（RNFL）の菲薄化が視野障害に先行することは以前より知られており，これらの構造変化の検出が重要である。
- SD-OCTの精度が上がったことにより測定精度や再現性が良好になり，より早期の構造変化を捉えることが可能になった。
- SD-OCTは幾つかのメーカーから製造されており，パラメータ・ソフトウェアは各社により異なるため互換性はないが，基本的な機能に大差はない。
- 本項では，RS-3000（ニデック社）を用いて解説を行う。

緑内障性視野障害の診断基準（Anderson Patellaの基準）

以下の基準のいずれかを満たす場合
1) パターン偏差確率プロットで，最周辺部の検査点を除いて p＜5％の点が3つ以上隣接して存在し，かつそのうち1点が p＜1％
2) パターン標準偏差（pattern standard deviation；PSD）または修正パターン標準偏差（corrected pattern standard deviation；CPSD）が p＜5％
3) 緑内障半視野テストが正常範囲外

緑内障診療ガイドライン第5版

- 2021年12月に，緑内障診療ガイドライン第5版が発表された。
- 前回（第4版）の改訂で，「眼底三次元画像解析装置を用いた緑内障診断の意義」として，SD-OCTを用いてはじめて診断できる，前視野緑内障（preperimetric glaucoma）をはじめ，画像解析装置による診断意義について言及された。今回の改訂では，さらに「緑内障診療におけるOCTアンギオグラフィーの意義」として，進行した緑内障で網膜表層血流が低下していることや，視神経乳頭周囲の深層血流脱落所見が緑内障進行と関係する可能性について記載されている（参考例として「60歳代女性の初期緑内障（開放隅角緑内障）眼のOCTA」を記した）。

初期緑内障（開放隅角緑内障）眼のOCTA

60歳代女性。rimの菲薄化に一致したNFLDは，カラー眼底写真ではわかりにくいが，OCTおよびOCTAでは，はっきり確認できる。

OCT

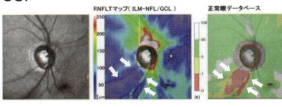

OCTA

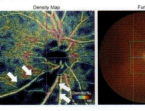
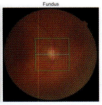

矢印の部位の血流の脱落を認める

正常眼底の乳頭マップ

30歳代，女性。視神経乳頭周囲のRNFLを直径約3.45mmのリング状に解析。

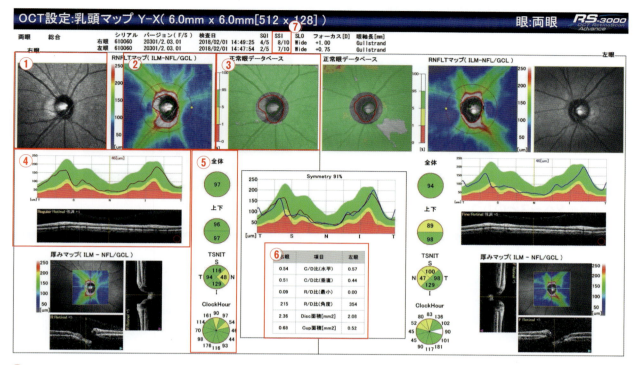

① 乳頭の形状をSLO画像にて観察
② ILM-NFL/GCL層間の厚みをカラーマップで表示
③ 正常眼データベースとの比較をカラーマップで表示
　白：100～95%
　緑：95～5%
　黄：5%未満
　赤：1%未満
④ TSNIT (temporal-superior-nasal-inferior-temporal) グラフ：乳頭サークル上の厚みグラフを正常眼データベースの分布と共に表示
⑤ 解析チャート：全体，上下（2分割），TSNIT（4分割），Clock Hour（12分割）領域の平均厚を示した解析チャート。正常眼データベースと比較し，カラースケールで表示
⑥ 解析表
⑦ SSI (signal strength index)：○/10で感度を示しており，10/10が一番信頼性が高くなる。6/10以上であることが望ましい。

典型例 1　初期緑内障（64 歳，女性）

定期検診で緑内障を指摘され受診。左眼視力は（1.0×S＋0.50dB＝cyl－1.25D Ax 140°）。ベースライン眼圧 15mmHg。

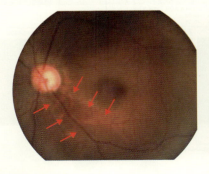
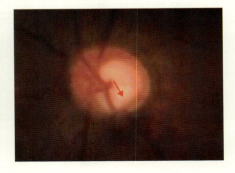

正常眼データベースとのカラーマップ
正常眼データベース　　　　RNFLT マップ（ILM-NFL/GCL）

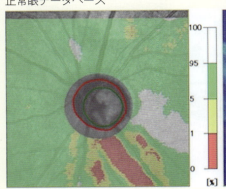
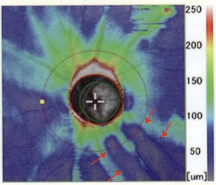
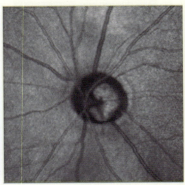

➡：下耳側への陥凹拡大と，乳頭変化に一致した NFLD を認める

項目	左眼
C/D比（水平）	0.74
C/D比（垂直）	0.78
R/D比（最小）	0.06
R/D比（角度）	312
Disc面積[mm2]	2.32
Cup面積[mm2]	1.36

Check　正常比較のカラーマップであり，視認性に優れているが，あくまで自動解析画像に過ぎない。TSNIT グラフや Clock Hour 解析チャートなどを参考に実際の乳頭所見と比較しながら読影する習慣をつけたい。

HFA 30-2 左

MD －1.06dB，PSD 5.46dB，中心窩 36dB

典型例 2　後期緑内障（68 歳，男性）

原発開放隅角緑内障（primary open angle glaucoma；POAG）。霧視を主訴に受診。
右眼視力は 0.06（0.4 × S − 2.25D = cyl − 1.25D Ax 15°）。ベースライン眼圧 28mmHg。

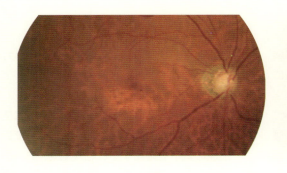
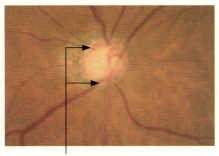

上下に視神経乳頭の陥凹拡大を認める

正常眼データベースとのカラーマップ

RNFLT マップ（ILM-NFL/GCL）　　　正常眼データベース

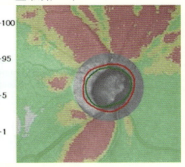

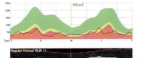

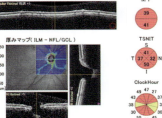

右眼	項目
0.89	C/D比(水平)
0.84	C/D比(垂直)
0.04	R/D比(最小)
171	R/D比(角度)
2.06	Disc面積[mm2]
1.50	Cup面積[mm2]

Check　rim の菲薄化に一致した部位に NFLD がみられる。

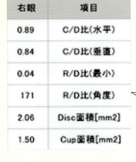

HFA　30-2

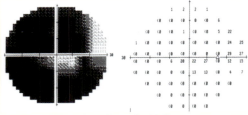

トータル偏差　　パターン偏差

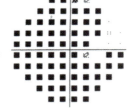
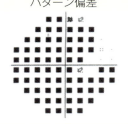

MD − 26.84dB，PSD 10.15dB

43

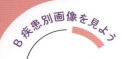

I. 緑内障
緑内障の黄斑解析

疾患の概要

- 網膜神経節細胞の約50％が集中している黄斑部網膜厚を評価することで，早期緑内障の検出が可能になっている。
- 網膜神経節細胞複合体（ganglion cell complex；GCC）の解析が注目されており，神経節細胞層（GCL）と内網状層（IPL）を含む測定プログラムが多い。
- 初期緑内障に対する乳頭周囲網膜神経線維層（cpRNFL）と黄斑部パラメータの診断力はほぼ同等といわれており，両者を併用することで初期緑内障の診断力の向上が期待できる。
- OCTAでは，OCTによる黄斑解析では変化の確認が困難であった，網膜上膜合併例や強度近視眼での血流の低下を確認することができ，診断の一助となることが期待される。

正常眼底

37歳，女性。黄斑解析では，生活に影響のある黄斑部位（9×9mm）を撮影。

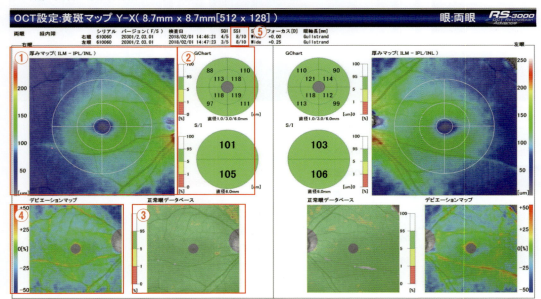

① NFL＋GCL＋IPL厚マップ：9×9mmのカラーマップを表示。
② S/I，G-Chart：黄斑付近の平均厚みをセクターごとに解析。
③ 正常眼データベース：正常眼データベースとの比較をカラーマップで表示。
　　白：100～95％
　　緑：95～5％
　　黄：5％未満
　　赤：1％未満
④ デビエーションマップ：正常眼データベースとの差分をカラーマップで表示。正常領域にある初期変異もより高感度に表示できる。
⑤ SSI（signal strength index）：○/10で感度を示しており，10/10が一番信頼性が高くなる。6/10以上であることが望ましい。

> **典型例 1**　初期緑内障（60 歳，男性）
>
> 正常眼圧緑内障（NTG）で治療中。右眼視力は（1.5 × S ＋ 0.50D）。
> ベースライン眼圧 18mmHg。

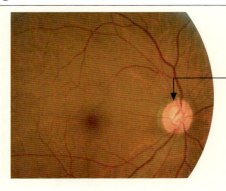

上方の rim の菲薄化および NFLD，乳頭出血を認める

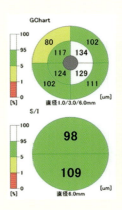

厚みマップ（ILM-IPL/IML）

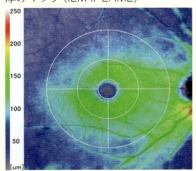

デビエーションマップ　　　正常眼データベース

Check　解析チャートでは，各セクターでも 1％未満での異常を検出できていないが，デビエーションマップで，NFLD に一致した菲薄化がみられる。

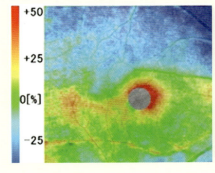

HFA 30-2 右　　トータル偏差　　パターン偏差

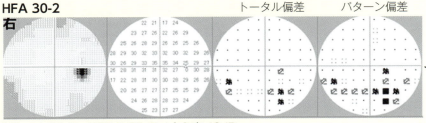

Check　NFLD に一致した部位に視野異常がみられる。

MD － 1.34dB，PSD 2.82dB，中心窩 40dB

| 典型例 2 | 後期緑内障（68歳，男性） |

原発開放隅角緑内障（POAG）。左眼視力は 0.1（1.2 × S − 3.5D = cyl − 0.50D Ax 80°）。ベースライン眼圧 26mmHg。

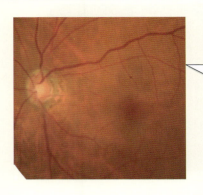

Check
上下に陥凹の拡大および NFLD を認め視野検査でも後期緑内障を認めるものの，乳頭黄斑線維束はまだ保たれており，視力は良好である。

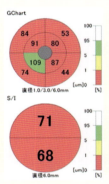

厚みマップ（ILM-IPL/IML）

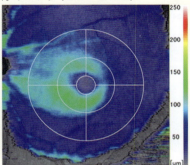

正常眼データベース

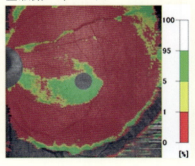

デビエーションマップ

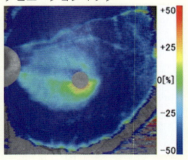

HFA 30-2　　　　パターン偏差

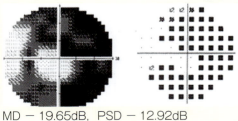

MD − 19.65dB，PSD − 12.92dB

HFA 10-2　　　　パターン偏差

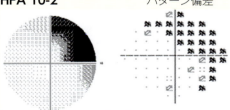

MD − 7.61dB，中心窩 28dB

バリエーション1　後期緑内障＋強度近視（60歳，女性）

眼軸長 25.81mm。左眼視力は 0.02（0.3 × S − 9.00D = cyl − 1.25D Ax 180°）。

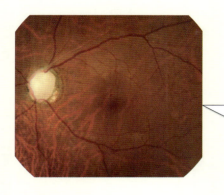

Check
強度近視眼であり，カラー眼底でのNFLDはわかりにくい。

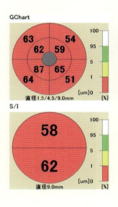

デビエーションマップ　　デビエーションマップ

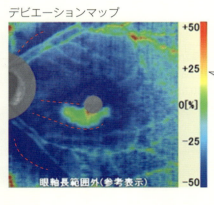

Check
・デビエーションマップでは，神経線維に沿って広範なGCCの菲薄化があることがわかる。
・乳頭黄斑線維束も菲薄化しており，実際に視野検査でも中心窩閾値の低下を認める。

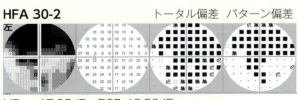

MD − 17.05dB，PSD 12.56dB

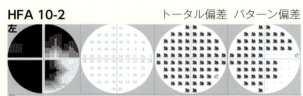

MD − 28.74dB，PSD 9.22dB，中心窩 10dB

● **参考**

長眼軸長正常眼データベースの活用 (p.68, 参照)

乳頭周囲RNFL解析には長眼軸長正常眼データベースが現時点では導入されていないが（拡大率の補正は可能），黄斑解析には長眼軸長正常眼データベースが導入されている。

長眼軸眼では，網膜におけるscan範囲が拡大するため，「拡大率の補正」および「長眼軸長正常眼データベース」を活用することによって，より臨床に近い解析を期待することができる。

例1) 眼軸長 25.81mm

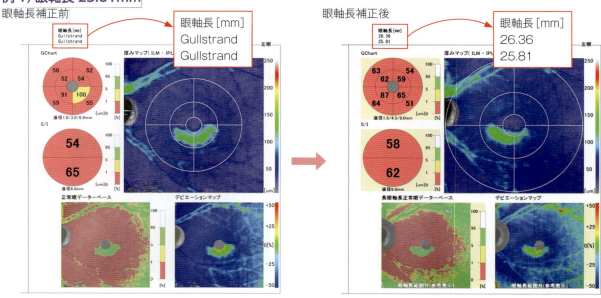

例2) 眼軸長 29.34mm

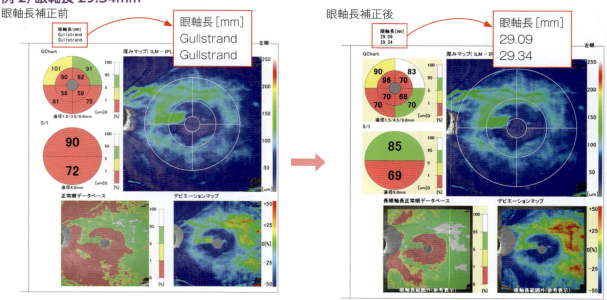

バリエーション2　後期緑内障＋網膜上膜（70歳，男性）

眼軸長 23.91mm。左眼：視力は（1.2 × S － 1.50D ＝ cyl － 1.25D Ax 70°），眼圧 11mmHg。

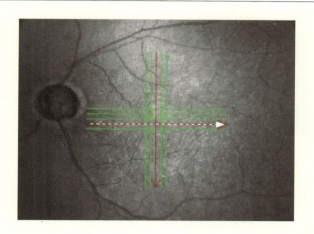

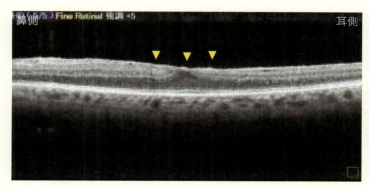

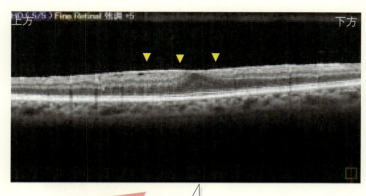

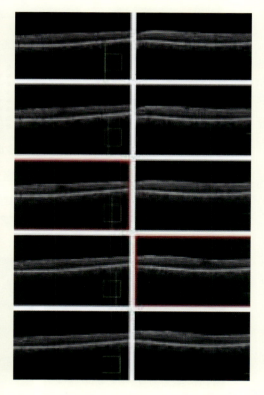

Check
網膜上膜（▲）があり，黄斑マップでのGCCの菲薄化はわかりにくい。

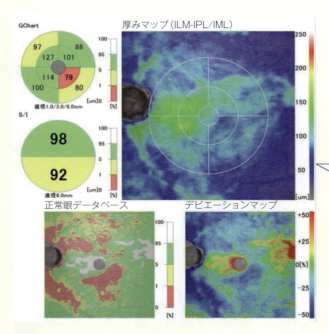

Check: 網膜上膜があり，黄斑マップでの菲薄化がわかりにくい。

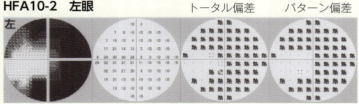
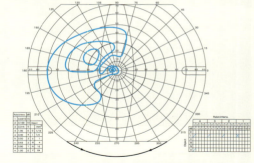

HFA10-2 左眼　トータル偏差　パターン偏差　GP

MD －24.92dB, PSD 13.33dB, 中心窩 38dB

Check: 中心窩閾値は保たれており，視力は良好だが，視野は後期。

OCTA（網膜表層）6×6mm

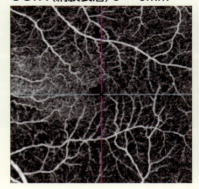
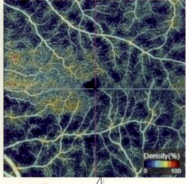
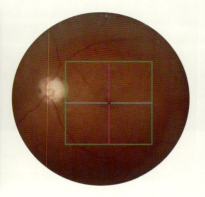

Check: OCTAでは，全体的な血流の低下を認める。

50

前視野緑内障期（46歳，女性）

検診で視神経乳頭陥凹拡大を指摘され受診。右眼視力は 0.3（1.2 × − 5.0D = cyl − 1.25D Ax 120°）

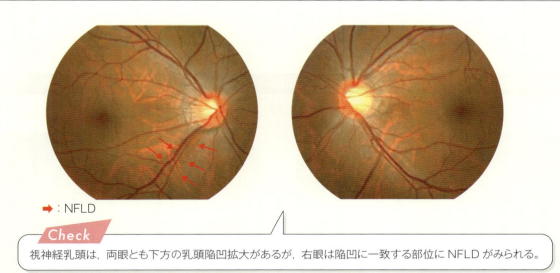

➡ : NFLD

Check
視神経乳頭は，両眼とも下方の乳頭陥凹拡大があるが，右眼は陥凹に一致する部位に NFLD がみられる。

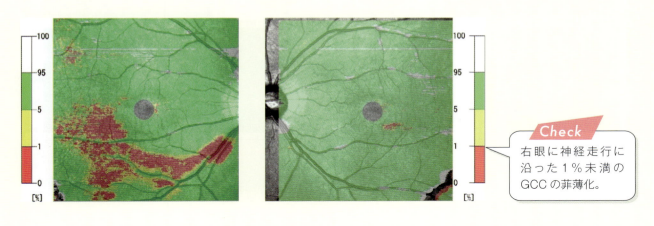

Check
右眼に神経走行に沿った 1％未満の GCC の菲薄化。

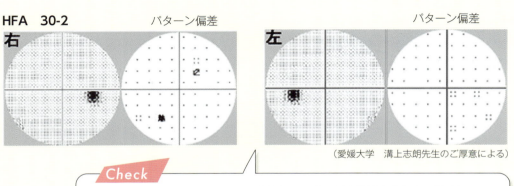

Check
視野検査にて，Anderson の緑内障性視野異常の判定基準を満たす異常がない。

（愛媛大学 溝上志朗先生のご厚意による）

バリエーション4　外傷性視神経症（20歳，男性）

交通事故により救急車で搬送。同日視力低下を自覚して眼科受診。

▶受傷直後

左眼視力は 0.05（0.3 × S − 1.50D = cyl − 1.5D Ax 90°）。
左）RAPD 陽性，Flicker 値低下。

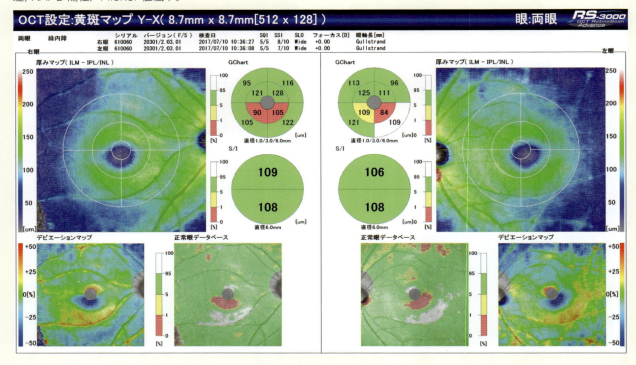

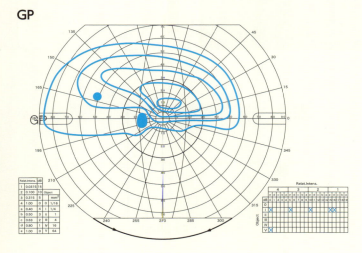

治療経過

受傷当日よりステロイドパルス療法開始。約2週間後には視力およびFlicker値は改善。

▶ 受傷6カ月後

左眼視力は0.5（1.2 × S − 1.0D = cyl − 2.25D Ax 90°）。
左）RAPD陽性。

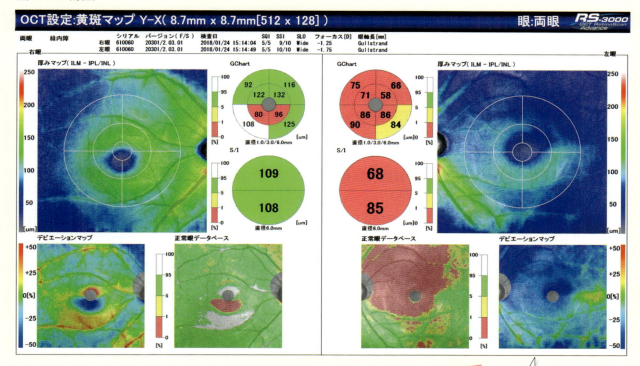

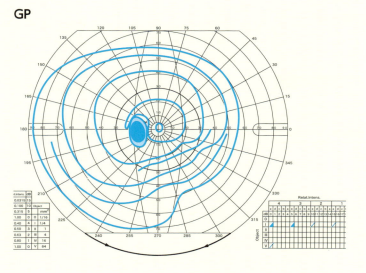

Check

- 視神経乳頭所見では，明らかなrimの菲薄化は認めなかった。自覚症状も視野欠損も改善しているにもかかわらず，GCCの菲薄化が出現した。
- 本例のようにOCTにてGCCの菲薄化を認めた場合でも，視神経乳頭の観察および病歴の聴取などにより，慎重に診断する必要がある。
- OCTは自覚症状や訴えに左右されない他覚的検査となるため，詐病との鑑別に有用な場合もある。

B 疾患別画像を見よう

I. 緑内障
緑内障の OCT による進行解析

疾患の概要

- これまで緑内障の進行評価は，主に視野検査により行われてきた。この視野検査は自覚的検査であり，客観的な進行評価ができないことが最大のウィークポイントであり，その克服には検査頻度を増やすことが推奨されている。しかしながら，検査に長時間を要することから，患者へ与える負担は大きい。一方，他覚的検査である OCT は，視野検査に比べると患者の負担ははるかに小さく，かつ再現性も高いことから進行評価により適している可能性が示唆されている。
- OCT の進行解析の方法には，イベント解析とトレンド解析がある。イベント解析では，最初に「ベースライン」を設定し，菲薄化した場合に進行と判断する。一方，トレンド解析は，一定の期間の検査結果を時間座標軸上にプロットし，直線回帰式によって進行の有無を評価する。しかしながら，両者ともに撮像された画質にも少なからず影響を受けるため，判定は慎重にすべきである。

網膜神経線維層厚，視神経乳頭形状の経時的な進行解析（guided progression analysis；GPA）

この画像は 48 歳，女性，点眼加療にて視野検査では進行が認められない正常眼圧緑内障患者である。平均 RNFL 厚の減少は認められないものの，RNFL 厚変化マップで下耳側の RNFL 厚の有意な減少（likely loss）（→）を認め，局所的な進行がはっきりと描出されている。

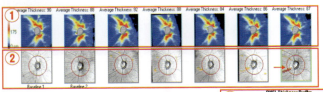

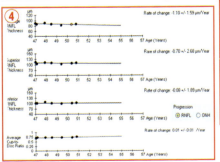

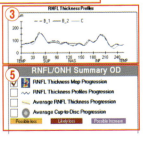

① RNFL 厚マップ：左から右に時系列で表示される。
② RNFL 厚変化マップ（RNFL thickness change maps）：年齢別正常データとの比較をすることで，RNFL の変化量の有意性を表示する。ベースラインから変化がみられると黄色（possible loss：欠損の可能性）で表示され，2 回連続して同一部位に変化がみられた場合赤色（likely loss：進行の可能性が高い）で表示される。厚みが増加した場合は紫色（possible increase：増加の可能性）で表示される。
③ RNFL thickness profiles：半径 1.73mm のサークル上（256 ポイント）の RNFL 厚をベースライン値の 2 本，最新を 1 本表示し，有意な変化があれば表示する。
④ RNFL thickness graphs（平均 RNFL 厚グラフ）：半径 1.73mm 円周上全体の平均 RNFL 厚，上方平均 RNFL 厚，下方平均 RNFL 厚，平均 CD 比を経時的に表示し有意な変化があればプロット色を変化表示させる。また回帰直線の変動幅も表示される（正常データベースでは，平均 RNFL 厚は，－0.2 μm/年，上方は－0.25 μm/年，下方は－0.3 μm/年の減少率を示す）。
⑤ ONH & RNFL summary：サマリーボックスを表示し，有意な変化が検出された場合に警告表示される。
　・RNFL 厚マップ進行解析（局所的な変化の描出に優れる）
　・RNFL 厚プロファイリング進行解析（広範囲な変化の描出に優れる）
　・平均 RNFL 厚進行解析（びまん性の変化の描出に優れる）
　・平均 CD 比進行解析

（東京女子医科大学 小暮俊介先生のご厚意による）

| 典型例 | 前視野緑内障（60歳，男性） |

検診で視神経乳頭陥凹拡大を指摘され受診。眼圧は右眼18mmHg。
右眼視力は（1.5×S+0.50D）。

▶初診時

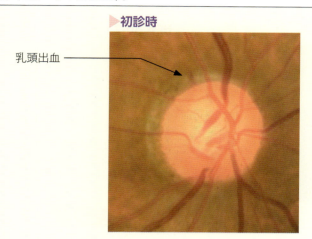

乳頭出血

▶初診時
GCC解析
厚みマップ　　正常眼データベースとの比較

▶初診から1年後
厚みマップ　　正常眼データベースとの比較

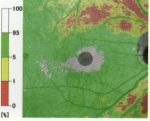
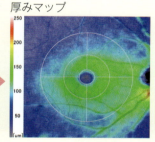
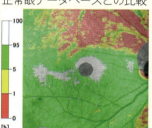

乳頭出血部位を中心に菲薄化が拡大

Check
・厚みマップを読影したうえで，正常眼データベースと比較したカラーマップを評価するようにする。
・SSI値で画像のクオリティも確認する。値が低い（画質が悪い）と実際よりも薄く測定される。

HFA 30-2　　パターン偏差　　　　　　　　　　パターン偏差

Check
Andersonの緑内障性視野異常の判定基準を満たす異常がない。

Check
GCCの菲薄化部位に対応する感度低下が広がった。

バリエーション1 前視野緑内障（47歳, 男性）

検診で視神経乳頭陥凹拡大を指摘され受診。眼圧は左眼16mmHg。左眼視力は（1.5×S−2.0D）。

▶初診時

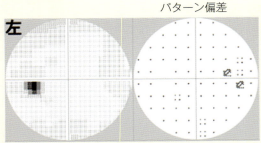

HFA 30-2　パターン偏差

（愛媛大学 溝上志朗先生のご厚意による）

Check
視神経乳頭陥凹は大きめであるが明らかな NFLD は認めない。

Check
Anderson の緑内障性視野異常の判定基準を満たす異常がない。

GCC の経時的な進行解析

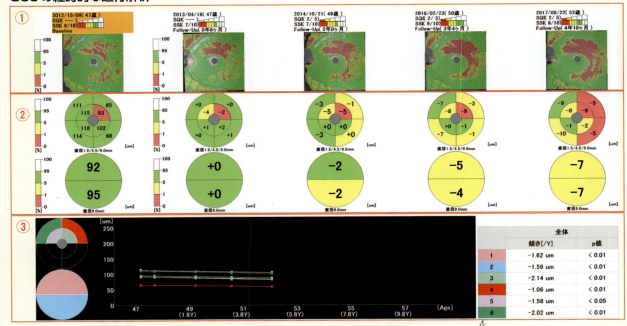

① カラーマップを左から右に時系列に表示。
② 平均値の変化量をセクター別に計算。
③ セクター別の平均値を経時的にプロットし回帰直線を表示, 右側の表に傾きとその有意性を評価している。

Check
前視野緑内障患者において菲薄化速度を測定することは, 将来的に, 視野障害を生じる可能性の高い患者を同定するのに有用である。

56

バリエーション2 正常眼圧緑内障（NTG）（55歳，男性）

緑内障点眼薬にて加療中。眼圧は右眼 13mmHg。右眼視力は（1.5 × S − 2.5D）。

▶初診時

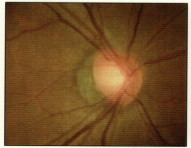
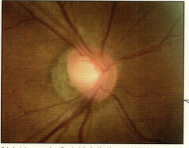

Check
10 時の部位の rim が薄くなっている。

（永山眼科クリニック 永山幹夫先生のご厚意による）

RNFL 厚の経時的な進行解析

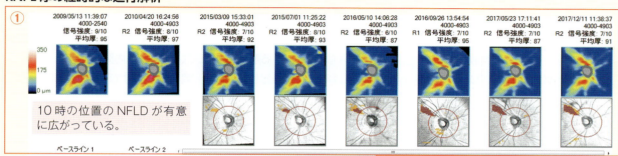

10 時の位置の NFLD が有意に広がっている。

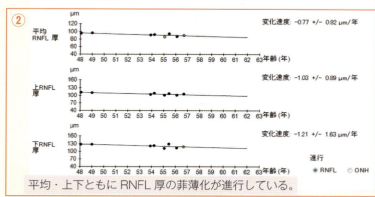

平均・上下ともに RNFL 厚の菲薄化が進行している。

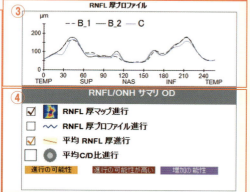

① 上段：RNFL 厚カラーマップ
　下段：変化マップ
　ベースラインから変化がみられると黄色（進行の可能性）で表示され，2回連続で同一部位に変化がみられると赤色（進行の可能性が高い）で表示される。
② RNFL 厚の平均値をプロットし，回帰直線を表示。
③ サークル上の RNFL 厚をベースライン値の2本，最新の1本を表示。
④ サマリーボックスには有意な変化が検出されると警告表示される。

Check
・RNFL 厚でも黄斑部解析でも，年齢による変化を考慮する必要がある。進行の判定を行う際にはカラーマップを確認しその変化が神経線維の走行に沿った変化であれば緑内障性の変化である可能性が高い。
・進行判定においても，マップの変化を毎回確認することが望ましい。

57

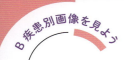

I. 緑内障
緑内障の前眼部OCT

疾患の概要

- 前房深度は加齢に伴って減少する。60歳代では，解放隅角眼の中心深度（角膜後面から水晶体前面まで）が平均2.7mm程度である。
- 隅角閉塞が起こりえない中心前房深度は2.5mm，閉塞隅角緑内障を起こしうる中心前房深度は2.0mm，急激に隅角閉塞を起こしうる中心前房深度は1.5mmとされている。
- 緑内障診療ガイドライン〈第5版〉によると，隅角閉塞により眼圧上昇をきたし，かつすでに緑内障性視神経症を生じている疾患を原発閉塞隅角緑内障と定義しており，眼圧上昇や周辺虹彩前癒着を生じているものの緑内障性視神経症を生じていないものを原発閉塞隅角症（PAC），眼圧上昇や周辺虹彩前癒着を認めず，機能閉塞のみ認めるものを原発閉塞隅角症疑い，としている。また，原発閉塞隅角緑内障（PACG）とその前駆病変の全てを包含する呼称として，新たに原発閉塞隅角病という用語が定義された。
- 緑内障診療の基本として，隅角鏡やUBMによる前眼部および隅角の観察が必要だが，どちらも熟練を要し，かつ後者は侵襲性も高いことから日常の診療では施行が困難である。
- 本項では前眼部CASIA2を用いて解説を行う。

特徴

- 後眼部OCTよりも超波長で，そのためより高い組織深達度が得られる。
- 角膜疾患，白内障，緑内障，とさまざまな疾患に対する解析に優れているが，緑内障に関するプログラムとして，前房・隅角解析および濾過胞解析がある。
- 隅角の観察において，UBMよりも解像度が高く簡便であるが，毛様体の観察には向かない。

典型例1　開放隅角眼（30歳代，女性）

健診目的に受診。近視以外の眼疾患の既往なし。左眼視力は0.3（1.5 × － 4.5D ＝ cyl － 0.75D Ax 90°）

① CCT：角膜厚
② ACD[Endo.]：角膜（後面）から水晶体前面までの前房深度

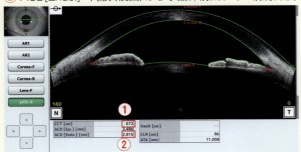

Check 任意の向き（図は水平0°～180°）の断面で測定することも可能である。

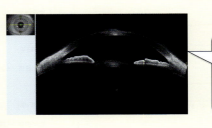

Check 虹彩の形状はフラットで，隅角は広く，前房深度も深い。

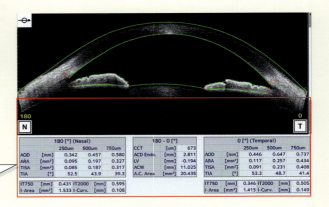

典型例2　原発閉塞隅角緑内障（68歳，女性）

眼圧コントロール困難，左眼視野障害の進行を認める。左眼視力は0.03（n.c.）。

左眼

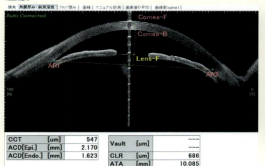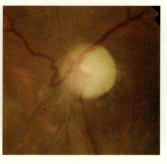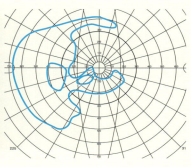

Check
前房深度が浅く，視神経乳頭の陥凹拡大および高度な視野障害がみられる。

右眼

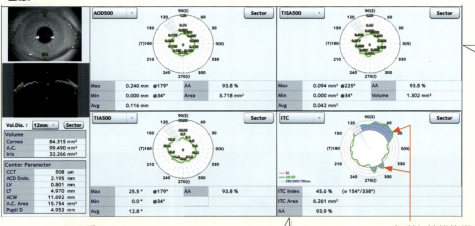

Check
右眼も前房がやや浅く，隅角解析指数のチャートを作成すると，機能的隅角閉塞があることがわかる（青色：虹彩と線維柱帯が接触している角度方向）。

虹彩と線維柱帯が接触している角度方向

Check
・撮影のポイント：短時間（約0.3秒）で撮影が可能だが，少しでも眼瞼の影などが入り込むと解析不可能領域が出てくるので注意が必要である。
・読影のポイント：機能的隅角閉塞はチャートで示されるが，実際にPASがあるかどうかは自動解析では判別不可能。最終的には，隅角鏡を使用しての診断を要する。

参考

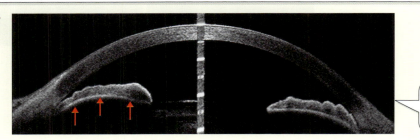

Check
瞳孔ブロック
虹彩の前彎（→）。

59

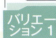

バリエーション1　水晶体亜脱臼（83歳，女性）

数日前からの頭痛と吐気を主訴に救急車で来院。眼科受診歴なし。右眼眼軸長21mm。右眼視力は指数弁（矯正不能）。

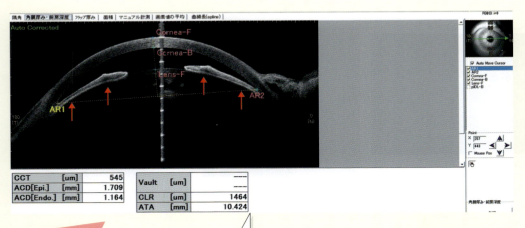

Check
前房深度が1.164mmと狭くなっているが，瞳孔ブロックに伴う虹彩の前彎を認めず（→），水晶体が全体的に前方移動することにより隅角が狭くなっていることがわかる。

バリエーション2　プラトー虹彩（65歳，女性）

白内障手術希望にて受診。右眼眼圧16mmHg，右眼眼軸長22.5mm，右眼視力は0.5（1.2×＋2.75D＝cyl－1.0D Ax100°）。

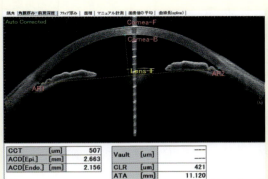
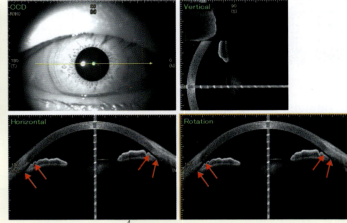

Check
前房は一見浅くないようにみえるが，周辺をよく見ると虹彩の形状がフラットでない（→）ことがわかる。

典型例3　濾過胞（bleb）解析／中期緑内障（原発開放隅角緑内障）（62歳，女性）

２年前に濾過手術を施行し，以降眼圧7～9mmHg程度で経過良好，視野障害の進行も認めず。右眼視力は0.3（1.0p×−0.5D＝cyl−2.0D Ax 75°）。

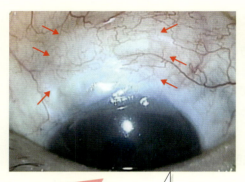

Check
上方に一部avascularなびまん性濾過胞（→）を認める。

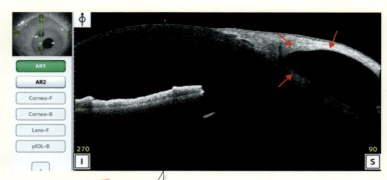

Check
前眼部OCTでは，結膜下に水分の貯留（→）を認め，濾過胞が機能していると考えられる。

典型例4　濾過胞（bleb）解析／中期緑内障（原発開放隅角緑内障）（77歳，女性）

プリザーフロマイクロシャント挿入術を施行。左眼術前眼圧は19mmHg，術後眼圧は9mmHg程度と経過良好。

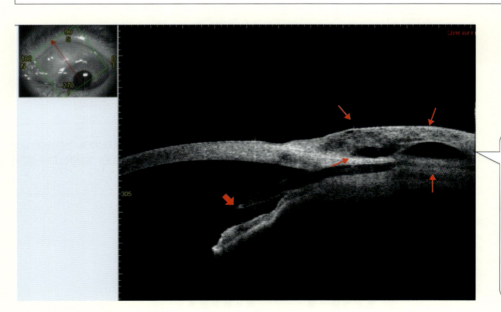

Check
・チューブ後端からチューブ上にかけて結膜下に濾過胞（→）の形成を認める。
・チューブ先端が前房内にあり，角膜から離れていることが確認できる（➡）。

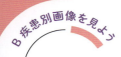

II. 緑内障とまぎらわしい疾患
上方視神経乳頭部分低形成

🔴 鑑別のポイント

- 上方視神経乳頭部分低形成（superior segmental optic hypoplasia；SSOH）は視神経の先天異常で，日本人における頻度は，0.3％とそれほど少なくはない疾患である。
- 乳頭上方の局所的なrimの菲薄化およびNFLDを呈するため，緑内障との鑑別が必要となる。
- 先天性で下方の視野欠損部位が進行しないことが特徴である。

典型例 上方視神経乳頭部分低形成（SSOH），視神経乳頭陥凹拡大（51歳，男性）

人間ドックで両眼の視神経乳頭陥凹拡大を指摘され受診。家族歴として父親も緑内障であり，定期的に経過観察中。自覚症状は認められない。右眼視力は 0.2（1.5×S－1.25D＝cyl－0.5D Ax170°）。

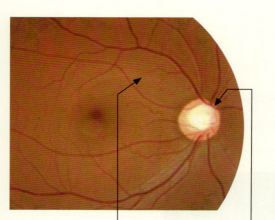

乳頭上方辺縁部の菲薄化および同部位に一致するNFLDの変化

右眼乳頭血管分岐部の上方偏位

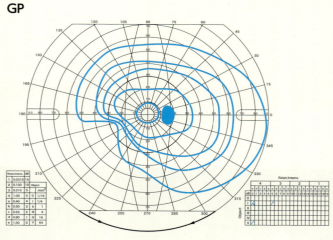

GP

Check
- 静的量的視野検査および動的量的視野検査での下方視野欠損。
- 特に右眼乳頭上方辺縁部の菲薄化と明瞭なNFLDを認め，同部位に一致した下方楔形の視野欠損がみられる。

HFA 30-2　　　　　　　　トータル偏差　　　パターン偏差

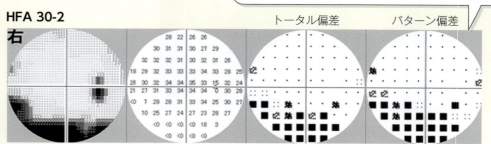

MD － 4.57dB，PSD 11.64dB，中心窩 38dB

RNFL

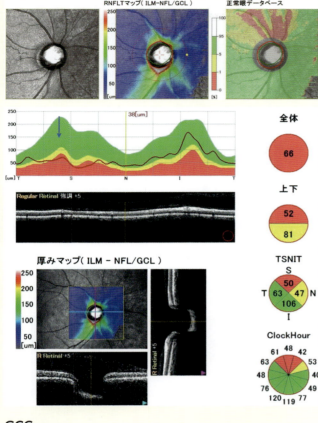

Check
RNFLおよびGCCにて上方の
NFLの菲薄化。

GCC

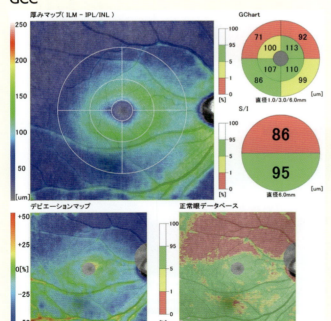

経過

この症例は巨大乳頭を伴う大きな乳頭陥凹に，SSOHを合併した症例で，無治療で経過観察しているが，10年にわたり視野進行はない。しかしながら，家族歴もあり，将来的に緑内障を合併するリスクもあるため，念のため定期的に視野検査を行い，進行のないことを確認することが望ましい。

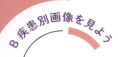

II. 緑内障とまぎらわしい疾患
乳頭小窩

鑑別のポイント

- 乳頭小窩（optic disc pit，ピット）は先天性の視神経乳頭異常で，多くが片眼性である。
- 視神経乳頭耳側縁に楕円形の陥凹を認めるが，乳頭内の一部に生じ，生理的陥凹とは異なる乳頭コロボーマの一型である。
- 胎生期の眼胚裂閉鎖不全によって生じると示唆されており，通常乳頭小窩のみであれば視力に異常はないが，黄斑部網膜分離などを合併した場合は，視力低下をきたす。
- 乳頭小窩黄斑症候群の治療は硝子体手術＋ILM剝離やガスタンポナーデが有用との報告もある（p.84～89参照）。

典型例 **視神経乳頭小窩，視神経陥凹（54歳，女性）**

健診にて視神経陥凹を指摘され受診。左眼視力は0.05（1.0 × S − 4.5D=cyl − 1.5D Ax120°）

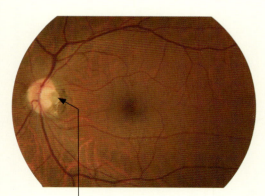

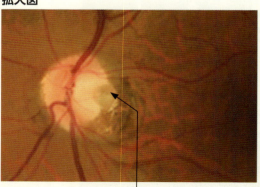

拡大図

乳頭耳側縁の乳頭小窩

OCT (radial scan)

乳頭に深い欠損

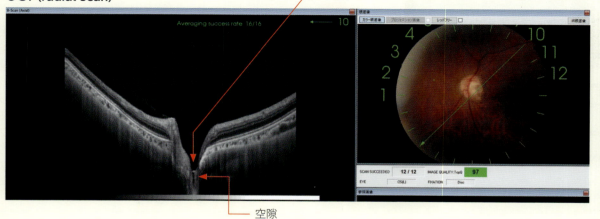

空隙

RNFL

GCC

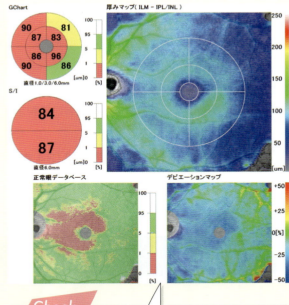

> **Check**
> ・乳頭黄斑線維束（papillomacular bundle；PMB）領域に菲薄化を認めるが，上下差を認めない。一般的に緑内障では，多くは弓状線維より菲薄化を認め，進行するにつれ PMB 領域まで菲薄化をきたすことが多いため，緑内障の典型的所見と異なる。
> ・また，隣接した網膜が分離を伴う場合には，緑内障にみられるような菲薄化ではなく，視神経乳頭～黄斑部の肥厚として捉えられる。

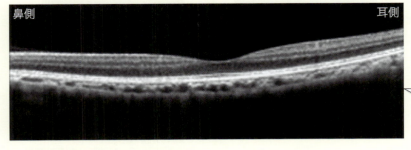

> **Check**
> OCT の scan 幅を長くしたり，あるいは radial scan にて乳頭黄斑間の測定を行う。

HFA 30-2
左

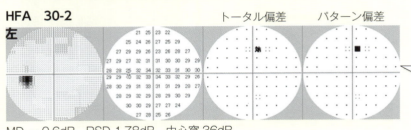

MD －0.6dB，PSD 1.78dB，中心窩 36dB

> **Check**
> この症例では黄斑分離はなかったが，弓状暗点や Mariotte 盲点拡大など，わずかな視野異常を伴う場合もある。

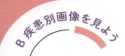

II. 緑内障とまぎらわしい疾患
強度近視

鑑別のポイント

- 強度近視は，視神経乳頭に近視性変化を伴い，網膜が豹紋状眼底を呈するため眼底所見における判定が困難で，視野検査の結果と整合性がとれず，緑内障性変化かどうかの判定が難しい症例が少なくない。

典型例 強度近視，視神経乳頭陥凹（34歳，女性）

飛蚊症にて受診。視神経乳頭陥凹を認め精査となる。左眼眼軸長 27.02mm。左眼視力は 0.07（1.5 × S − 7.5D）。

拡大図

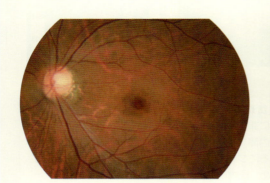
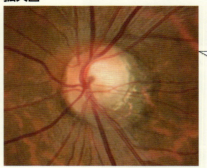

Check
近視性のやや傾斜した視神経乳頭であり，乳頭耳側の陥凹拡大を認めるものの，近視に伴う豹紋状眼底を呈しており，NFLD の有無がはっきりしない。

RNFL

拡大率補正なし

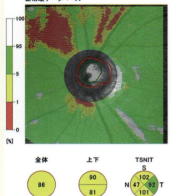
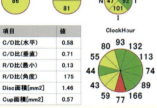
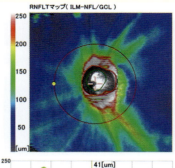
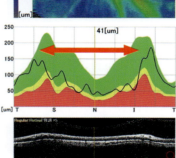
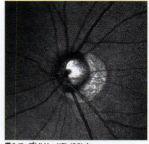
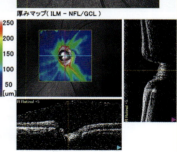

RNFL
拡大率補正あり

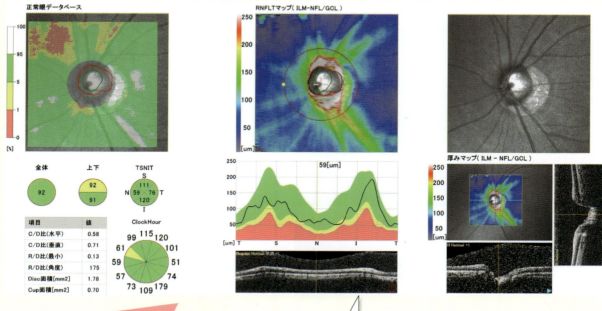

> **Check**
> ・近視眼ではNFLの厚みが全体的に菲薄化し，RNFLのdouble hump patternが耳側に偏位（↔）する。
> ・OCTのscan長は角度で規定されており，長眼軸眼では実際のscan長が長くなる。そのため，乳頭解析では解析円が大きくなり，RNFLは視神経乳頭から遠ざかり薄く計測されてしまう。
> ・本機種では，眼軸長を入力することにより拡大率を補正し，正しい大きさの解析円での解析が可能となる。

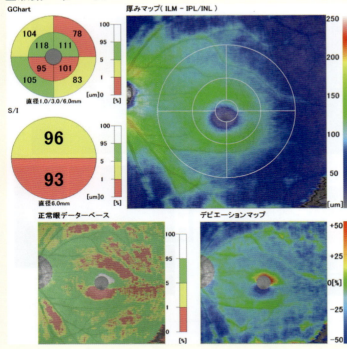

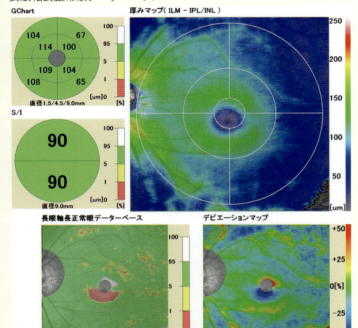

Check
・GCCは正常眼データベースでは，菲薄化した部位が散在している。近視眼ではGCC厚は全体的に菲薄化するため，正常眼データベースの確率マップでは異常判定である場合が多く，緑内障と見誤る可能性がある。
・緑内障の特徴として，上下非対称が挙げられ，長眼軸長正常眼データベースでGCC厚の上下差を確認するとわかりやすい。

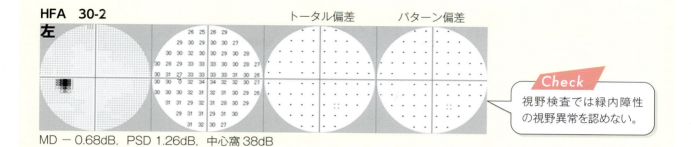

MD －0.68dB，PSD 1.26dB，中心窩 38dB

> **Check**
> 視野検査では緑内障性の視野異常を認めない。

> **Check**
> **典型例のまとめ**
> ・本症例では，OCT上の正常眼データベースにて菲薄化を思わせる所見を認めるが上下対称であり，長眼軸長正常眼データベースでは，神経線維走行に沿ったGCCの菲薄化は認めず，視野検査でも異常が検出されなかったため，緑内障ではないと診断できた。
> ・機種によっては長眼軸長正常眼データベースも利用できる。
> ・強度近視は，いびつな乳頭周囲網脈絡膜萎縮（PPA）を認めたり，視神経が平坦であったり，傾斜乳頭のため陥凹がはっきりしないことが多いため，緑内障性変化を見つけるのは難しい。緑内障を疑う場合には，今後も年単位で定期的に経過観察したほうがよいと考える。

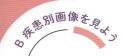

II. 緑内障とまぎらわしい疾患
網膜静脈分枝閉塞症

鑑別のポイント

- 陳旧性網膜静脈分枝閉塞症（BRVO）の場合，白鞘化した血管を認め，該当する部位にNFLDや乳頭陥凹が存在することがあり，緑内障との鑑別に注意を要する。
- 疾患の概要はp.218参照。

典型例 陳旧性BRVO，GCC菲薄化，視野欠損（75歳，女性）

BRVO後の黄斑浮腫に対して抗VEGF薬硝子体内注射を行い，経過観察中。
左眼視力は0.1（1.2 × S+3.25D=cyl − 1.5D Ax95°）。

拡大図

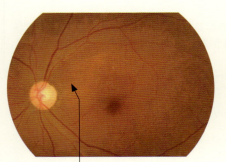

NFLD様所見

Check 2時にNFLD様所見がみられるが，視神経乳頭に緑内障性の陥凹はない。

RNFL

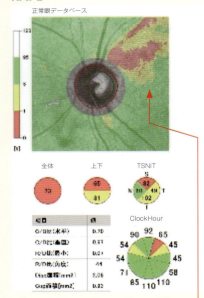

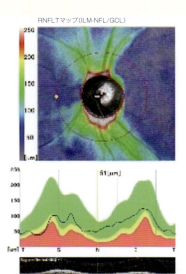

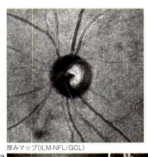

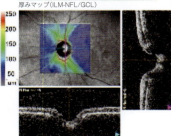

視神経乳頭所見と一致しない広範囲なGCCの菲薄化

GCC

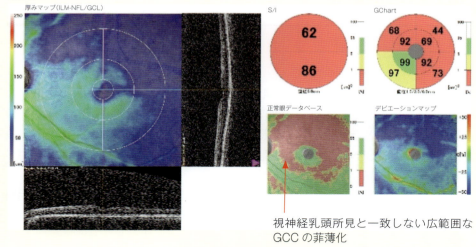

視神経乳頭所見と一致しない広範囲な GCC の菲薄化

> **Check**
> ・RNFL，GCC 撮影では定量的情報が重要である。正確なセグメンテーションライン（特に網膜内層）を意識する。
> ・最低限 ETDRS サークル内の定量情報を得ることを意識することが大切である。

HFA 30-2 左

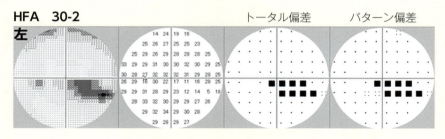

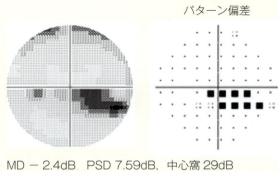

MD － 2.4dB　PSD 7.59dB，中心窩 29dB

> **Check**
> NFLD 様変化に一致する視野欠損。

FA

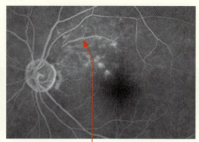

NFLD 様変化に一致する部位の側副血行路

> **Check**
> ・一見緑内障様であるが，散瞳して眼底をよく見ると，同部位に陳旧性 BRVO がみられる。
> ・一度は散瞳して眼底を確認することが重要である。

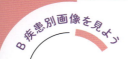

III. 視神経病変
視神経乳頭腫脹

疾患の概要

- 視神経乳頭が隆起し境界不鮮明となっている状態。
- 主な原因として頭蓋内圧亢進（うっ血乳頭），視神経や眼内の炎症（視神経炎，乳頭血管炎，ぶどう膜炎など），血流障害（前部虚血性視神経症，BRVO），圧迫（鼻性視神経症，甲状腺眼症，眼窩内腫瘍など），遺伝性疾患（Leber遺伝性視神経症）などがある。
- 視神経線維の軸索流が停滞する結果，軸索が拡大して乳頭が腫脹する。
- OCTでは視神経乳頭の腫脹がみられ，重度の乳頭腫脹では黄斑部にSRDもみられることがある。長期乳頭腫脹が持続すると網膜内層の菲薄化が生じる。
- OCTAでは乳頭血管の拡張や放射状乳頭周囲毛細血管網の血管密度低下を認めることがある。

典型例 MOG抗体陽性視神経炎に伴う視神経乳頭腫脹（30歳，男性）

4日前より突然の頭痛と右眼視力低下を自覚し前医受診。視力：右眼0.6（n.c.），左眼1.0（n.c.），中心Flicker値：右眼20Hz，左眼45Hz。右眼の相対的瞳孔求心路障害（RAPD）が陽性。MRIの眼窩脂肪抑制T2強調画像（T2FS）で右眼の視神経異常高信号を認めた。

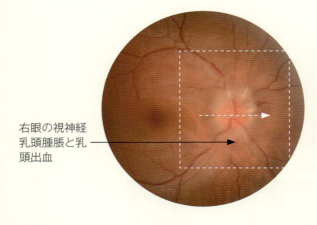

右眼の視神経乳頭腫脹と乳頭出血

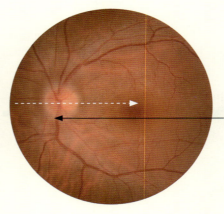

左眼にも軽度の視神経乳頭腫脹

右眼

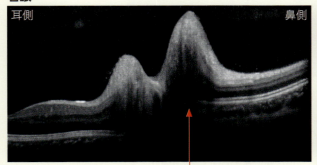

視神経乳頭が網膜面を超えて突出している

左眼

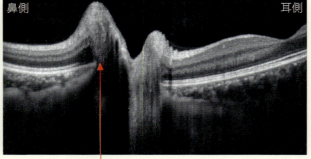

視神経乳頭が網膜面を超えて突出している

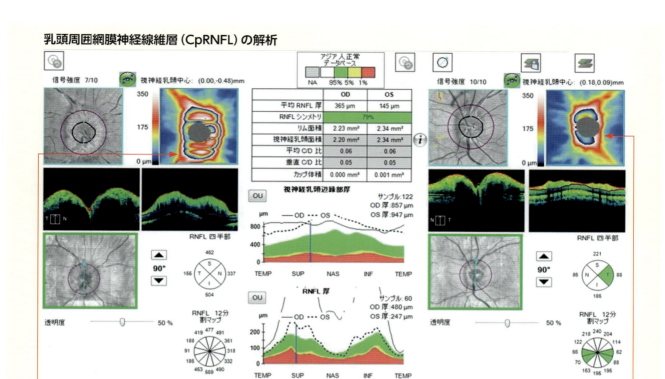

乳頭周囲神経線維の肥厚がみられる

Check CpRNFL は肥厚しており，グリッド表示および TSNT マップでは正常範囲を超えている。

乳頭周囲神経線維の肥厚がみられる

右眼 OCTA (whole eye) 6 × 6mm

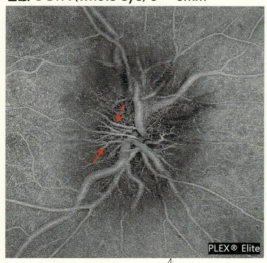

Check 乳頭血管の拡張（→）。

右眼 FA 後期

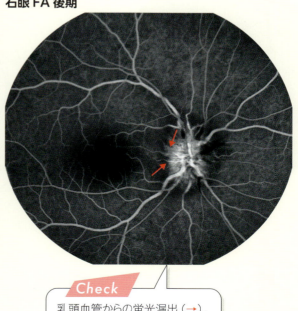

Check 乳頭血管からの蛍光漏出（→）。

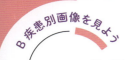

III. 視神経病変
視神経萎縮

疾患の概要

- 視神経萎縮は網膜神経節細胞の軸索が種々の原因により変性と機能消失をきたすことで生じる視神経の萎縮で、視神経症の終末状態である。
- 単性萎縮、炎性萎縮、緑内障性萎縮、網膜性萎縮、遺伝性萎縮に分けられ、眼球から外側膝状体方向（上流）へ萎縮が進む上行性萎縮、上流から眼球方向へ萎縮が進む下行性萎縮がある。
- 視神経萎縮を起こす原因は、緑内障をはじめ、特発性視神経炎、抗アクアポリン4抗体陽性視神経炎、虚血性視神経症、圧迫性視神経症、外傷性視神経症、中毒性視神経症、遺伝性視神経症、鼻性視神経症、栄養欠乏性視神経症など非常に多岐にわたる。
- OCTでは乳頭周囲網膜神経線維層（CpRNFL）と黄斑部の網膜神経節細胞層（GCL）の厚さを観察することができるが、視神経萎縮の原因を鑑別することは難しい。

典型例 特発性視神経炎（20歳，女性）

19歳時に多発性硬化症（MS）の診断を受け疾患修飾薬による再発予防治療が開始された。1週間前から右眼の霧視を自覚。右眼視力は50cm/CF。右眼はRAPDが陽性。右眼の特発性視神経炎（MSの再発）の診断であった。

▶初診時（MS再発時）

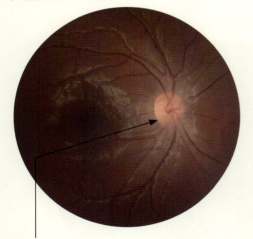

乳頭発赤

Check 初診時は乳頭発赤があった。

GP

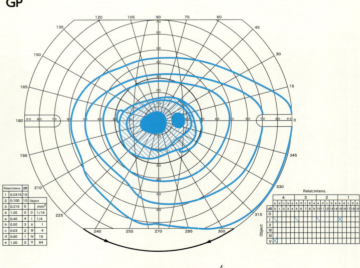

Check 初診時は中心暗点があった。

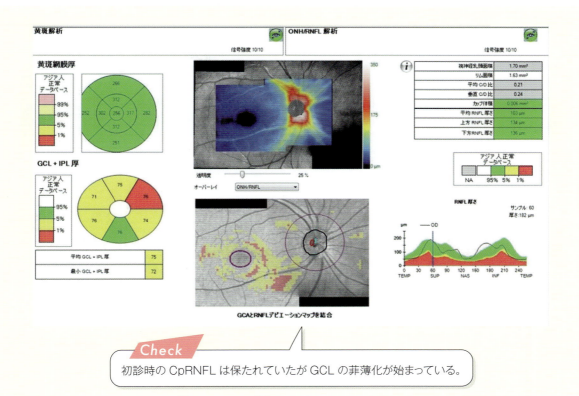

Check 初診時のCpRNFLは保たれていたがGCLの菲薄化が始まっている。

治療　ステロイドパルス療法が施行された。

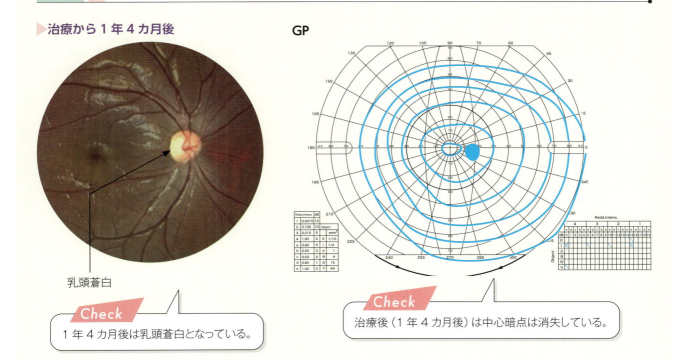

▶**治療から1年4カ月後**

乳頭蒼白

Check 1年4カ月後は乳頭蒼白となっている。

GP

Check 治療後(1年4カ月後)は中心暗点は消失している。

75

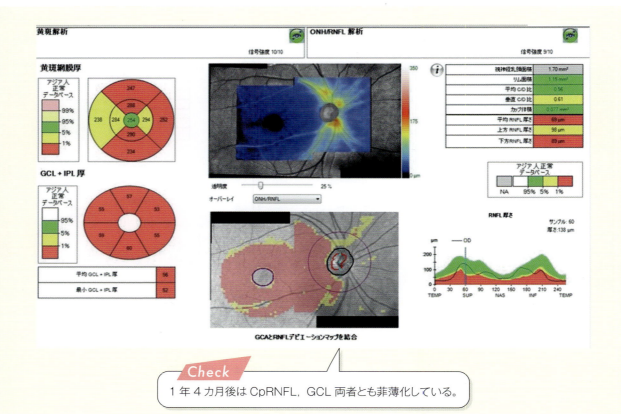

Check 1年4カ月後はCpRNFL，GCL両者とも菲薄化している。

OCTのRNFL厚さとGCLの時系列解析結果

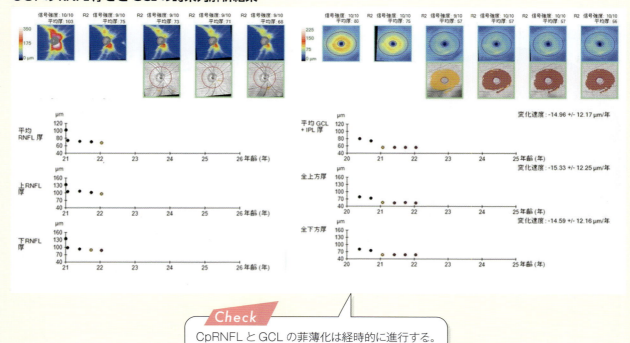

Check CpRNFLとGCLの菲薄化は経時的に進行する。

バリエーション1　非動脈炎性前部虚血性視神経症（65歳，男性）

糖尿病と高血圧の既往がある。朝，突然の右眼視野障害を自覚したため眼科受診。
視力：右眼（1.2 × S － 2.50D），左眼（1.2 × S － 1.50D ＝ cyl － 1.25D Ax 5°）。
中心 Flicker 値：右眼 28Hz，左眼 31Hz。右眼の RAPD が陽性。

▶初診時

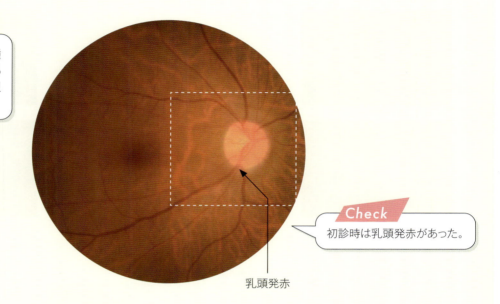

Check
右眼下方に軽度の乳頭腫脹があり，これに一致する右眼上方の神経線維束型の視野障害がみられた。

Check
初診時は乳頭発赤があった。

乳頭発赤

IA 早期　　**GP**

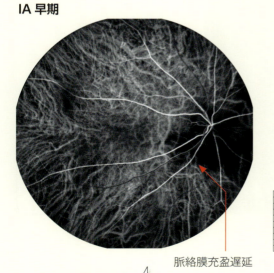

脈絡膜充盈遅延

Check
乳頭下方に脈絡膜充盈遅延。

Check
充盈遅延の領域に一致した視野欠損。

77

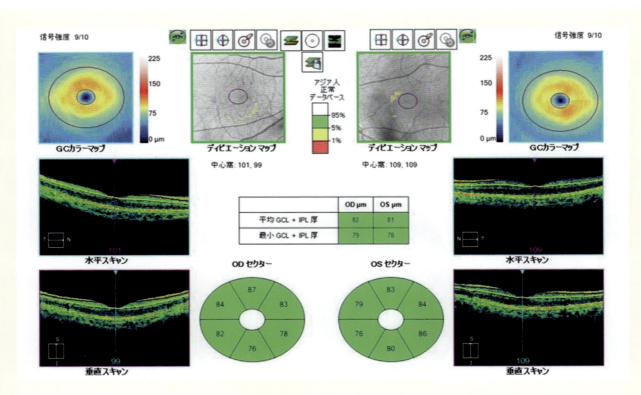

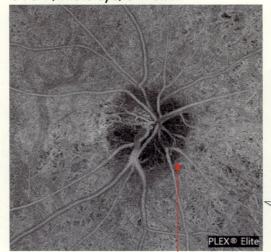

血管密度の低下

> **Check**
> 初診時より乳頭の2時から8時方向に血管密度の低下を認める。

経過 蛍光眼底造影検査で造影初期に乳頭周囲の脈絡膜循環不全があったため，非動脈炎性前部虚血性視神経症と診断された。

▶初診から7週後

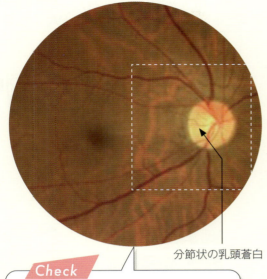

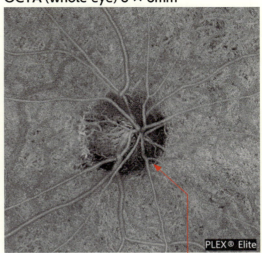

分節状の乳頭蒼白

Check
7週間後は分節状の乳頭蒼白となっている。

血管密度の低下

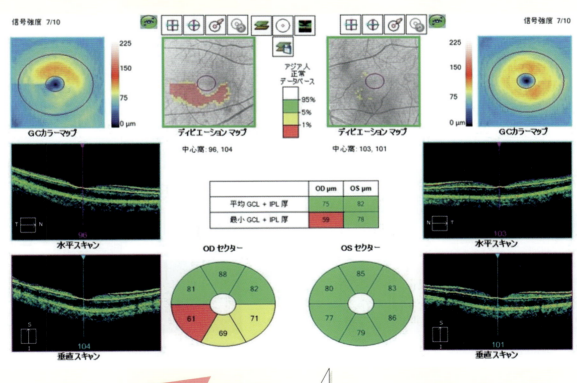

Check
初診から7週間後,視野障害に対応した黄斑部GCLの菲薄化が生じている。

79

> **バリエーション2** 外傷性視神経症（8歳，女児）
>
> 転倒して頭部を受傷し，直後から右眼の視力低下を自覚したため眼科受診。視力：右眼手動弁，左眼（1.5×S＋1.00D）。中心Flicker値：右眼測定不可，左眼35Hz。右眼のRAPDが陽性。

▶初診時（受傷直後）

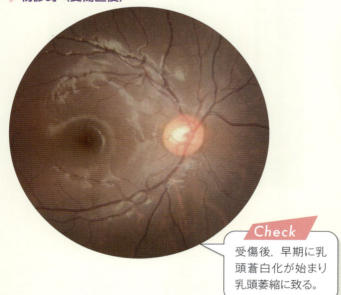
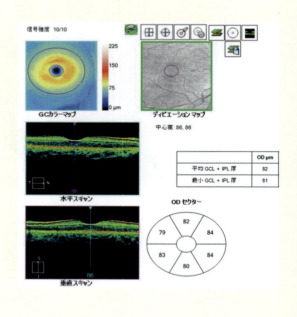

Check 受傷後，早期に乳頭蒼白化が始まり乳頭萎縮に至る。

治療経過 頭部および眼窩部CT/MRIで異常はなく，臨床経過から右眼の外傷性視神経症と診断された。
ステロイドパルス療法を受けたが視力改善は得られなかった。

▶治療から3週後

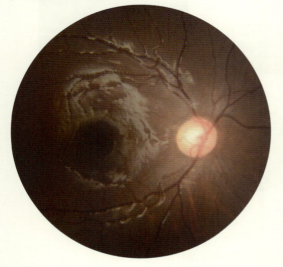
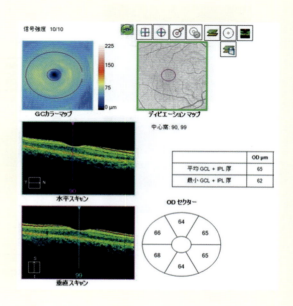

▶治療から4カ月後

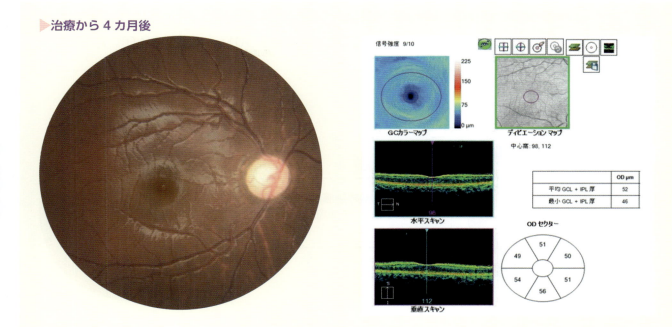

OCT の CpRNFL の時系列解析

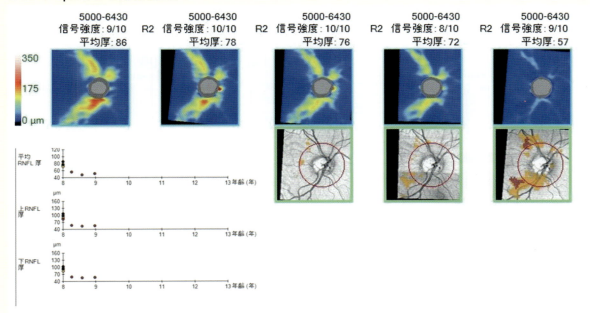

Check
受傷後，早期に CpRNFL と GCL 低下が生じ高度に菲薄化する。

Leber 遺伝性視神経症（14歳，男性）

急激な右眼の視力低下を自覚したため眼科受診。視力：右眼 0.01（n.c.），左眼（1.0）。対光反応は迅速かつ RAPD は陰性。

▶ **初診時**
右眼の乳頭発赤と中心視野障害がみられた。

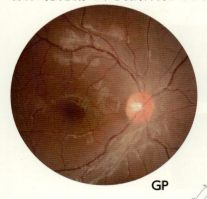

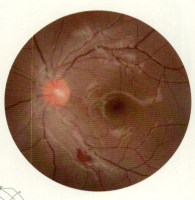

Check
急性期は乳頭発赤腫脹とアーケード血管の拡張蛇行，乳頭周囲微細血管の拡張がみられる。

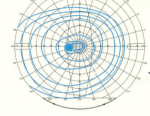

Check
左右対称性に中心視野が障害されている。

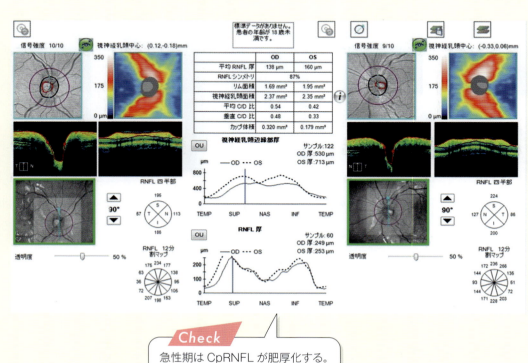

Check
急性期は CpRNFL が肥厚化する。

経過 2カ月後には左眼の視力低下も出現した。ミトコンドリア遺伝子採血でG11778A変異が検出され，Leber遺伝性視神経症と診断された。

▶初診から1年2カ月後

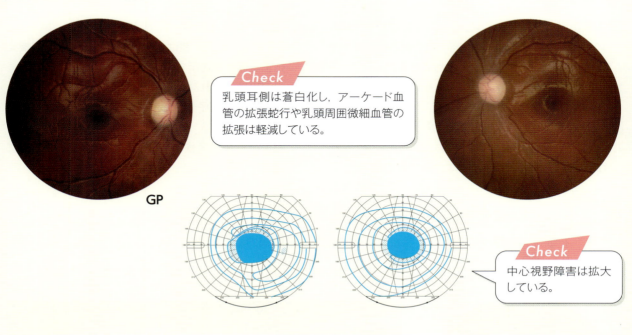

Check 乳頭耳側は蒼白化し，アーケード血管の拡張蛇行や乳頭周囲微細血管の拡張は軽減している。

Check 中心視野障害は拡大している。

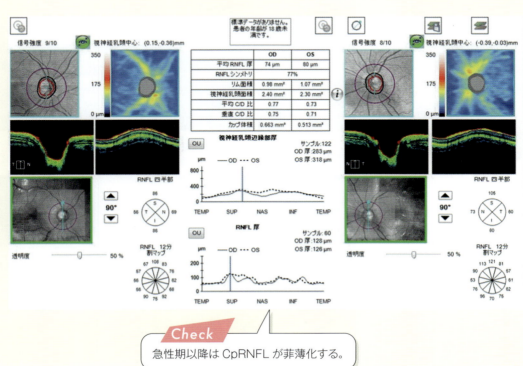

Check 急性期以降はCpRNFLが菲薄化する。

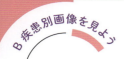

III. 視神経病変
乳頭小窩黄斑症候群

疾患の概要

- 乳頭小窩（optic disc pit，ピット）は視神経乳頭内の円形の陥凹である。視神経の発達異常や眼杯の閉鎖不全により生じると考えられている。
- 多くは視神経乳頭の下耳側にみられ，篩状板を突き抜けくも膜下腔に突出している。
- 乳頭小窩は黄斑部にSRDや網膜分離を合併し，これを乳頭小窩黄斑症候群（pit-macular syndrome）という。網膜分離はさまざまな層で生じ，ILMとNFLとの間，OPLに好発する。
- FAでは，乳頭小窩は初期に低蛍光，後期に組織染による過蛍光を示すことが多い。黄斑部に蛍光色素の漏出はみられない。
- 網膜下液は硝子体由来やくも膜下腔由来などの説がある。
- 乳頭小窩黄斑症候群の治療は硝子体手術が主流になっている。

典型例　乳頭小窩黄斑症候群（18歳，女性）

右眼視力が徐々に低下してきたため眼科受診。右眼視力は（0.7 × S − 2.50D = cyl − 1.25D Ax 165°）。

▶治療前

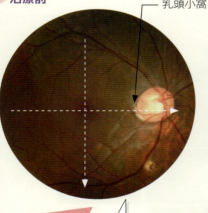

Check
視神経乳頭縁に乳頭小窩がある。

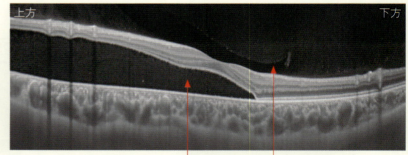

上方から中心窩にかけて網膜剥離がある　　PVDは生じていない

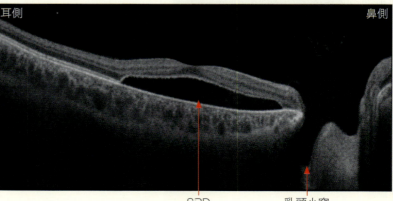

SRD　　乳頭小窩

Check
- 視神経乳頭内に深い乳頭小窩がある。
- 中心窩から上方にかけて網膜剥離がみられる。

治療　硝子体手術を施行。

▶ **治療から 1 カ月後**
右眼視力は (0.3)。

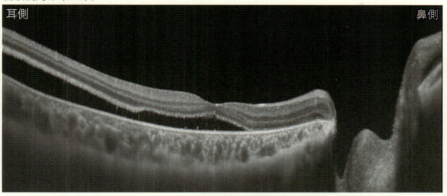

▶ **治療から 4 カ月後**
右眼視力は (0.6)。網膜剥離は減少。

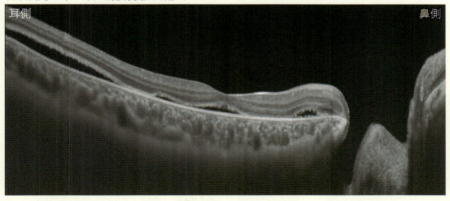

▶ **治療から 9 カ月後**
右眼視力は (0.7)。網膜剥離は消失。

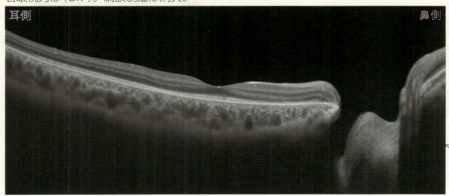

Check
手術後も網膜剥離が消失するまで長期間かかることが多い。

85

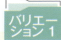

バリエーション1 乳頭小窩黄斑症候群（50歳，女性）

1カ月前からの左眼視力低下を自覚し眼科受診。
左眼視力は（0.06 × S + 0.75D = cyl − 1.50D Ax 95°）。

▶治療前

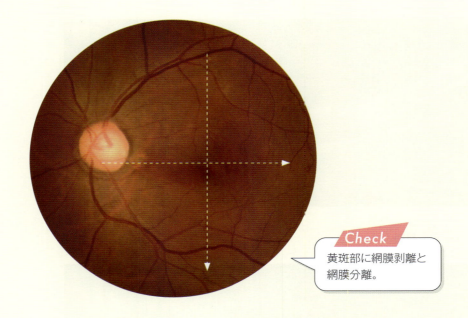

Check 黄斑部に網膜剥離と網膜分離。

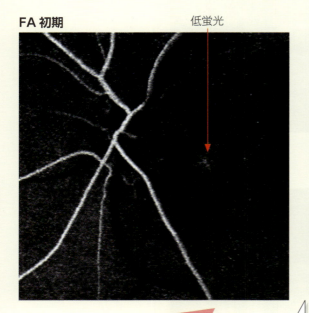

FA 初期　　低蛍光

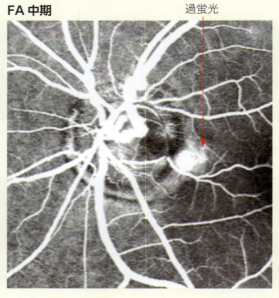

FA 中期　　過蛍光

Check 乳頭小窩はFA初期で低蛍光，FA後期で過蛍光（組織染）を示す。

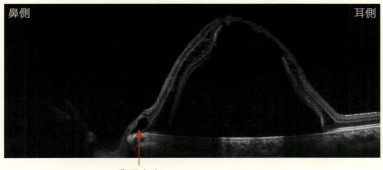

乳頭小窩

外層円孔

網膜分離　網膜剥離

> **Check**
> ・中心窩下の網膜剥離および視神経乳頭から連続する黄斑部網膜分離が確認され，乳頭小窩黄斑牽引症候群と診断した。
> ・乳頭辺縁から黄斑まで，網膜外層の分離がみられる。
> ・中心窩下では外層円孔があり，網膜剥離を形成している。
> ・OCTでは乳頭部を細かくscanして乳頭小窩を探すことが大切である。

治療　硝子体手術を施行。

▶**治療から1週後**

黄斑円孔が残存

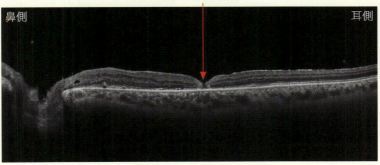

> **まぎらわしい症例**
>
> ### 乳頭上血管奇形に伴う網膜分離とSRD（84歳，男性）
>
> 1カ月前から左眼視力低下を自覚し眼科受診。左眼視力は0.1（n.c.）。
> 原発性マクログロブリン血症と糖尿病の既往がある。

▶**治療前**

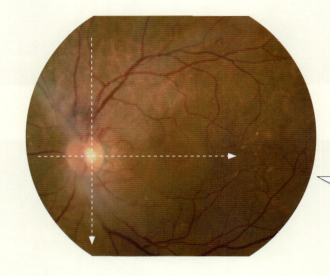

Check
・乳頭上に血管走行異常がある。
・黄斑部に網膜剥離と網膜分離。

網膜動脈相　蛍光漏出

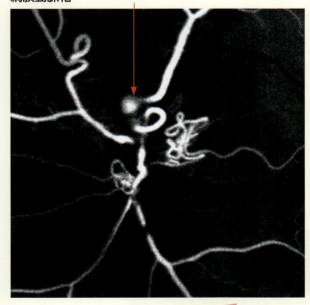

網膜静脈相　蛍光漏出

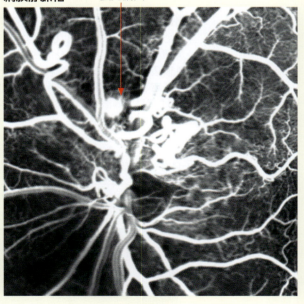

Check
乳頭上の血管から蛍光漏出があるが，動静脈のシャントはない。

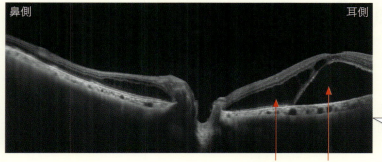

網膜分離　網膜剥離

Check
中心窩下に網膜剥離があり，乳頭黄斑間に網膜分離がみられる。

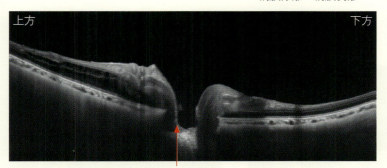

蛍光漏出部付近に明らかな乳頭小窩はみられない

治療　抗 VEGF 薬硝子体内注射と蛍光漏出点へのレーザー治療を行う。

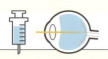

▶**治療から 3 カ月後**
左眼視力は 0.04(n.c.)。
網膜分離と網膜剥離は不変。

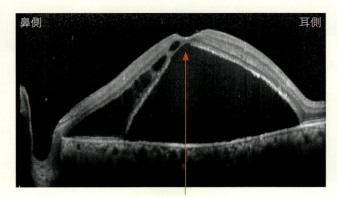

外層円孔

▶**治療から 6 カ月後**
左眼の視力は 0.04(n.c.)。
抗 VEGF 療法を 3 回行い，網膜分離と網膜剥離の丈はわずかに軽快。

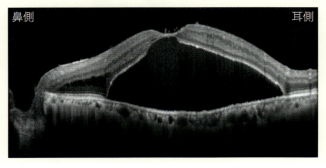

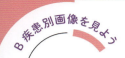

IV. 網膜硝子体界面病変
後部硝子体剥離

疾患の概要

- 後部硝子体剥離（PVD）は加齢とともに硝子体ゲルの液化が進行することや網膜と硝子体間の接着力の低下により黄斑周囲から剥離を生じる。
- Kishi らは黄斑前方にポケット状の液化腔が存在し，その後壁は薄い硝子体皮質からなりそれが特に中心窩に強く接着していることを報告した。この液下腔を後部硝子体皮質前ポケットと定義している。
- 高解像度 OCT により硝子体皮質と網膜の接着部の動態がわかってきた。

SS-OCT

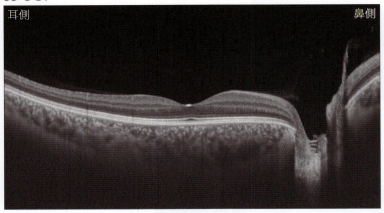

耳側　　　　　　　　　　　　　　　　　　鼻側

広角 en face OCT の硝子体網膜境界セグメンテーション

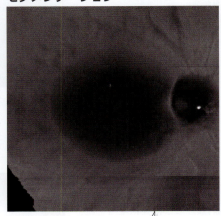

コントラスト調整画像

後部硝子体皮質前ポケット　　　クローケ管

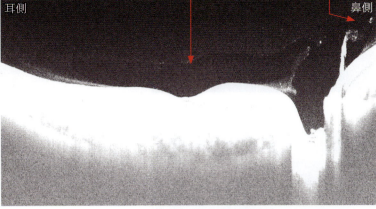

耳側　　　　　　　　　　　　　　　　　　鼻側

Check

- SS-OCT でも通常撮影では硝子体はそれほど鮮明には描出されないが，コントラストを調整することではっきり見えるようになる。
- 後部硝子体ポケットやクローケ管（Cloquet channel）が観察できる。
- 広角の en face OCT では後部硝子体皮質前ポケットの広がりを確認できる。

各 stage の典型的な OCT

stage 0

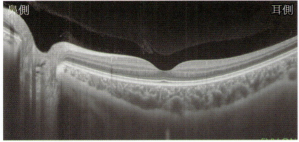

硝子体未剥離。

stage 3（後壁連続なし）

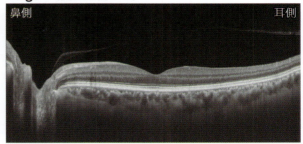

中心窩から硝子体皮質が分離するが視神経乳頭部とは接着している。
stage 3 は後壁が保たれているものと欠損しているものがある。

stage 1

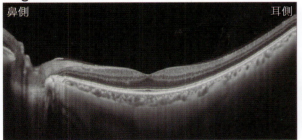

黄斑部の周囲に部分 PVD がある（paramacular PVD）。
垂直方向の硝子体線維が存在。

stage 3（後壁連続あり）

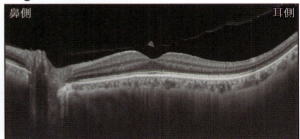

stage 2

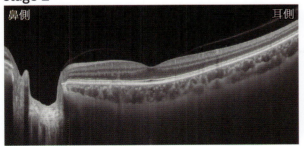

部分 PVD が中心窩の周囲にある（perifoveal PVD）。

stage 4

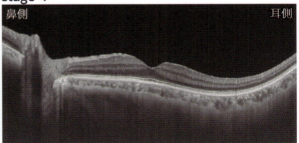

後部硝子体皮質が視神経乳頭からも剥離した完全 PVD の状態。

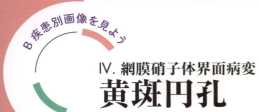

IV. 網膜硝子体界面病変
黄斑円孔

特発性黄斑円孔

疾患の概要

- 黄斑円孔は黄斑部網膜に全層の円孔が生じる疾患である。中高年に多く発症し，男性より女性が多い。主な自覚症状は中心暗点と変視症である。
- 特発性と続発性に分類され，特発性黄斑円孔は硝子体皮質の収縮によって網膜に接線方向の牽引がかかり黄斑部に裂隙を生じ，それが拡大して黄斑円孔が形成されると考えられている。続発性黄斑円孔には外傷，強度近視，ぶどう膜炎に続発する例などがある。
- 特発性黄斑円孔においては Gass らの分類が広く用いられる。すなわち，硝子体牽引の進行に伴い，stage 1A（中心窩内層の嚢胞），stage 1B（中心窩外層の網膜間隙），stage 2（中心窩内層に裂隙が入り弁状に挙上），stage 3（全層の黄斑円孔），stage 4（PVD が完全に生じる）へと進行する。
- 一般に，stage 1B 以降の特発性黄斑円孔においては手術が必要である。硝子体切除＋ILM 剥離＋ガスタンポナーデを行うことで，90％以上の特発性黄斑円孔の症例で閉鎖が得られる。

Gass の stage 分類

正常

stage 1A
impending hole

stage 1B
impending hole

stage 1B
occult hole

stage 1B
occult hole

stage 2
hole

stage 2
hole

stage 3
hole

stage 4
hole

stage 分類

stage 1A 後部硝子体皮質が中心窩のみで接着

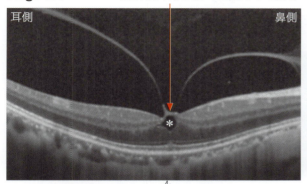

> **Check**
> 後部硝子体皮質が中心窩のみで接着しており，中心窩周囲では剥離している．中心窩に囊胞（＊）を認めているが，視細胞層の離開はない．

stage 1B

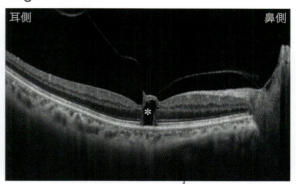

> **Check**
> PVDに伴い中心窩の内壁が挙上され，視細胞層の離開（＊）を生じている．

stage 2 網膜内層の一部が挙上されて弁状になっている

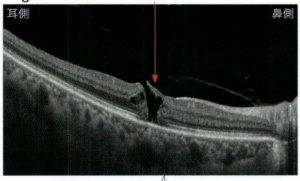

> **Check**
> 全層の黄斑円孔が形成されている．黄斑円孔の蓋にあたる網膜内層の一部が挙上されて弁状になっている（→）．円孔縁には囊胞様腔がみられる．

stage 3 後部硝子体皮質が遊離

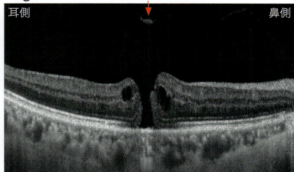

> **Check**
> 後部硝子体皮質が遊離し，後部硝子体皮質の中心窩への牽引がなくなっている．PVDは完成していない．円孔縁には囊胞様腔がみられる．

stage 4

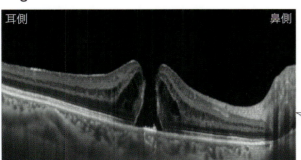

> **Check**
> 後部硝子体剥離が完成した黄斑円孔．検眼鏡検査にてグリア環がみられる．

| 典型例 | **特発性黄斑円孔（68歳，男性）** |

左眼の視力低下を自覚し受診。左眼視力は（0.1）。

▶治療前

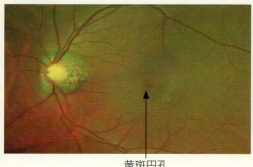

黄斑円孔

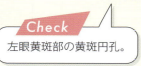

Check
左眼黄斑部の黄斑円孔。

水平断

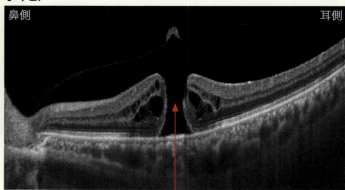

stage 3 の黄斑円孔

Check
stage 3 の黄斑円孔。

| 治療経過 | 硝子体切除＋ILM剥離＋ガスタンポナーデを施行し，黄斑円孔は閉鎖した。術後5カ月の時点の左眼視力は（0.5）。 |

▶治療から3日後
中心窩の網膜が連続している

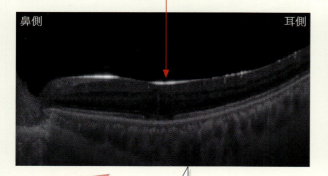

Check
眼内にガスが注入された状態でも画像を撮像できることが多い。中心窩の網膜が連続し，黄斑円孔が閉鎖していることが確認できる。

▶治療から1カ月後
神経線維層が一部欠損している DONFL （dissociated optic nerve fiber layer）

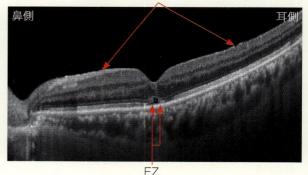

EZ

Check
黄斑円孔の閉鎖が明瞭で，中心窩のEZはまだ不連続である。

Check
・一般に，黄斑円孔の術後ではELM，EZの順で回復する。
・EZは，術後数カ月をかけて徐々に回復することが多い。

外傷性黄斑円孔

疾患の概要

- 鈍的外傷を受けると，硝子体基底部と黄斑との間に牽引力がかかり，黄斑円孔を生じることがある。
- 自然経過で閉鎖し，視力が改善する症例もある。数カ月間経過観察しても閉鎖がみられない症例は手術の適応となる。
- 外傷，強度近視，ぶどう膜炎などに伴う続発性黄斑円孔，円孔径の大きな黄斑円孔，長期間経過した黄斑円孔は，円孔の閉鎖率が低いことが知られている。これらの難治性黄斑円孔に対してはILM翻転法やILM自家移植などの術式が報告されている。

典型例　外傷性黄斑円孔（19歳，男性）

軟式野球のボールが左眼に直撃した。左眼視力は(0.2)。

▶治療前

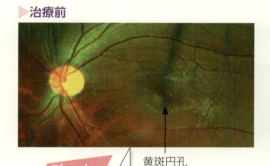

Check 左眼に黄斑円孔を認める。

垂直断　黄斑円孔

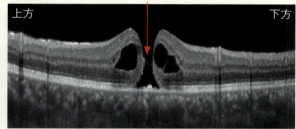

Check 黄斑円孔を認める。

治療経過　硝子体切除＋ILM翻転＋ガスタンポナーデを行い，黄斑円孔は閉鎖した。術後8カ月の時点の左眼視力は(1.0)。

▶治療後

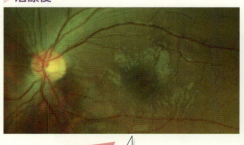

Check 黄斑円孔は閉鎖した。

上方　下方

Check
・黄斑円孔は閉鎖した。
・翻転したILM弁（△）が確認できる。

95

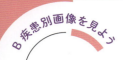

IV. 網膜硝子体界面病変
内境界膜翻転術を行った黄斑円孔の術後経過

疾患の概要

- 黄斑円孔の標準治療は、内境界膜（ILM）剥離＋ガスタンポナーデであり、1回の手術で高い円孔閉鎖率が得られる。
- しかし、巨大黄斑円孔、陳旧性黄斑円孔、強度近視に伴う黄斑円孔、続発性黄斑円孔などは標準治療による閉鎖率が低く、難治性黄斑円孔とよばれる。このような難治性黄斑円孔に対して、近年ではILM翻転術が施行されることが多い。ILM翻転術後は、まず翻転したILMフラップで円孔が架橋された状態になる "flap closure" とよばれる特殊な閉鎖過程をたどることがある。

バリエーション 陳旧性巨大黄斑円孔に対してILM翻転術を行った症例（67歳，男性）

約半年前からの視力低下を主訴に受診。右眼視力は（0.1）。

▶治療前

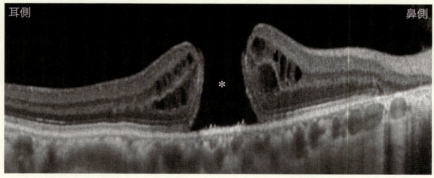

全層黄斑円孔（＊）

治療 最小円孔径852μmの黄斑円孔を認めたため、ILM翻転術を行った。

▶治療から3日後

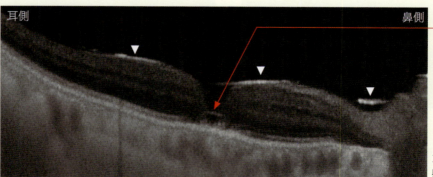

ILMフラップと考えられる高反射所見

ガスによる高反射所見（△）

▶**治療から 10 日後**
右眼視力は (0.1)。

ILM フラップにより閉鎖した黄斑円孔

Check
いわゆる "flap closure" の状態であり，網膜外層構造は完全に消失している。

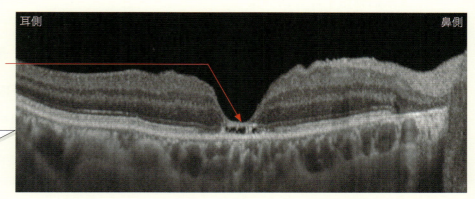

▶**治療から 6 カ月後**
右眼視力は (0.3)。

閉鎖した黄斑円孔

Check
網膜外層構造が一部回復し，中心窩網膜厚もやや改善している。

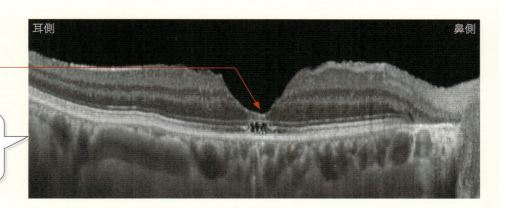

▶**治療から 12 カ月後**
右眼視力は (0.5)。

閉鎖した黄斑円孔

Check
網膜外層構造がほぼ完全に回復し，中心窩網膜厚もさらに改善している。

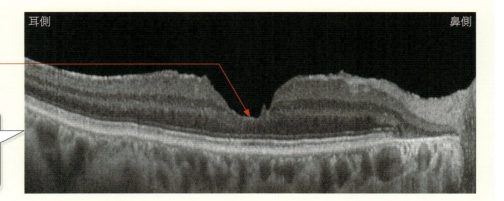

Check
読影ポイント
・難治性黄斑円孔に対して ILM 翻転術は有効な術式である．その奏効機序として，翻転した ILM が Müller 細胞の遊走や増殖の足場となり円孔閉鎖を促進することが報告されている．
・術後の網膜構造および視機能の回復には 1 年以上の長期間かかる可能性がある．その過程における典型的な OCT を理解したうえで，術後長期間にわたって経過観察することが重要である．

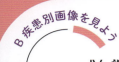

IV. 網膜硝子体界面病変
網膜上膜

疾患の概要

- 黄斑部の網膜表面に膜組織が生じる疾患で，網膜皺襞や網膜肥厚などを生じ，視力低下や歪視をきたす疾患である。網膜前膜，黄斑前膜，黄斑上膜ともよばれる。
- PVD が生じた後に，黄斑部に残存したグリア細胞や RPE などが増殖，分化し ERM を形成するとされている。
- 明らかな先行病態のない特発性黄斑上膜と，網膜裂孔，網膜剥離，網膜血管閉塞，眼内炎症などに伴ってみられる続発性黄斑上膜に分類される。
- ERM に対する有効な薬物治療は存在しない。視力低下や歪視をきたす症例は手術適応となる。硝子体切除を行い，ERM を除去することが唯一の治療である。ILM 剥離を併用することで，ERM の再発を減らすという報告がある。

OCT による ERM の病期分類

- OCT に基づいた ERM の病期分類はいくつか存在するが，現在広く用いられているのは Govetto らの病期分類である。初期の症例では黄斑形態の変化はわずかであり，中心窩陥凹は保たれている。やがて ERM による網膜牽引によって中心窩陥凹が消失する。さらに進行すると中心窩に異所性に網膜内層（ectopic inner foveal layer；EIFL）を認めるようになる。
- Govetto らは stage の進行とともに視力が悪化することも報告しており，中心窩陥凹の消失や EIFL の存在は，EFM の重症化を示す有用な所見の 1 つであると考えられている。

Govetto らの病期分類

stage 1

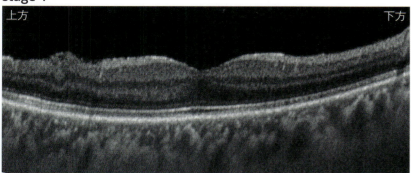

中心窩陥凹が保たれている。

stage 2

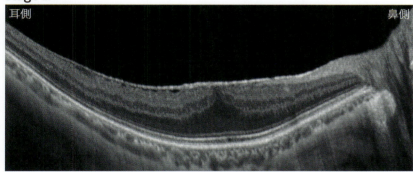

中心窩陥凹が消失し，ONL が伸展している。

stage 3

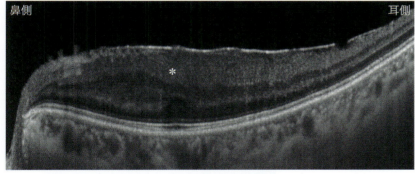

中心窩陥凹が消失し，中心窩に異所性に EIFL（*）が存在する。

stage 4

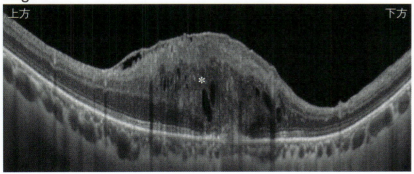

EIFL（*）があり，網膜層構造が不明瞭である。

| 典型例 | 特発性 ERM（76歳，男性） |

右眼の歪視と視力低下を自覚し受診。右眼視力は (0.6)。M-CHARTS®の変視量は縦 0.4°，横 0.9°。

▶治療前

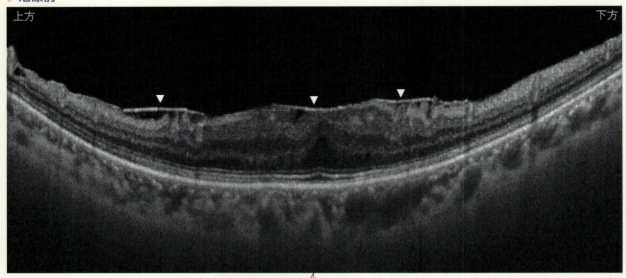

上方　　　下方

Check
右眼黄斑部に ERM（△）。

en face OCT
ILM のレベル

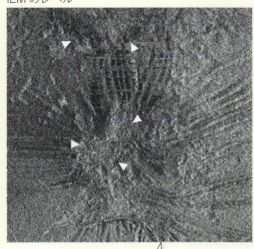

Check
ERM（△）。

ILM より 20μm 深層のレベル

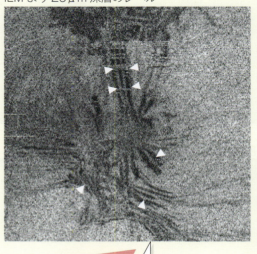

Check
網膜皺襞（△）。

| 治療経過 | 硝子体切除および ERM 剥離を行った。
術後 4 カ月の時点での右眼視力は (0.9)。変視量は縦 0°，横 0°に改善した。 |

▶治療後

上方　　　　　　　　　　　　　　　　　　　　　　　　　下方

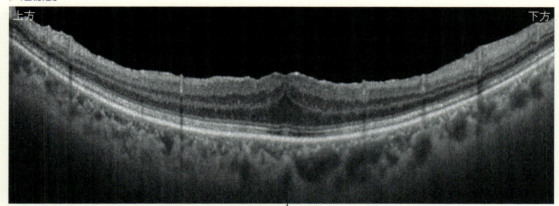

Check
ERM は除去された。

en face OCT
ILM のレベル　　　　　　　　　　　　　ILM より 20μm 深層のレベル

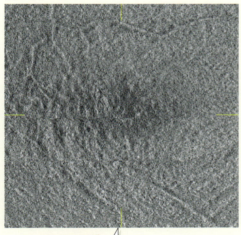
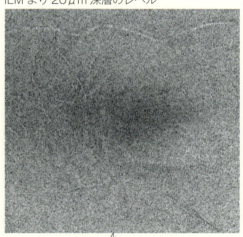

Check
ERM は除去された。
DONFL がみられる。

Check
網膜皺襞は消失した。

Check
・*en face* OCT は C-scan であり，網膜の任意の深さで黄斑部を俯瞰することができる。
・ILM の面で平坦化した *en face* OCT を用いることにより，ERM の範囲や網膜皺襞の広がりをより詳細に観察することができる。

> **バリエーション1**　特発性ERM（網膜分離症を伴う症例）（76歳，男性）
>
> 以前から左眼の歪視を自覚していた。左眼視力は (0.6)。M-CHARTS®の変視量は縦 0.2°，横 0.8°。

▶治療前

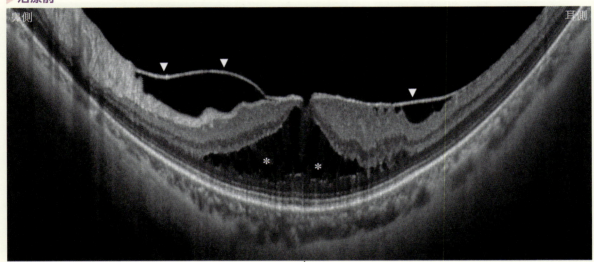

Check
左眼黄斑部にERM（△）および網膜分離症（*）。

en face OCT
ILMのレベル

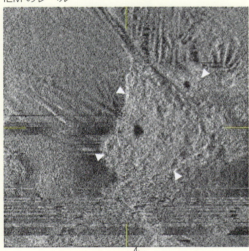

Check
ERM（△）。

ILMより20μm深層のレベル

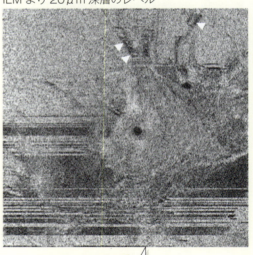

Check
網膜皺襞（△）。

| 治療経過 | 硝子体切除および ERM 剥離を行った。
術後 3 カ月の時点での左眼視力は (0.8)。 |

▶ 治療後

鼻側　　　　　　　　　　　　　　　　　　　　耳側

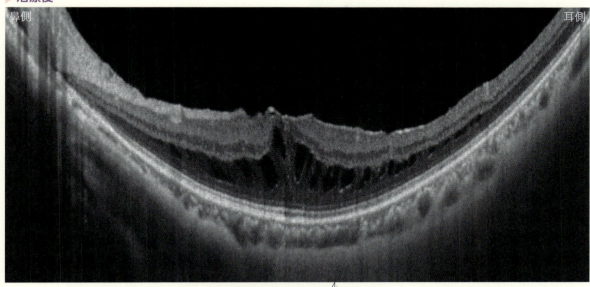

Check
ERM は除去された。網膜分離症は改善した。

en face OCT

ILM のレベル　　　　　　　　　　　　　　ILM より 20μm 深層のレベル

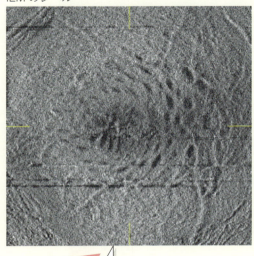 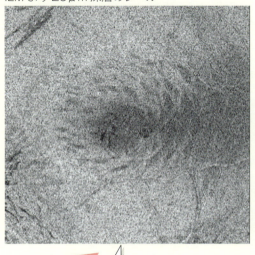

Check
ERM は除去された。

Check
網膜皺襞は消失した。

103

続発性ERM（網膜裂孔に続発する症例）（66歳，男性）

1カ月前に左眼網膜裂孔に対して光凝固治療を受けた。左眼の歪視を自覚するようになった。左眼視力は(0.7)。

▶ **治療前**

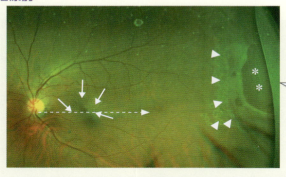

Check
・黄斑部にERMと網膜皺襞（→）。
・網膜裂孔の周囲に光凝固による瘢痕（△）。
・耳側最周辺部に網膜裂孔（*）。

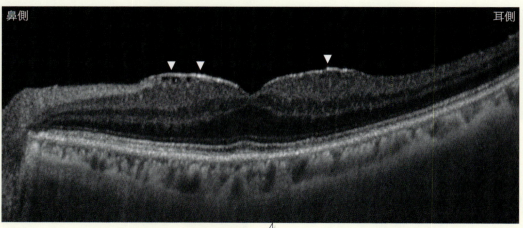

鼻側　　　　　　　　　　　　　　　耳側

Check
ERM（△）。

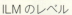
en face OCT
ILMのレベル　　　　　　　　　　　ILMより20μm深層のレベル

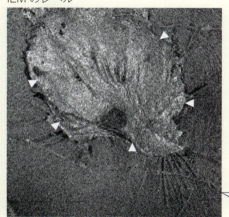
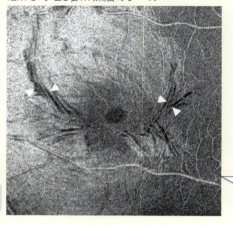

Check
ERM（△）。

Check
網膜皺襞（△）。

治療経過

硝子体切除および ERM 剥離を行った。
術後左眼視力は (0.8) に改善した。

▶ 治療後

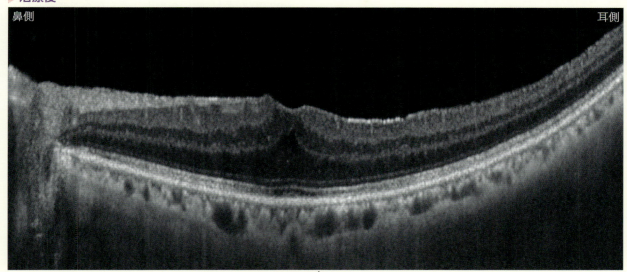

鼻側　耳側

Check
ERM は除去された。

en face OCT

ILM のレベル

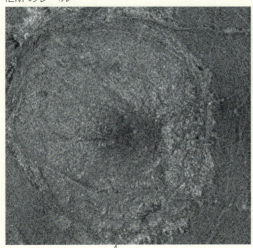

Check
ERM は除去された。

ILM より 20μm 深層のレベル

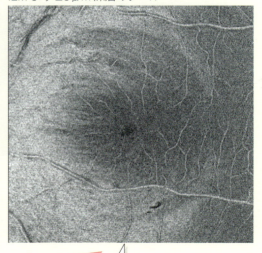

Check
網膜皺襞は消失した。

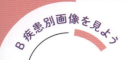

IV. 網膜硝子体界面病変
網膜上膜でみられる網膜外層変化

疾患の概要

- 網膜上膜（ERM）が網膜を病的に牽引すると，主として網膜内層が障害される。
- しかし，ERM の牽引が網膜外層にも影響を及ぼすことがある。具体的には，cotton-ball sign，foveolar detachment，acquired vitelliform lesion があり，順に視機能が悪くなると報告されている。
- これらの所見の病的意義の詳細は完全には解明されていないものの，ERM を評価する際には網膜外層の変化にも留意することが重要である。

典型例1　cotton-ball sign を伴う特発性 ERM 症例（75歳，女性）

軽度視力低下を主訴に受診。右眼視力は（1.0）。

cotton-ball sign

ERM（高反射線状病変）（△）

Check
網膜外層変化の1つとして，cotton-ball sign（IZ と EZ の間の境界不鮮明な高反射所見）がみられることがある。

典型例2 **foveolar detachment を伴う特発性 ERM 症例（71 歳，男性）**

歪視を主訴に受診。右眼視力は（1.0），M-CHARTS スコアは縦 0.3　横 0.5。

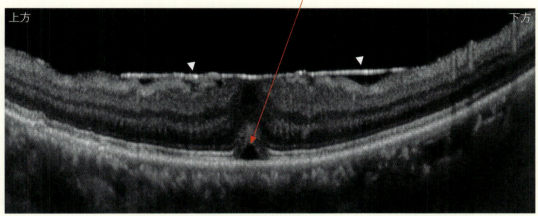

ERM（高反射線状病変）（△）

Check

読影ポイント
網膜外層変化の 1 つとして，foveolar detachment（中心窩下の限局した網膜剥離）のみられることがある。

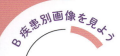

IV. 網膜硝子体界面病変
網膜上膜手術へのOCTの活用

疾患の概要

- 網膜上膜（ERM）の唯一の治療は，ERMを外科的に剥離除去して網膜にかかる牽引を解除することである。
- その際，ERMの完全除去および再発予防を目的として，ILMを同時に剥離する場合も多い。
- しかし，本来網膜の正常構造であるILMを剥離することで，網膜感度低下や網膜電図波形の異常などが引き起こされる場合がある。特に，元々神経線維が脆弱な緑内障併発症例においてこの問題がより懸念されるため，ILMを温存してERMのみを剥離する方法を選択することがある。この際，ERMとともに意図せずILMを剥離してしまう可能性を減らすため，en face OCTを活用して手術計画を立てることが有用である。

典型例　手術適応となった特発性ERM症例（53歳，男性）

約半年前からの歪視および大視症を主訴に受診。右眼視力は（1.0），M-CHARTSスコアは縦1.0　横1.0。術前評価のため，en face OCTを撮影した。

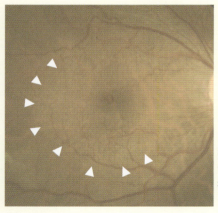

ERMによる異常反射および蛇行した網膜血管（△）

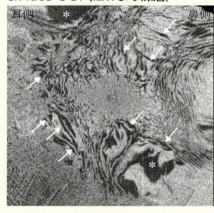

en face OCT（ILMより深層）

網膜皺襞（→）
幅の広い網膜皺襞（ERM－ILMの組織間隙）（＊）

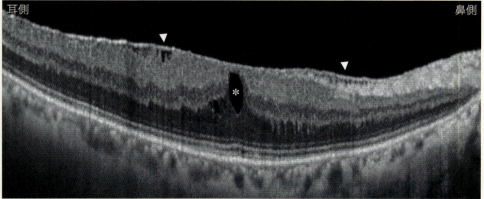

OCT B-scan

ERM（高反射線状病変）（△）　網膜内嚢胞（＊）

| 治療 | 緑内障を併発していたため，ILM を温存して ERM のみを剥離した。 | |

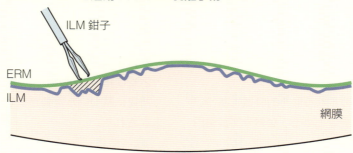

en face OCT を活用した ERM 剥離手術のシェーマ

ILM 鉗子
ERM
ILM
網膜
斜線部：幅の広い網膜皺襞
（ERM − ILM の組織間隙）

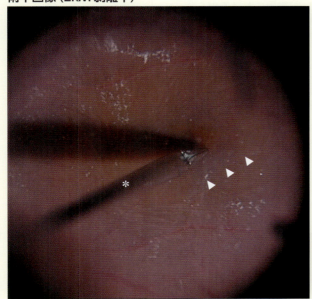

術中画像（ERM 剥離中）

剥離された ERM（△） ILM 鉗子（＊）

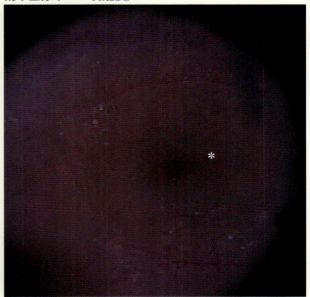

術中画像（ERM 剥離後）

Brilliant blue G により青く染色された ILM（＊）

Check
読影ポイント
- ILM より深層の en face OCT では低反射病変として網膜皺襞が可視化できる。
- そのなかでも幅の広い箇所（ERM − ILM の組織間隙が広く存在している部分）では ILM に触れることなく ERM のみを確実に把持できる可能性が高いため，ILM を温存して ERM を剥離する際に開始する場所として適している。

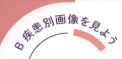

IV. 網膜硝子体界面病変
分層黄斑円孔

疾患の概要

- 分層黄斑円孔は 1975 年に Gass らによって囊胞様黄斑浮腫の経過中に生じた網膜内層の欠損としてはじめて報告された。
- 2013 年に OCT で認められる形態的特徴に基づいて国際分類が提唱された。しかし、なお分層黄斑円孔とよばれる状態のなかには複数の異なった病態が含まれているという問題があった。
- 2020 年に Hubschmann らによって新たに OCT 所見に基づいた定義が提唱され、表のような分類がなされた。

表 OCT 所見に基づいた分層黄斑円孔の定義

	分層黄斑円孔 (lameller macular hole)	黄斑前膜中心窩分離症 (ERM foveoschisis)	黄斑偽円孔 (macular pseudohole)
必須の OCT 所見	・不整な中心窩の輪郭 ・縁が掘れ込んだ中心窩腔 ・中心窩組織の欠損所見 pseudo-operculum 中心やその周囲の菲薄化	・収縮性の ERM ・Henle 線維層における中心窩分離	・中心窩の中心をスペアした ERM ・網膜の肥厚 ・垂直化または急勾配な形状の中心窩
任意の OCT 所見	・epiretinal proliferation ・foveal bump ・EZ の障害	・INL における微小囊胞様腔 ・網膜の肥厚 ・網膜皺襞	・INL における微小囊胞様腔 ・正常に近い中心窩厚

典型例 1 典型分層黄斑円孔（70 歳，女性）

視力低下を主訴に当科を初診した。視力は (0.2)。

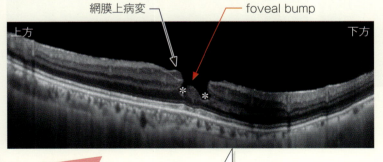

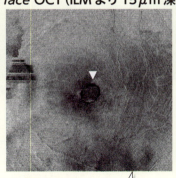

Check
- ω 型に掘れ込んだ形状の中心窩腔。foveal bump とその両側に隣接する菲薄化病変（*）がみられる。
- やや厚みのある，中等度の輝度の網膜上病変（epiretinal proliferation；EP）。
- EZ は部分的に途絶している。

Check
- 黄斑円孔様の円形病変（△）。
- 典型分層黄斑円孔では網膜皺襞を認めないことが多い。

| 典型例2 | 典型 ERM 中心窩分離症（64 歳，女性） |

歪視を主訴に当科受診。左眼視力は(1.5)。M-CHART 値は縦 0.7，横 0。

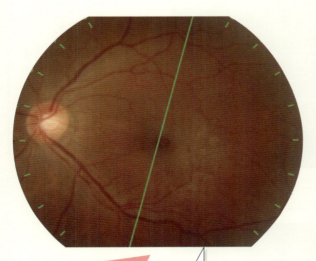

Check
前層黄斑円孔様の円形病変とその周囲の ERM による異常反射。

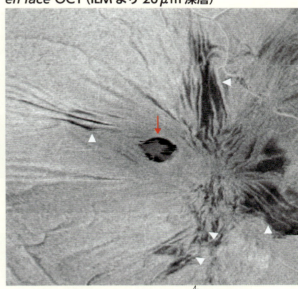

en face OCT（ILM より 20μm 深層）

Check
円形病変（→）がみられる。収縮性の ERM による多数の網膜皺襞（△）が黒い線状構造物としてみられる。

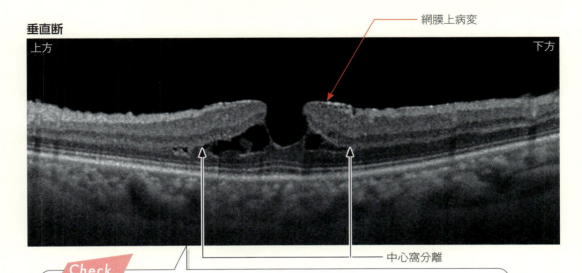

垂直断　上方　下方　網膜上病変　中心窩分離

Check
・ERM は薄く高輝度の網膜上病変として描出され，ERM の牽引による中心窩分離がみられる。
・EZ の障害はない。

黄斑偽円孔→ERM中心窩分離症への移行例（72歳，女性）

かすみを主訴に近医受診し ERM と診断され，精査目的に当科紹介となった。左眼視力は(0.9)。

▶初診時

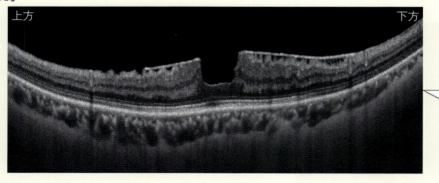

Check
- ERM の牽引による中心窩縁の垂直な立ち上がりがある。中心窩分離はなく黄斑偽円孔と診断し経過を観察した。
- EZ は連続している。

▶初診から 2 年後
左眼視力は(0.7)。

中心窩分離

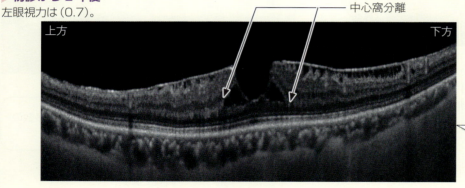

Check
ERM の牽引による中心窩縁の垂直な立ち上がりに加えて中心窩分離を生じた。

en face OCT（ILM より 18μm 深層）

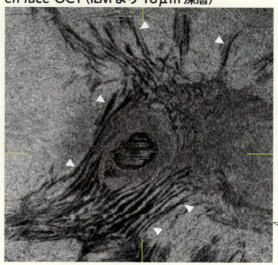

Check
- 黄斑円孔様の円形病変。
- 収縮性の ERM による多数の網膜皺襞（△）がみられる。

112

| 治療 | 歪視を認めたため硝子体手術を行い，ERM と ILM を剥離除去した。 |

▶治療から 2 カ月後

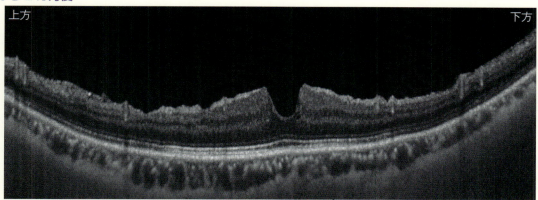

Check
・中心窩分離が消失し，視力は (1.0) に回復した。
・EZ は連続している。

en face OCT（ILM より 10μm 深層）

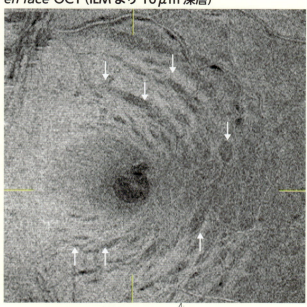

Check
・術前に認めた網膜皺襞は消失している。
・神経線維の走行に沿うように分布する多数の DONFL（→）。

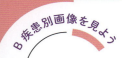

IV. 網膜硝子体界面病変
硝子体黄斑牽引症候群

疾患の概要

- 硝子体黄斑牽引症候群（VMTS）は，黄斑部における後部硝子体膜と網膜表面の異常な癒着とPVDにより生じる。
- 硝子体と黄斑部が癒着している状態でPVDが起こると黄斑が前方に牽引されることになり，二次的な黄斑浮腫，囊胞，網膜剥離などの形態的な変化を引き起こす。
- 糖尿病やぶどう膜炎，強度近視などに伴うことが多い。
- OCTを用いることにより詳細な網膜硝子体の接合面の観察が可能となり，このような病態が理解されるようになった。
- 初期には自覚症状はないが，進行すると変視症，視力低下をきたす。
- 治療は硝子体手術によりPVDを完成させ，黄斑部への牽引を機械的に除去する。
- ただし経過中に網膜と硝子体の癒着が外れてPVDが完成する自然軽快例もある。

後部硝子体剥離（PVD）の発生機序

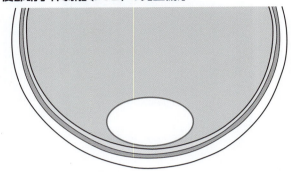

PVDの開始前の状態
後部硝子体皮質前ポケット（岸ポケット）が黄斑部前方に存在している

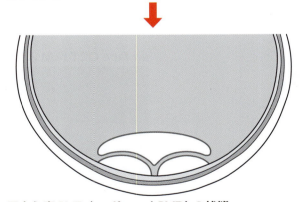

周中心窩PVD（perifoveal PVD）の状態
中心のみ後部硝子体皮質と癒着している状態であり，黄斑部に牽引が生じやすい

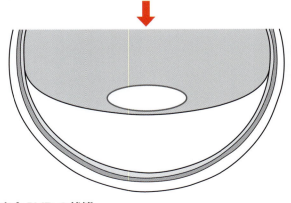

完全PVDの状態

| 典型例 | 典型硝子体黄斑牽引症候群（78歳，女性） |

右眼の視力低下，物が歪んで見えることで受診。右眼視力は(0.2)。

▶治療前

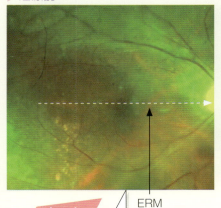

Check 黄斑部とその周囲のERM。

ERM

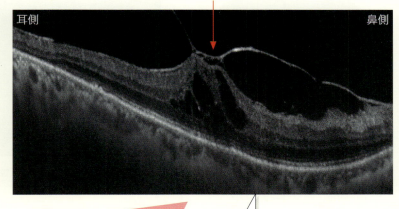

黄斑部と後部硝子体膜が癒着しており，PVDの進行に伴って網膜はテント状に吊り上げられている

Check 網膜内には多数の嚢胞が観察される。

| 治療 | 硝子体手術にてPVDを完成させ，ブリリアントブルーGを用いてERMとILM剥離を行った。 |

▶治療から1カ月後

右眼視力は(0.3)。

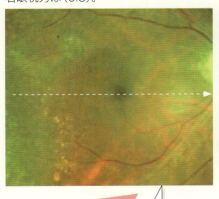

Check ERMは除去されている。

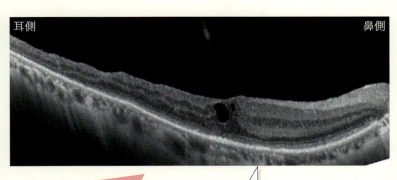

Check
・黄斑部と後部硝子体膜の癒着は解除されており，網膜への牽引は消失している。
・網膜内層の嚢胞が2つ残存している。

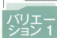 **バリエーション1** 強度近視に伴うVMT（63歳，女性）

視力低下を主訴に近医受診しVMTと診断され，精査目的に当科紹介となった。
右眼視力は（0.04），眼軸長30.7mm。

▶治療前

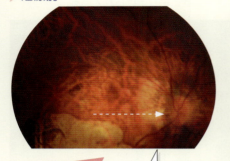

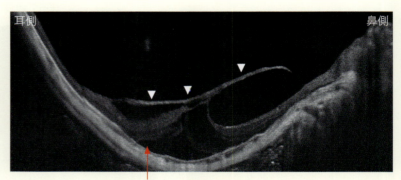

Check
アーケード内はRPEが萎縮調であり，下方に網脈絡膜萎縮がみられる。

漿液性の黄斑剥離

Check
・肥厚した硝子体膜と，膜による牽引（△）。
・漿液性の黄斑剥離も伴っている。
・脈絡膜は著明に菲薄化している。

治療 水晶体再建術＋硝子体切除術＋ILM剥離を施行した。

▶治療から2週後
右眼視力は（0.1）。

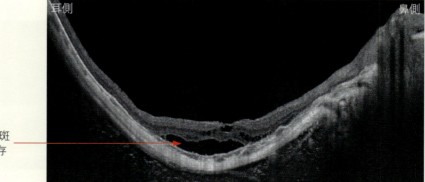

漿液性黄斑剥離の残存

Check
網膜内の囊胞様腔，漿液性黄斑剥離の残存。

▶**治療から 6 カ月後**
右眼視力は (0.2)。

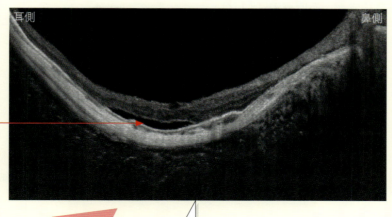

漿液性黄斑剥離は減少したものの残存

Check
網膜内に囊胞様腔は消失し，漿液性黄斑剥離は減少したものの残存している。

Check
漿液性黄斑剥離は消失した。

▶**治療から 1 年後**
右眼視力は (0.2)。

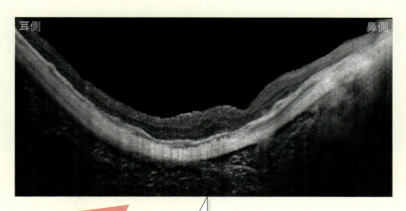

Check
強度近視症例では手術による牽引解除後，SRD などの黄斑形態の異常は長期間かけて軽快していく。

117

| バリエーション2 | **自然軽快症例（77歳, 女性）** |

かすみを主訴に受診。右眼視力は(1.2)。

▶初診時

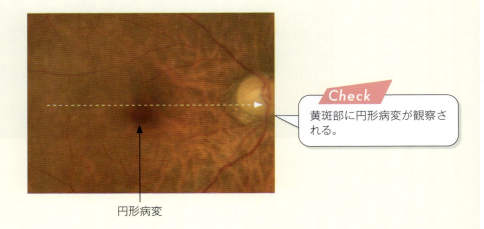

Check 黄斑部に円形病変が観察される。

円形病変

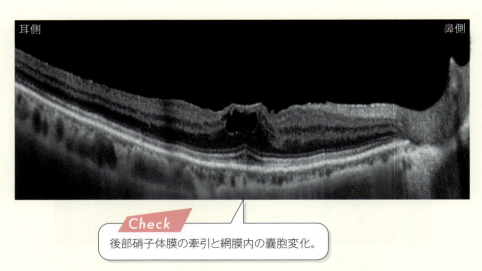

Check 後部硝子体膜の牽引と網膜内の嚢胞変化。

| 経過 | 視力良好であるため経過観察の方針とした。 |

▶初診から3カ月後

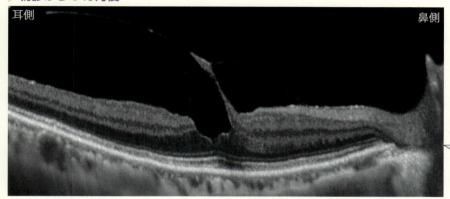

Check 黄斑耳側の後部硝子体膜がはずれ，鼻側のみ付着した状態となっている。

▶初診から1年後

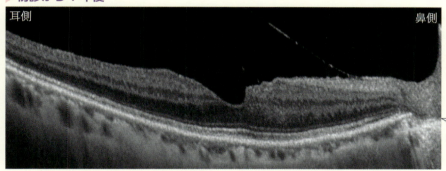

Check 黄斑鼻側の後部硝子体膜もはずれ黄斑部の牽引が解除された。

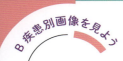

V. 加齢黄斑変性
ドルーゼン，萎縮型加齢黄斑変性

疾患の概要

- ドルーゼンは，多形性物質が蓄積することにより形成される黄白色の隆起病変であり，経過中に消失することがある。
- 検眼鏡的所見では，境界鮮明な硬性ドルーゼンと境界不鮮明な軟性ドルーゼンの2つに分類されるが，移行型もみられる。
- 大きさによる分類もあり，小型ドルーゼン（直径63μm未満）は硬性ドルーゼン，中型ドルーゼン（63μm以上125μm未満）と大型ドルーゼン（125μm以上）は軟性ドルーゼンとほぼ同義に扱われる。
- 臨床的には硬性ドルーゼンは加齢に伴う変化として，軟性ドルーゼンはAMDのリスクとなることが知られている。2024年に公表された『新生血管型加齢黄斑変性の診療ガイドライン』では中型ドルーゼンは早期AMDに，大型ドルーゼンは中期AMDに分類されている。
- cuticular drusen (basal laminar drusen)，網膜下ドルーゼン様沈着物 (subretinal drusenoid deposit；SDD/reticular pseudodrusen；RPD)，calcified drusen，肥厚した脈絡膜を伴うpachydrusenなどの分類もある。
- 萎縮型AMDは地図状萎縮 (geographic atrophy；GA) を伴うAMDであり，欧米では単にGAとよばれることが多い。
- GAの部位でに網膜外層，RPE，脈絡毛細血管板の萎縮がみられる。
- 萎縮型AMDの英訳として，日本でしばしば用いられるdry AMDという用語は，新生血管があるが滲出がないAMDとして用いられている場合があり，注意が必要である。
- 日本人の萎縮型AMDに関する多施設データ解析が2023年に行われ，萎縮型AMDのなかにはドルーゼンがなく，脈絡膜の厚いタイプ (pachychoroid GA) があり，従来の萎縮型AMDより萎縮拡大スピードが遅いと報告された。
- pachychoroid GAは従来の萎縮型AMDと異なり片眼性が多く，萎縮部位は単発のことが多い。

典型例1　小型～大型ドルーゼン（75歳，女性）

前医でAMDを疑われ受診。自覚症状なし。右眼視力は(1.2)。

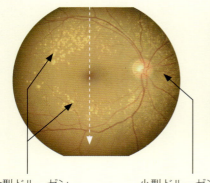

大型ドルーゼン　　小型ドルーゼン

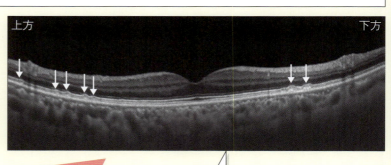

上方　　　　　　　　　　　　　　　　　　　　下方

Check
・小さなドルーゼンはOCTでは検出されない。
・この症例では一部のドルーゼンがRPEの肥厚として観察される（↓）。

典型例2　軟性ドルーゼン（78歳，女性）

白内障手術後。自覚症状なし。右眼視力は（1.2）。

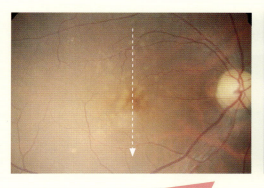
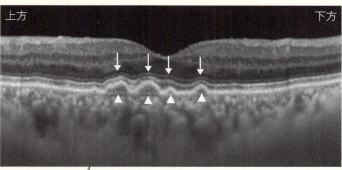

Check
RPEの小隆起が連続しており（↓），ドルーゼン下にBruch膜（△）が観察される。

バリエーション1　ドルーゼン様PED（72歳，男性）

前医でAMDを疑われ受診。自覚症状なし。右眼視力は（0.7）。

周囲に多数の軟性ドルーゼンがみられる　　　軟性ドルーゼン

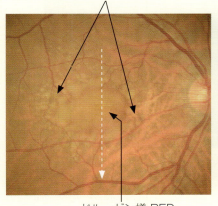
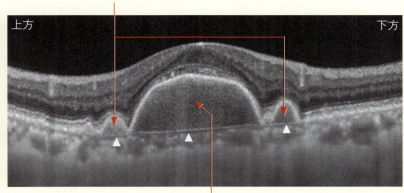

ドルーゼン様PED　　　ドルーゼン様PED　やや不均一な内部構造

Check
・ドルーゼン様PEDとは，軟性ドルーゼンが癒合してPED様所見を形成したものである。
・ドルーゼン下にBruch膜（△）が描出される。
・漿液性PED（serous PED）は内部が均一な低反射を示すが，ドルーゼン様PEDは不均一な内部反射を示すことが多い。
・ドルーゼン様PEDがあると，萎縮型AMDと新生血管型AMDのどちらも発症リスクが高くなる。

SDD/RPD(49歳,女性)

白点状眼底を疑われ受診。右眼視力は(1.2)。

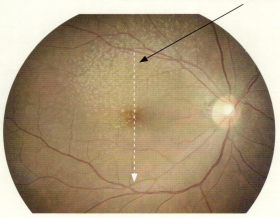

上方血管アーケード付近から黄斑部上方にかけて網目状〜白点状の黄白色沈着物がみられる

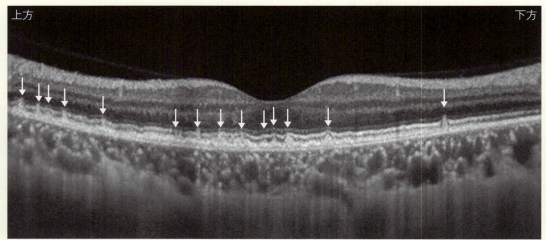

RPEよりも網膜側に円錐形の高輝度反射(↓)がみられる。

Check
- SDDは典型的には上方血管アーケード付近に高頻度に出現し,他の象限,また周辺部に広がってゆく。消失することもある。
- SDDの構成成分は組織学的には軟性ドルーゼンと類似していると報告されている。
- 組織学的な類似にもかかわらず,軟性ドルーゼンとSDDとではOCT上での局在が異なる。
- OCTでは軟性ドルーゼンがRPE下にみられるのに対し,SDDはRPE上にあり,進行するとEZを越えてELMにまで到達する。
- SDDは萎縮型AMDや3型MNVの危険因子と報告されている。
- 萎縮型AMDにおいて,SDDのみられる領域は,将来萎縮巣になりやすいと報告されている。

バリエーション3　calcified drusen と萎縮型 AMD（87歳，女性）

右眼を3型 MNV で加療中。左眼は萎縮型 AMD で治療歴なし。左眼視力は(0.4)。

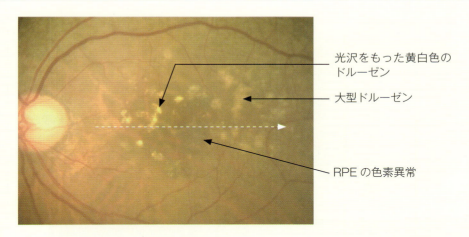

- 光沢をもった黄白色のドルーゼン
- 大型ドルーゼン
- RPE の色素異常

ドルーゼン内腔は低反射を示している

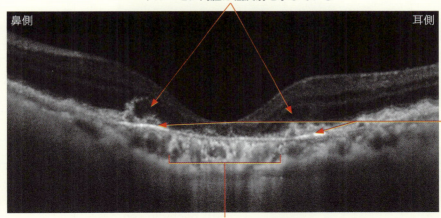

鼻側　　　耳側

Bruch 膜の石灰化による高反射像がみられる

中心窩の RPE は萎縮し，Bruch 膜が描出されている
RPE の萎縮部位に一致して網膜外層の菲薄化がみられる

眼底自発蛍光
RPE 萎縮巣が低蛍光領域として観察される。

低蛍光領域の辺縁に過蛍光がみられる

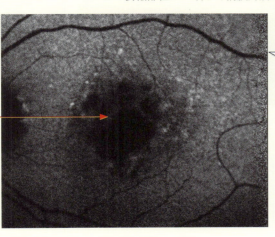

Check
- calcified drusen は他のタイプのドルーゼンと共存することが多い。どのタイプのドルーゼンでも陳旧化すると石灰化が起こり，calcified drusen になりうる。
- calcified drusen は RPE 萎縮や GA を伴うことが多いと報告されている。
- 萎縮型 AMD では GA の辺縁やその周囲が眼底自発蛍光で過蛍光を示すことがある。過蛍光像は今後の萎縮の進行を示唆する重要な所見である。

バリエーション4　pachydrusen（71歳，男性）

右眼のCSCに対してマイクロパルス閾値下レーザーを施行。左眼にpachydrusenがみられる。左眼視力は（1.2）。

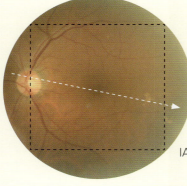

Check
- 黄斑部耳側に大型で辺縁不正で境界明瞭な黄白色病変が2つみられる。
- 中心窩に近いほうの病変は拡張した脈絡膜血管の上にあることがわかる。

IA撮影部位を黒の破線で囲った。

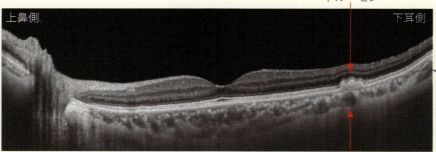

上鼻側　　ドルーゼン　　下耳側
pachyvessel

Check
- 黄白色病変はRPE下の沈着物であり，カラー眼底写真と合わせて考えるとドルーゼンであることがわかる。
- ドルーゼンの下に拡張した脈絡膜血管（pachyvessel）がある。

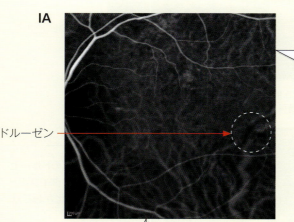

IA　ドルーゼン

Check
- ドルーゼンがブロックにより，低蛍光として描出されている。
- ドルーゼンは拡張した脈絡膜血管（pachyvessel）の上にあり，pachydrusenであることがわかる。

視能訓練士へのアドバイス
- 黄斑部が好発部位である軟性ドルーゼンとは異なり，pachydrusenは黄斑部の辺縁にみられることもある。
- pachydrusenのある症例は，アーケード血管を含む後極全体を撮影する。

Check
- pachydrusenは肥厚した脈絡膜の上にあり，軟性ドルーゼンと異なる特徴を示す。表にそれぞれの特徴を示す。
- pachydrusenはパキコロイド疾患であるCSCやPCVとの関連が指摘されている。

	軟性ドルーゼン	pachydrusen
大きさ	中型〜大型	大型
形状	円形〜楕円形	不整形
境界	不鮮明	鮮明
集簇傾向	あり	なし
好発部位	黄斑部	後極全体

| 典型例3 | 萎縮型 AMD（65 歳，女性） |

前医で白点状網膜炎を疑われ受診。網膜電図等の検査を経て萎縮型 AMD と診断。
視力：右眼（0.1），左眼（0.09）。

▶ 初診時

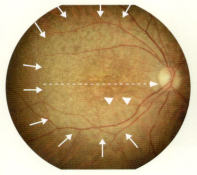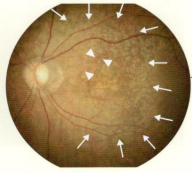

Check
・黄斑部に GA，その周辺に SDD（↓）。
・GA 部位では，周囲の網膜よりも脈絡膜血管（▽）が鮮明に透見可能。

RPE が萎縮して Bruch 膜が描出されている

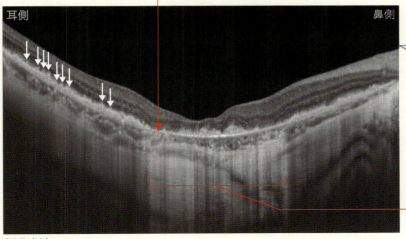

SDD（↓）

Check
・萎縮型 AMD はドルーゼン，なかでも SDD との関連が深い。
・GA の部位では網膜外層と RPE 萎縮が起こる。そのため RPE より深部の組織への光透過性が亢進し，OCT で脈絡膜・強膜の反射が増強する。

GA 部位で網膜外層の菲薄化，RPE 萎縮，それに伴う脈絡膜・強膜における OCT 信号の増強がみられる

眼底自発蛍光
RPE 萎縮部位が低蛍光領域として描出される。

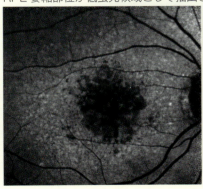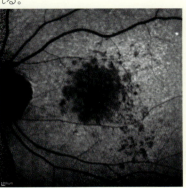

▶ **初診から15カ月後**
低蛍光領域が拡大。

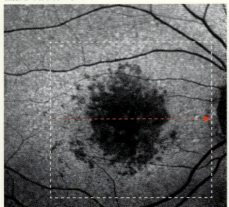 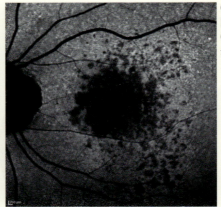

OCTAの撮影部位を白の破線で囲った。
OCTA（B-scan）の撮影部位を赤の破線矢印で示した。

OCTA（脈絡毛細血管板）6 × 6mm

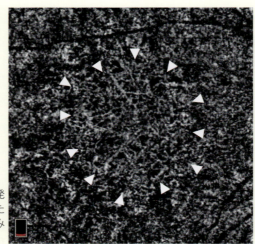

RPE萎縮部位を示す眼底自発蛍光の低蛍光領域（▽で囲った範囲）に一致して血管描出がみられる。

Check
・GAの部位では脈絡毛細血管板の萎縮も起こっているため，脈絡膜中大血管が網膜側に移動し，OCTAの脈絡毛細血管板レベルで描出される。
・萎縮型AMDでは経過中にMNVが生じることがあるため，OCTAの脈絡毛細血管板レベルで血管が描出された際は，OCTやFA, IAを用いてMNVと脈絡膜中大血管を鑑別する必要がある。

OCTA（B-scan）

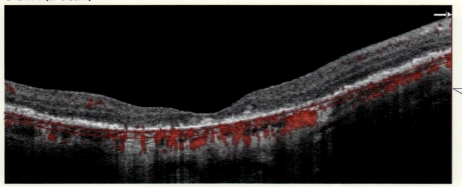

Check
・血流情報が赤のシグナルで示されている。
・MNVを示唆するRPEの隆起はみられず，血流情報はBruch膜下にあるため，OCTAで描出された血管は脈絡膜中大血管であることがわかる。

pachychoroid GA（56歳，男性）

人間ドックで黄斑変性を指摘され，来院。視力：右眼（1.2），左眼（0.4）。

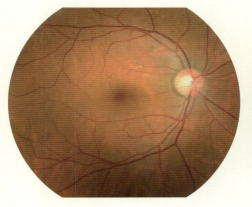
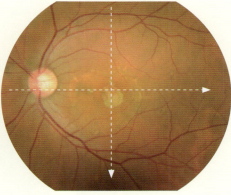

Check
- 右眼に萎縮巣はない。
- 左中心窩に単発の萎縮巣があり，それを取り囲むようにRPE異常（色素脱出や色素沈着）がみられる。

▶初診時
左眼

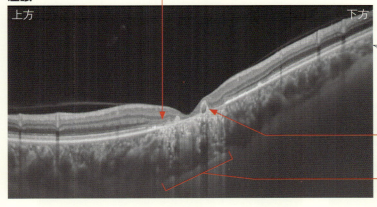

RPEが萎縮してBruch膜が描出されている

outer retinal tubulation

萎縮巣で網膜外層の菲薄化，RPE萎縮，それに伴う脈絡膜・強膜におけるOCT信号の増強がみられる

Check
- 脈絡膜は厚い。
- 萎縮型AMDのなかにはドルーゼンがなく，肥厚した脈絡膜を伴うものがあり，pachydohroid GAとよばれている。

▶初診から10年後
左眼

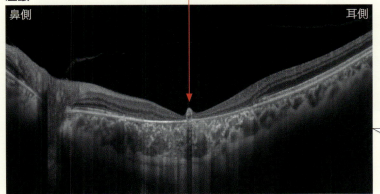

outer retinal tubulation

Check
- 網膜外層の菲薄化とRPE萎縮の範囲が拡大している。
- 網膜外層の菲薄化が進み，outer retinal tubulationが目立っている。

眼底自発蛍光
▶初診時

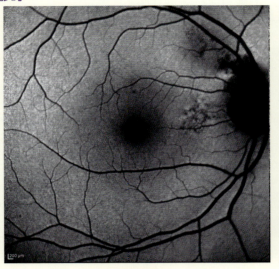
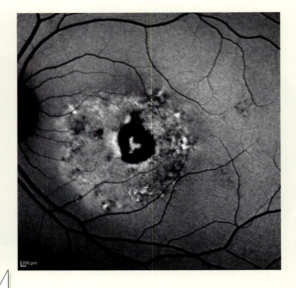

Check
・左眼の単発の萎縮巣が低蛍光，その周囲の RPE 異常が過蛍光と低蛍光のまだらに描出されている。低蛍光領域中に過蛍光所見がみられる。
・右眼の乳頭耳側にも RPE 異常が示唆される過蛍光と低蛍光所見がある。

▶初診から 10 年後
視力：右眼（1.2），左眼（0.1）。

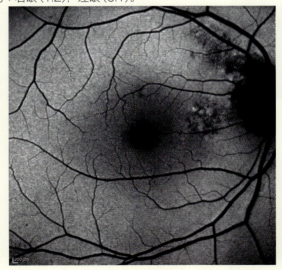
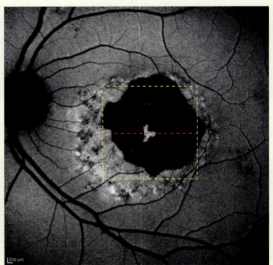

OCTA, en face OCT の撮影部位を黄色の破線で囲った。
OCTA（B-scan）の撮影部位を赤の破線で示した。

Check
右眼に新たな萎縮巣の出現はない。左眼は低蛍光領域が拡大。

en face OCT（網膜表層）3×3mm と OCTA（B-scan）

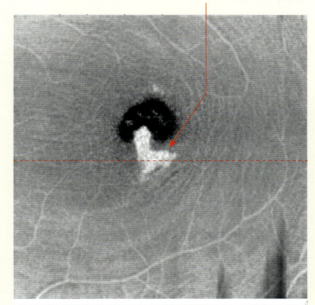

outer retinal tubulation の外壁が高反射に描出

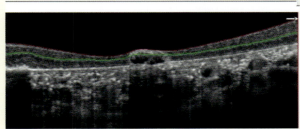

OCTA（B-scan）の撮影部位を赤の破線で示した。
en face OCT のセグメーテーションラインが赤と緑の実線で示されている。

Check
- 網膜表層の *en face* OCT において，outer retinal tubulation の外壁が高反射に描出されている。
- outer retinal tubulation は網膜外層や RPE 萎縮に伴い，変性した視細胞がロゼット構造を形成したもので，進行した AMD や CSC などでみられる。
- 萎縮型 AMD において，outer retinal tubulation のある眼はない眼と比較して，萎縮拡大のスピードが遅いと報告されている。

OCTA（脈絡毛細血管板）3×3mm と OCTA（B-scan）

- RPE 萎縮部位を示す眼底自発蛍光の低蛍光領域（▽で囲った範囲）に一致して血管描出がみられる。
- OCTA（B-scan）で MNV を示唆する RPE の隆起はみられず，血流情報は Bruch 膜下にあるため，OCTA で描出された血管は脈絡膜中大血管であることがわかる。
- 眼底自発蛍光の低蛍光領域中の過蛍光所見に一致して，outer retinal tubulation がみられる。

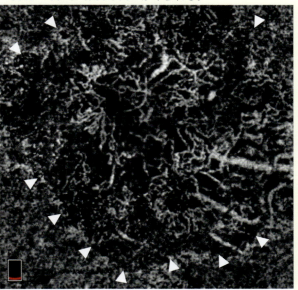

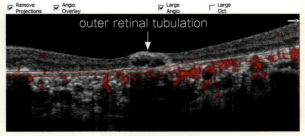

セグメンテーションラインが赤の実線で示されている。
血流情報が赤のシグナルで示されている。

Check
- 網膜の萎縮部位では脈絡毛細血管板の萎縮も起こっているため，脈絡膜中大血管が網膜側に移動し，OCTA の脈絡毛細血管板レベルで描出される。
- 萎縮型 AMD では経過中に MNV が生じることがあるため，OCTA の脈絡毛細血管板レベルで血管が描出された際は，OCT や FA, IA を用いて MNV と脈絡膜中大血管を鑑別する必要がある。

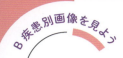

V. 加齢黄斑変性／新生血管型加齢黄斑変性
1型・2型黄斑新生血管

疾患の概要

- 新生血管型加齢黄斑変性（nAMD）は黄斑新生血管（MNV）を伴うAMDの総称である。
- これまでは滲出型加齢黄斑変性と呼称されていたが，新しいガイドラインではMNVからの滲出や出血が生じたもののみに限らず，滲出がみられないものや近年注目を集めているpachychoroid neovasculopathy（PNV）も含めて，nAMDと定義した。
- 従来の脈絡膜新生血管の分類にはGassによる病理組織学的分類として，1型（type 1）MNV：新生血管がRPE下にとどまっているもの，2型（type 2）MNV：新生血管がRPEを貫いて網膜下に進展したものとされ，FAによる分類のclassic, occultとほぼ対応していた。
- 従来nAMDは典型AMD, PCV, RAPの3つに分類されていたが，新しいガイドラインでもnAMDはMNVの部位から1型（type 1）MNV, 2型（Type 2）MNV, 3型（type 3）MNVに分類することとなった。典型AMDは1型，2型および混合型の1＋2型と変更された。

典型例1　1型MNV（71歳，男性）

左眼の視力低下と歪視で受診。左眼視力は（0.8）。

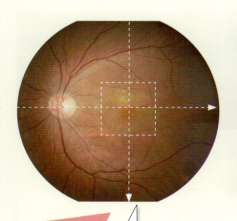

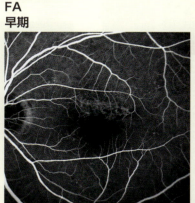

FA 早期

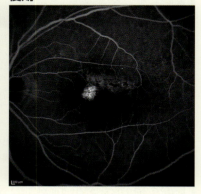

後期

Check
黄斑部にSRDと中心窩上方の色素脱失所見，中心窩耳側に網膜下出血がみられる。

Check
早期に境界不明瞭な淡い顆粒状過蛍光（occult MNV）がみられ，後期にPEDのpoolingとMNV成分を含む過蛍光がみられる。

IA 早期 　　　　　　　　後期

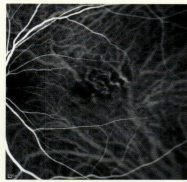
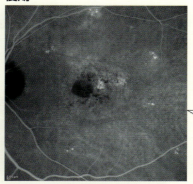

> **Check**
> ・早期に網目状の MNV がみられる。
> ・PED は蛍光ブロックにより低蛍光となる，ポリープ状病巣はみられない。

鼻側　　　　　　　　　　　　　　　　耳側

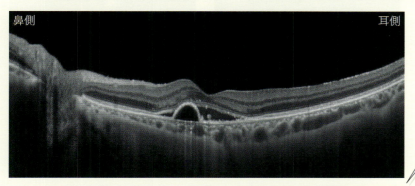

> **Check**
> 水平断で黄斑部に serous PED と SRD が，垂直断で RPE 不整がみられる。

上方　　　　　　　　　　　　　　　　下方

> **Check**
> ・眼底写真と OCT から AMD が疑われ，OCT では RPE のラインは保たれており，1 型 MNV が疑われる。
> ・本症例のように中心窩下に SRD と軽度の RPE 隆起を伴う症例では，CSC との鑑別が重要であり，蛍光眼底造影検査や OCTA での MNV の評価が重要となる

OCTA（網膜外層）3 × 3mm　　　OCTA（脈絡毛細血管板）3 × 3mm

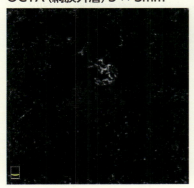
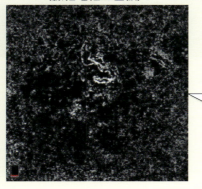

> **Check**
> ・網膜外層と脈絡毛細血管板に明瞭に MNV が描出。
> ・1 型 MNV は蛍光眼底造影検査のみだと RPE 萎縮などとの評価に悩ましいこともあるが，OCTA を用いれば MNV を明瞭に描出することも可能。

| 典型例 2 | 2型MNV（50歳，男性） |

左眼の中心暗点を自覚し受診。左眼視力は(0.2)。

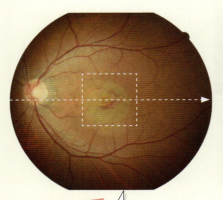

Check
黄斑部に黄白色滲出病変と中心窩下に網膜下出血がみられる。

FA 早期

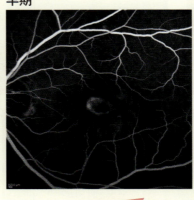

後期

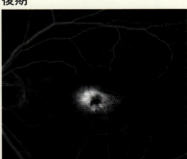

Check
早期では境界明瞭な過蛍光を示し，後期に旺盛な蛍光漏出（2型MNV）。

IA 早期

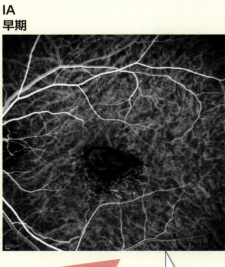

後期

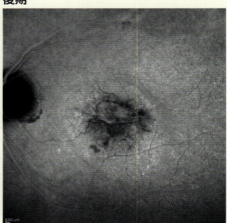

Check
早期に網目状MNVがみられる。

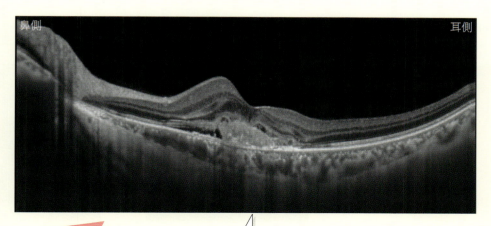

Check
- 網膜下に subretinal hyperreflective material (SHRM) がみられ，本症例では網膜下出血やフィブリン析出を反映している。
- RPE は不整で少量の網膜下液 (SRF) もみられる。

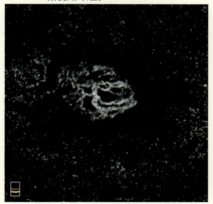

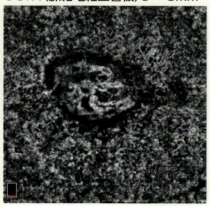

Check
- 中心窩下に太くて大きな MNV が明瞭に描出され，FA とも範囲が一致する。

Check
- OCT で RPE のラインははっきりとは追えず，RPE を突き破るように RPE 上に滲出が生じており，2 型 MNV が疑われる。
- SHRM は感覚網膜と RPE の間にみられる高反射物質の総称であり，その構成成分はフィブリンや出血，瘢痕または線維血管組織などから構成されており，時間経過や抗 VEGF 薬硝子体内注射によって変化する。
- SHRM の病変の大きさは視力と相関し，SHRM は抗 VEGF 薬硝子体内注射によって小さくなることが報告されている。

バリエーション1　fibrovascular PED（FVPED）1型MNVの症例（76歳，男性）

人間ドックで右眼のAMDを指摘され受診。右眼視力は（1.0）。

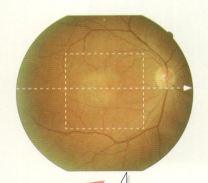

FA 後期

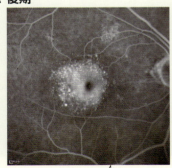

IA 後期

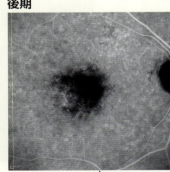

Check
・黄斑部に瘢痕病巣を疑う所見とその耳側〜下方にSRD。

Check
・後期に顆粒状過蛍光（1型MNV）と黄斑部はFVPEDのstaining。

Check
・中心窩耳側にMNVを疑う所見がわずかにあるが，はっきりしない。

中心窩下にFVPEDと耳側にSRF

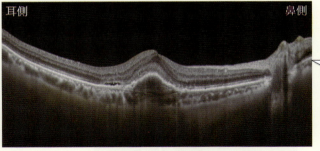

耳側　　　　　　　　　　　　　鼻側

FVPED下には軽度のsub RPE cleft

Check
・FVPEDのOCTは内部が不均一な中等度反射を示し，RPEとBruch膜の間に線維血管増殖による層状の反射がみられる。
・FVPEDの症例は網膜色素上皮裂孔（RPE tear）を発症するリスクや抗VEGF薬硝子体内注射に治療抵抗を示すことも多く，注意が必要である。
・また本症例のようにFVPEDや瘢痕組織の下にsub RPE cleftがみられることもある。

OCTA（脈絡毛細血管板）
6×6mm

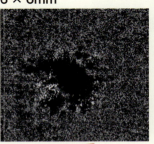

OCTA（B-scan）

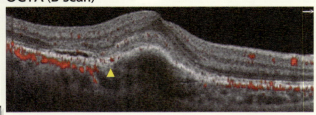

Check
・中心窩耳側に小さなMNVがみられ，OCTA（B-scan）で血流シグナルがみられる（▲）。
・OCTAのen face OCTのみでは，MNVかアーチファクトか悩ましいことも多い。
・プロジェクションアーチファクトで網膜血管が写りこんで見えているだけの可能性もある。必ずOCTA（B-scan）と対比して血流シグナルを確認する。

バリエーション2　瘢痕病巣（77歳，男性）

7年前に左眼のnAMDに対し抗VEGF薬硝子体内注射を施行されていた。
左眼視力は（0.05）。

瘢痕病巣

組織染のみで蛍光漏出を認めない

FA　　　IA　　　MNV

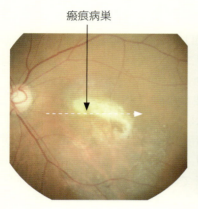
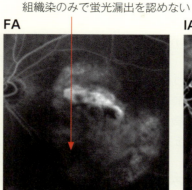
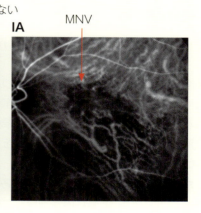

outer retinal tubulation　　瘢痕病巣による高反射

鼻側　　　　　　　　　　　　　　　　　　耳側

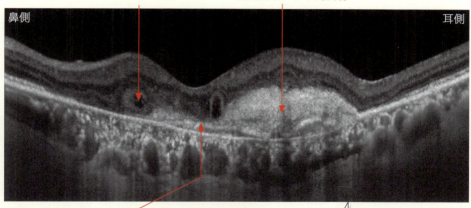

滲出性変化を認めない

Check
・網膜下に瘢痕化したMNVに伴う高輝度反射がみられるが，明らかな滲出性変化はない。
・outer retinal tubulationを伴っているが，これは進行した網膜変性の際に視細胞がロゼット形成をとる所見と考えられている。
・outer retinal tubulationは滲出性変化に伴う囊胞様変化とは異なるものである。各種治療においても消失しないような網膜内の囊胞腔が存在した場合は，outer retinal tubulationの可能性も考えたい。

OCTA（網膜外層～脈絡毛細血管板）
12×12mm

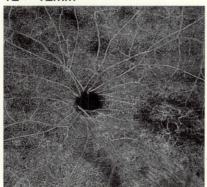

Check
網膜外層～脈絡毛細血管板（ORCC）にMNVが描出されている。

135

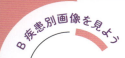

V. 加齢黄斑変性／新生血管型加齢黄斑変性
ポリープ状脈絡膜血管症

疾患の概要

- ポリープ状脈絡膜血管症（PCV）は nAMD における 1 型 MNV の一型である。
- 検眼鏡的に赤橙色隆起病巣がみられ，IA でポリープ病巣と異常血管網（ネットワーク血管）から構成される脈絡膜由来の新生血管病変を特徴とする。
- 漿液性・出血性の網膜剥離，PED を生じることも多い。
- わが国を含めアジア諸国で高頻度にみられる。
- 他の AMD に比して脈絡膜が肥厚している症例が多く，そのような症例はパキコロイド疾患の 1 つと考えられるようになってきた。

- 異常血管網は RPE と Bruch 膜の間に存在するとされ OCT で二重の高輝度ラインが観察される（double layer sign）。ただし double layer sign は他の 1 型 MNV でも観察できるため PCV 特有の所見ではない。
- 近年 IA を用いない OCT による診断の研究が進められており，① RPE 下の ring-like lesion，② en face OCT での RPE 隆起の複合体，③ RPE の急峻な隆起の 3 つの所見が揃うことが重要とされる。

OCT のみで PCV 診断

① RPE 下の ring-like lesion

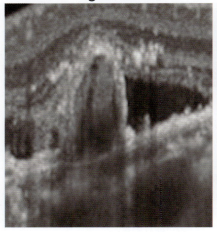

② en face OCT での RPE 隆起の複合体

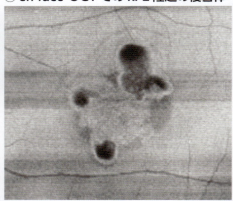

③ RPE の急峻な隆起

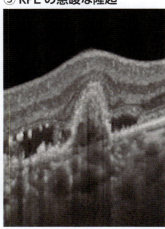

| 典型例 | **PCV（71歳，男性）** |

これまでに抗VEGF薬硝子体内注射を計24回施行後。左眼視力は(0.7)、歪視の自覚あり。

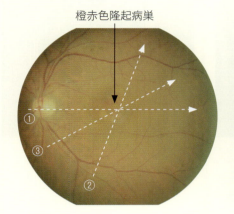

橙赤色隆起病巣

IA　異常血管網

Check
ポリープ状病巣が異常血管網の上耳側（多房性），鼻側，下方にみられる。

ポリープ状病巣

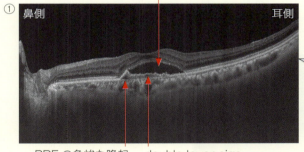

① 鼻側　SRD　耳側

RPEの急峻な隆起　double layer sign

Check
SRDがあり，鼻側ポリープ状病巣に一致したに急峻なRPEの隆起。耳側に広がる異常血管網のRPE不整（double layer sign；RPEとBruch膜が二層化した所見）がみられる。

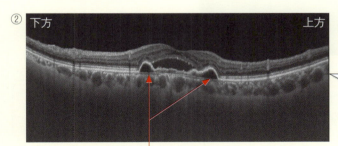

② 下方　上方

RPEの急峻な隆起

Check
上耳側と下方のポリープ状病巣のRPE隆起がみられる。

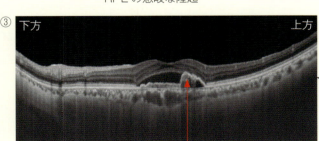

③ 下方　上方

RPE下のring-like lesion

Check
PEDの内部に低信号の管腔構造がみられる。

137

OCTA（網膜外層）3 × 3mm　　　OCTA（脈絡毛細血管板）3 × 3mm　　　OCTA（網膜外層）3 × 3mm

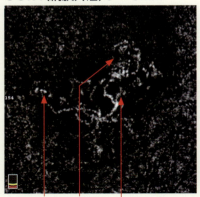 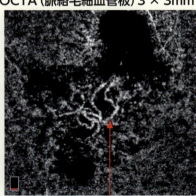 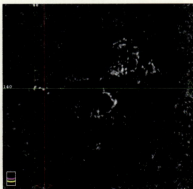

ポリープを示唆　異常血管網　　　　　　異常血管網
する血流情報

Check
・網膜外層および脈絡毛細血管板でともにネットワーク血管が描出されている。
・その先端のポリープ状病巣は網膜外層のスラブで一部描出されている。

OCTA（B-scan）

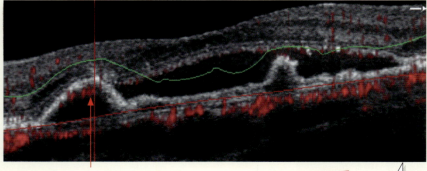

RPE 隆起部位の RPE 直下に血流シグナル（＋）

en face OCT　12 × 12mm

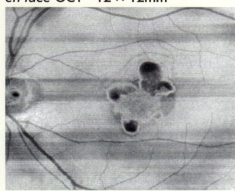

Check
・IA ではポリープ状病巣が描出され，その部位に一致して OCT で急峻な RPE の隆起がみられる。
・OCTA で PCV の異常血管網は描出されやすいが，ポリープ状病巣は RPE の急峻な隆起のため病変自体のセグメンテーションも難しく，検出できないことも多い。マニュアルでセグメンテーションを行うことで検出力が高まるとする報告もある。

RPE 隆起の複合体がみられる。

バリエーション1　傍乳頭型PCV（75歳，男性）

右眼の視力低下を自覚し，黄斑部のSRDとPEDを指摘され，受診。右眼視力は(0.7)。

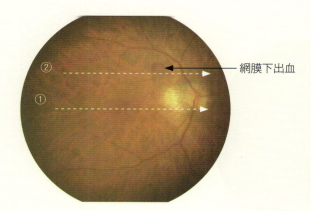

→ 網膜下出血

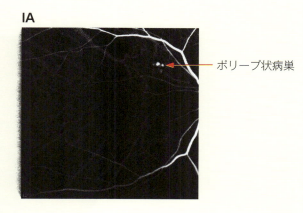

IA

→ ポリープ状病巣

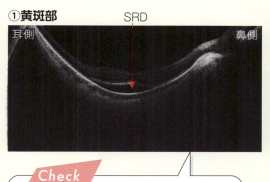

①黄斑部　SRD　耳側　鼻側

Check
黄斑部OCTではSRDのみで，CSCにもみえる。

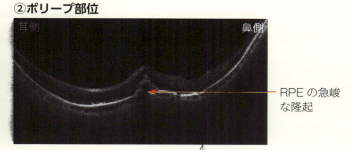

②ポリープ部位　耳側　鼻側

→ RPEの急峻な隆起

Check
IAでは網膜下出血部にポリープ状病巣が描出され，その部位に一致してOCTで急峻なRPEの隆起がみられる。

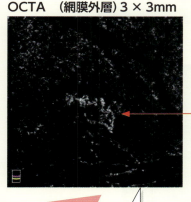

OCTA（網膜外層）3×3mm

→ ポリープを示唆する血流情報

OCTA (B-scan)

→ RPE直下に血流情報（＋）

Check
OCTAでは網膜外層にMNVを示唆する血流情報が描出された。

139

バリエーション2　黄斑下血腫を生じた PCV（63歳，女性）

左眼の歪視と視力低下を自覚し，近医で AMD を指摘された．左眼視力は (0.7)．

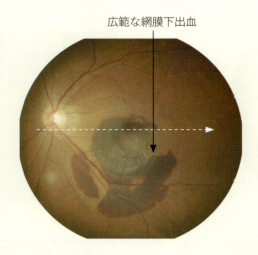

広範な網膜下出血

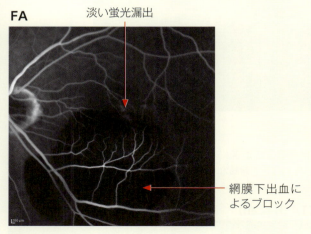

FA　淡い蛍光漏出　網膜下出血によるブロック

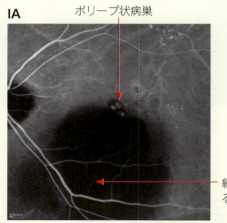

IA　ポリープ状病巣　網膜下出血によるブロック

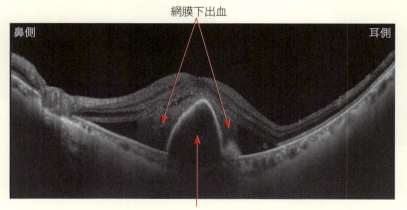

鼻側　網膜下出血　耳側

ポリープ状病巣に一致した急峻な RPE の隆起

OCTA（網膜外層）3 × 3mm と OCTA（B-scan）

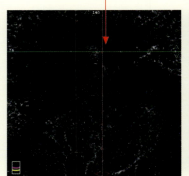

ポリープ状病巣の描出なし

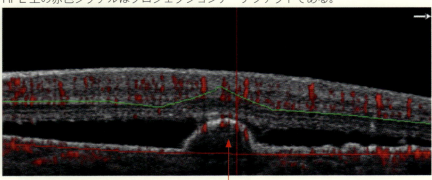

RPE 上の赤色シグナルはプロジェクションアーチファクトである。

RPE 下の血流情報（−）

Check
・MNV ははっきりしない。
・ポリープ状病巣部位に血流シグナルがみられない。
・IA ではポリープ状病巣が描出されたが OCTA では広範な網膜下出血のブロックにより，MNV が描出できていない症例である。

OCTA（脈絡毛細血管板）3 × 3mm と OCTA（B-scan）

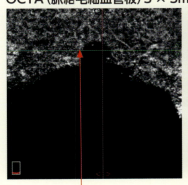

ポリープ状病巣の描出なし

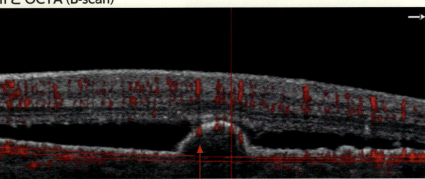

RPE 下の血流情報（−）

Check
OCTA では必ずしも MNV が描出されるとは限らない。

CSC 後の PCV 症例（59 歳，男性）

両眼 CSC で 10 年前にレーザー治療。最近左眼の視力低下を自覚し，受診。
左眼視力は（0.15）。

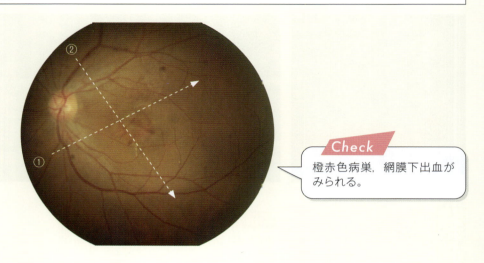

Check
橙赤色病巣，網膜下出血がみられる。

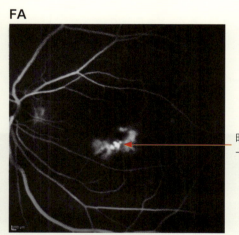

FA

旺盛な蛍光漏出
一部 CME（＋）

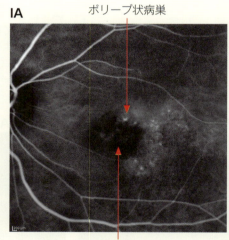

IA

ポリープ状病巣

異常血管網

①

鼻側　　　　RPE の急峻な隆起　　　　耳側

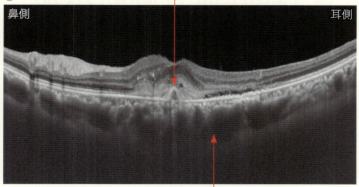

脈絡膜肥厚，脈絡膜血管の管腔拡大

> **Check**
> CSC 既往眼における PCV。脈絡膜肥厚と脈絡膜血管の拡張がみられることから，パキコロイド疾患の可能性も否定できない。

②

上方　　　　　　　　　　　　　下方

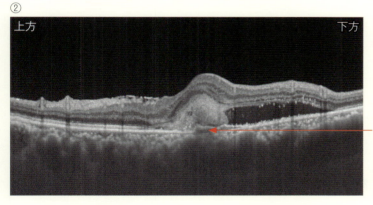

double layer sign

OCTA（網膜外層）3 × 3mm と OCTA（B-scan）

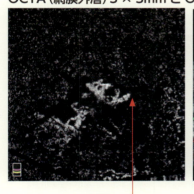

MNV を示唆する血流情報

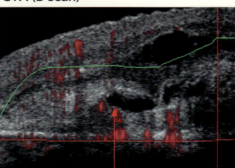

RPE 上に血流情報があり，一部 2 型 MNV の存在が疑われる

> **Check**
> FA では旺盛な蛍光漏出があるが CME があるため 2 型 MNV の存在は断定できない。ただし，OCTA でみると一部 RPE 上に血流シグナルがみられることから，2 型 MNV も合併していると考えられる。

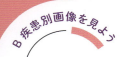

V. 加齢黄斑変性／新生血管型加齢黄斑変性
3型黄斑新生血管（網膜血管腫状増殖）

疾患の概要

- 3型黄斑新生血管（macular neovascularization；MNV）は新生血管型加齢黄斑変性（AMD）のサブタイプの1つで，わが国では約5%を占める。以前は網膜血管腫状増殖（RAP）とよばれていた。
- 女性に多く，より高齢者で両眼性に発症する傾向があり，片眼でのみ発症していても経過中僚眼に生じることがあるため注意が必要である。
- 軟性ドルーゼンが多発していることが多く，最近ではreticular pseudodrusen（RPD）もリスクファクターとされている。
- Yannuzziによりstage分類がなされている。
  stage 1：網膜内新生血管
  stage 2：網膜下新生血管（PEDの有無でさらに2つに分ける）
  stage 3：CNVも生じ，網膜新生血管と吻合
- 初期から網膜内出血，CMEが生じ，新生血管型AMDのなかで最も難治とされている。
- OCTでは多彩な網膜変化がみられる。PEDを伴う症例ではRPE断裂部位にMNVがありbump signとよばれる。
- 脈絡膜は菲薄化していることが多い。
- OCTAでは網膜深層に発症超初期病変を観察できることがある。

典型例　3型MNV stage 3（81歳，女性）

2年前から左眼視力低下を自覚したが放置。さらに視力低下したため来院。左眼視力は（0.2）。

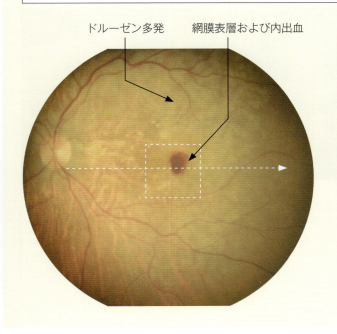

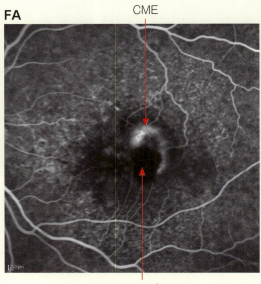

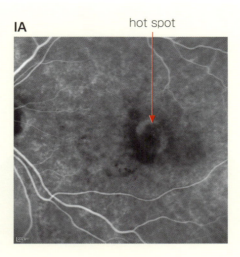

IA / hot spot

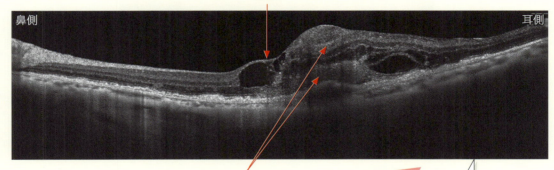

鼻側　CME　耳側

網膜表層および網膜下にも出血を示唆する高反射

Check
・網膜内の新生血管が生じるため容易に網膜内に嚢胞様変化（CME）をきたす。
・脈絡膜は極端に菲薄化している。

OCTA（網膜外層）3 × 3mm と OCTA（B-scan）

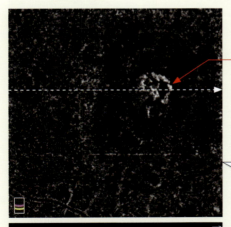

網膜外層に新生血管

Check
・3 型 MNV の OCTA は新生血管が垂直に伸びていることや CME が生じていることから，セグメンテーションが難しくデフォルト設定では描出されないこともある。
・stage 3 では脈絡網膜吻合（CRA）が生じており，OCTA（B-scan）では RPE の断裂部に血流情報がみられる。
・3 型 MNV は高頻度に両眼発症するため，本人の自覚が片眼のみであっても，僚眼の検査も積極的に行っていく必要がある。

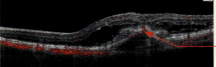

RPE の断裂（bump sign）に血流情報（＋）

3型 MNV stage 2 with PED（73歳，男性）

2カ月前から左眼視力低下。左眼視力は（0.8）。

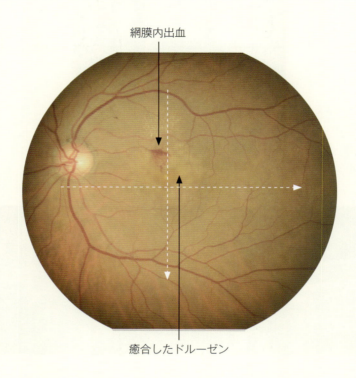

網膜内出血

癒合したドルーゼン

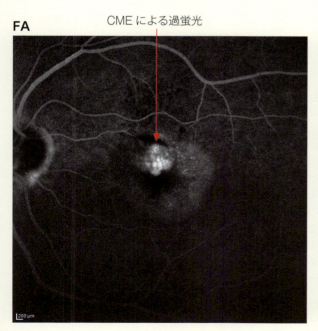

FA　CME による過蛍光

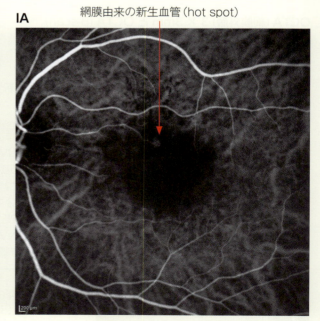

IA　網膜由来の新生血管（hot spot）

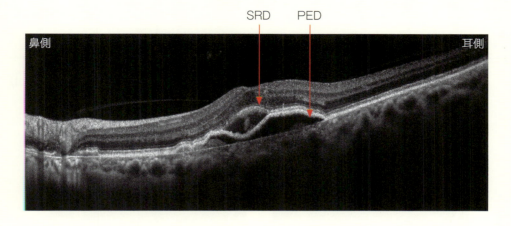

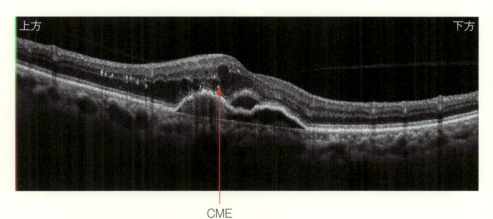

網膜外層に tuft 状の新生血管

OCTA（網膜外層）3 × 3mm と OCTA (B-scan)

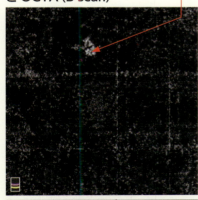

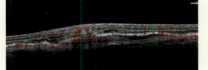

OCTA（脈絡毛細血管板）3 × 3mm と OCTA (B-scan)

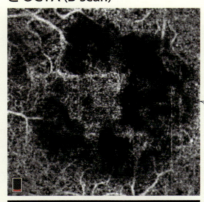

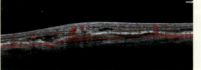

> **Check**
> ・脈絡毛細血管板レベルでは多発癒合する PED やドルーゼンのためセグメンテーションエラーが生じ低輝度と高輝度所見が混在。
> ・本症例の OCTA では網膜外層レベルで小さな tuft 状の新生血管が検出できる。セグメンテーションを下方に移動していけば徐々に大きな新生血管が糸玉状に観察され，RPE 下の CNV と連続していくはずだが，PED やドルーゼン，CME，網膜内出血などが混在しており鮮明に描出するのは難しい。

147

バリエーション2　3型MNV stage 2 with PED（74歳，男性）

左眼の視力低下を主訴に来院。視力：右眼（1.2），左眼（0.7）。

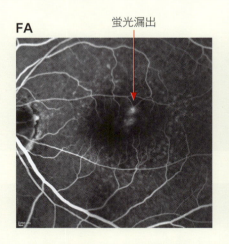

FA　蛍光漏出

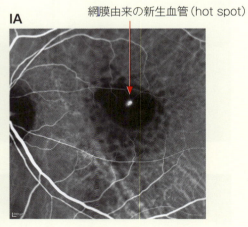

IA　網膜由来の新生血管（hot spot）

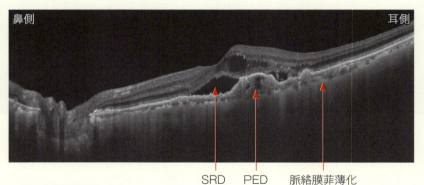

鼻側　耳側
SRD　PED　脈絡膜菲薄化

OCTA（網膜外層）3×3mm
とOCTA（B-scan）

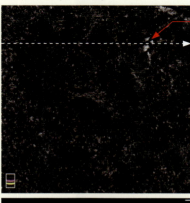

わずかな血流シグナル

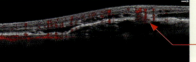

RPE断裂部（bump sign）に血流情報（＋）

Check
・FA，IAから3型MNVと診断でき，OCTでもSRDやPEDもみられるが，OCTAでは血流情報はわずかである。

3型 MNV stage 1（78歳，女性）

左眼 3 型 MNV 経過観察中に右眼発症。右眼視力は（1.0）。

▶発症時

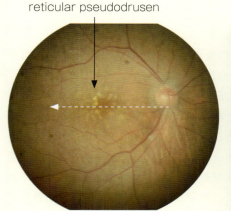

reticular pseudodrusen

網膜内出血

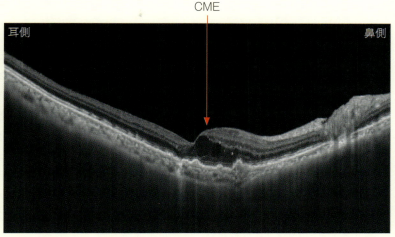

CME

耳側　　　鼻側

OCTA（網膜深層）3 × 3mm と OCTA（B-scan）

新生血管を示す血流シグナル

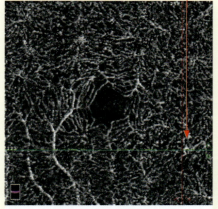

RPE 断裂部（bump sign）に血流情報（＋）

▶発症の 3 カ月前

OCTA（網膜深層）3 × 3mm と OCTA（B-scan）

新生血管を示す血流シグナル

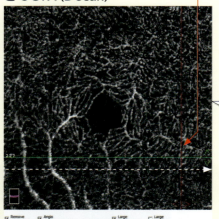

DCP のみに血流情報（＋）

Check
- 出血や網膜浮腫が生じていても OCTA での所見はわずかである。
- 3 型 MNV では出血や浮腫など所見が派手であるが，OCTA の変化は少ないので OCTA のみでの診断は注意が必要である。
- 後方的に OCTA をみると，網膜内発症を疑う網膜深層血管網（DCP）内の血流情報がみられる。

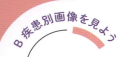

V. 加齢黄斑変性／新生血管型加齢黄斑変性
1型・2型・3型黄斑新生血管の治療経過

疾患の概要

- 新生血管型 AMD は，網膜浮腫，SRD，大きな PED，出血性 PED などがある場合に活動性ありとみなし，治療を行う．
- OCTA の en face OCT により黄斑新生血管（MNV）自体が描出可能となったが，新生血管型 AMD の活動性が消失しても MNV が描出されることが多く，OCT が治療効果判定に必須である．
- 新生血管型 AMD の第一選択薬は抗 VEGF 薬である．従来の薬剤に加え，高い薬剤モル濃度を有するものや，VEGF-A とアンジオポエチン-2 を両方阻害するバイスペシフィック抗体，またバイオシミラー薬も承認され，治療選択肢が広がっている．
- 抗 VEGF 薬は無効例（ノンレスポンダー）や経過中に治療抵抗性を示す症例（タキフィラキシー）もあり，その際には治療薬剤の変更（スイッチ）や PDT も検討する．
- 大きな PED を合併する症例は，網膜色素上皮裂孔（RPE tear）に注意する．
- 従来，抗 VEGF 薬硝子体内注射に伴う感染性眼内炎が問題となっていたが，最近は非感染性の眼内炎症が起こることが知られている．治療の際には患者にインフォームドコンセントを行い，霧視や飛蚊症などの症状があれば，すぐ眼科受診するように予め伝えておく．自宅から遠方で抗 VEGF 薬治療を受ける患者の場合，近医眼科との病診連携が大切である．
- 眼内炎症はまれに重篤な閉塞性網膜血管炎に移行することがあるため，抗 VEGF 薬投与後に眼内炎症が起こった場合は，注意深く経過観察を行い，必要があればステロイド治療を開始する．

典型例 1　1型 MNV（77 歳，男性）

左眼の歪視を自覚して受診．左眼視力は（0.7）．

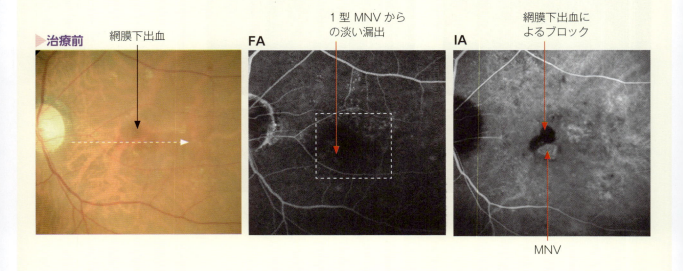

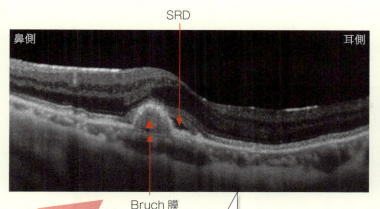
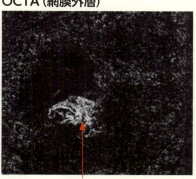

SRD
鼻側　耳側
Bruch膜
OCTA（網膜外層）
MNV

Check
内部がやや不均一な反射を示すPED（▲）がみられ，RPEとBruch膜との間にMNVのあることが推測される。

治療　抗VEGF薬硝子体内注射3回施行。左眼の歪視は改善。左眼視力は(0.7)。

治療開始から3カ月後

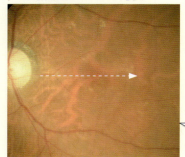
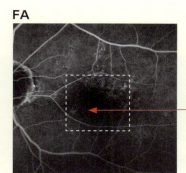

FA

治療前にみられた漏出が停止している

Check
・網膜下出血の消失。

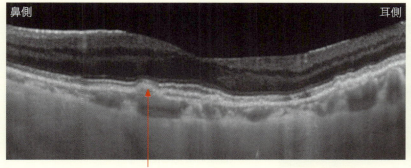
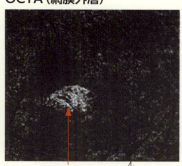

鼻側　耳側
OCTA（網膜外層）
MNV

PEDの丈が低くなり，RPEの不整隆起となっている

Check
SRDの消失。

Check
・OCTにより，滲出性変化の消失が確認でき，治療が有効であると判断できた。
・治療後にOCTで滲出性変化の消失や，FAで漏出の停止が得られても，OCTAでMNVが描出されることが多く，OCTA単独では治療の効果判定や追加治療の必要性の判断はできない。

典型例2　PCV（76歳，男性）

緑内障で加療中に右眼 nAMD を指摘される。自覚症状なし。右眼視力は(0.8)。

治療前

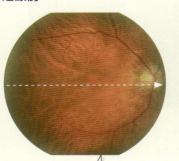

FA

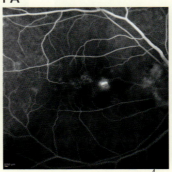

IA

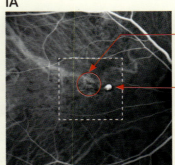

異常血管網
ポリープ状病巣

Check
- 出血はない。
- 眼軸長 26.92mm の近視眼。豹紋状眼底のため，ポリープ状病巣はわかりにくい。

Check
- ポリープ状病巣と異常血管網から漏出がある。

Check
- ポリープ状病巣と異常血管網がみられる。

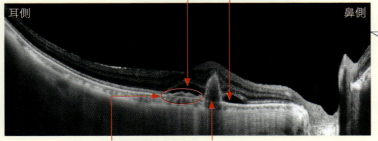

耳側　SRD　SRD　鼻側

double layer sign　急峻な PED

Check
- 異常血管網を示唆する double layer sign（RPE と Bruch 膜が二層化した所見）とポリープ状病巣を示唆する急峻な PED がみられる。
- SRD があり，PCV に活動性のあることがわかる。

OCTA（3×3mm）と OCTA（B-scan）

網膜外層

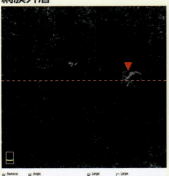
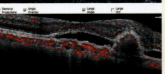

脈絡毛細血管板

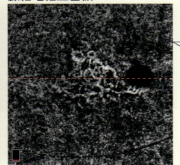
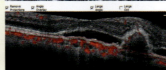

Check
- OCTA によるポリープ内の血流は，脈絡毛細血管板レベルでは描出がないが，網膜外層レベルでは描出されている（▼）。
- OCTA を評価する際には，元となる OCTA（B-scan）も確認する。

視能訓練士へのアドバイス
IA で描出されたポリープ状病巣と異常血管網を含む範囲の OCTA を撮影する。

OCTA（B-scan）の撮影部位を赤の破線で示した。

| 治療経過 | 抗VEGF薬硝子体内注射にて治療。導入期治療として4週ごとに3回投与，維持期はtreat and extend療法で治療中。治療開始1年後の投与間隔は14週。右眼視力は(0.8)。 |

IA

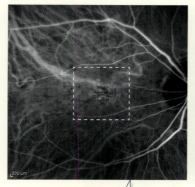
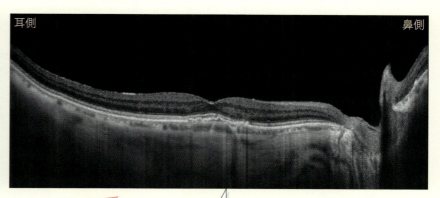

Check
・ポリープ状病巣が閉塞，異常血管網は残存。

Check
・ポリープ状病巣の閉塞に伴い，治療前にみられた急峻なPEDが消失。
・OCTにより，SRDの消失が確認でき，治療が有効であると判断できた。

OCTA3×3mmとOCTA (B-scan)

網膜外層　　　　　　　　　　脈絡毛細血管板

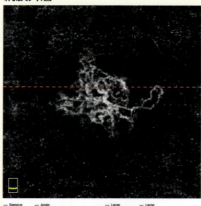
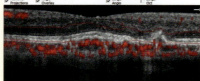

OCTA (B-scan) の撮影部位を赤の破線で示した。

Check
PDTによりポリープ状病巣は閉塞しうるが，異常血管網は残存する。

| 典型例3 | 3型 MNV（71歳，男性） |

左眼の中心暗点を自覚して受診。喫煙歴40本/日×40年のヘビースモーカーで，現在禁煙中。左眼視力は(0.8)。

▶治療前

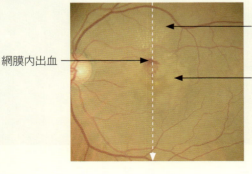

- 硬性白斑
- 網膜内出血
- 癒合傾向のある軟性ドルーゼン

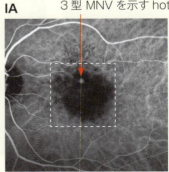

IA　3型MNVを示すhot spot

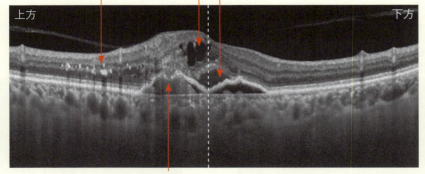

硬性白斑　CME　SRD
上方　下方
RPEラインの断絶（bump sign）

OCTA（網膜外層）3×3mmと OCTA（B-scan）

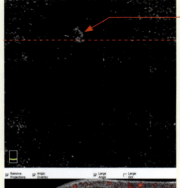

IAのhot spotに一致した新生血管の描出

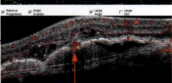

PEDを貫く3型 MNV

Check
網膜内に発生した3型MNVが垂直方向に進展，PEDを形成し，さらにPEDを貫く様子がわかる。

視能訓練士へのアドバイス
IAで描出された3型MNVを含む範囲のOCTAを撮影する。
OCTA（B-scan）の撮影部位を赤の破線で示した。

| 治療 | 抗VEGF薬硝子体内注射3回施行。自覚症状著変なし。左眼視力は（0.9）。

▶治療開始から3カ月後

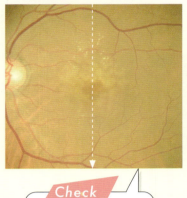

Check 網膜内出血の消失。

IA

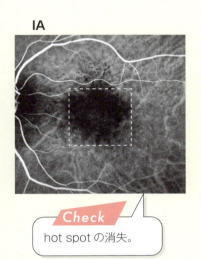

Check hot spot の消失。

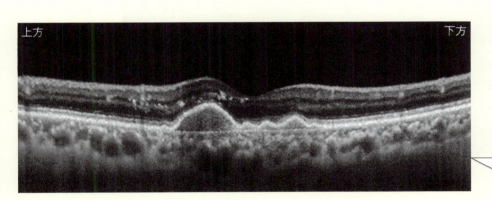

Check CMEとSRDの消失，中心窩の陥凹が出現。

OCTA（網膜外層）

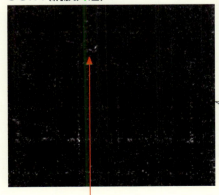

新生血管の大幅な縮小

Check
・OCTにより，滲出性変化の消失が確認でき，治療が有効であると判断できた。
・3型MNVは他の新生血管型AMDの病型よりも，抗VEGF薬硝子体内注射後にOCTAで新生血管の消失が得られやすい。

バリエーション1　抗VEGF薬硝子体内注射に抵抗するPCV（70歳, 男性）

左眼PCVに対して抗VEGF薬硝子体内注射を24回施行している。一旦はdry maculaを獲得するも滲出性変化の再発あり，抗VEGF薬硝子体内注射に治療抵抗性を示し受診。左眼視力は(0.7)。

▶初診時

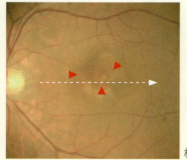

橙赤色隆起病巣（▲）

FA

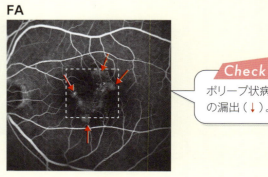

Check ポリープ状病巣からの漏出（↓）。

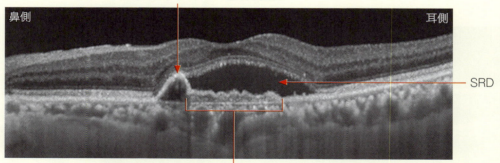

ポリープ状病巣を示すRPEの急峻な隆起

鼻側　耳側

SRD

異常血管網を示すdouble layer sign（RPEとBruch膜が二層化した所見）

IA

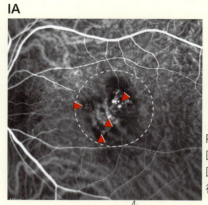

PDTの照射範囲を白の破線で囲った（最大直径3,000μm）。

Check 異常血管網と複数のポリープ状病巣（▲）。

OCTA（網膜外層）

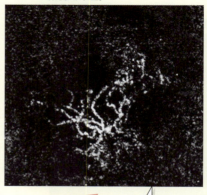

Check 異常血管網とポリープ状病巣の描出。

| 治療経過 | PDT＋抗VEGF薬硝子体内注射3回施行。歪視が改善。左眼視力は（1.0）。 |

追加治療開始から3カ月後

FA

Check 橙赤色隆起病巣の消失。

Check 追加治療前にみられた漏出の停止。

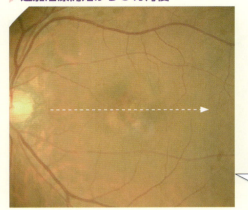

鼻側　　耳側

Check SRDとRPEの急峻な隆起の消失。

IA

OCTA（網膜外層）

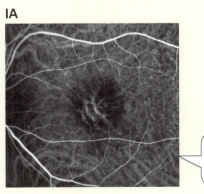

Check ポリープ状病巣の消失。

Check 異常血管網の描出。

Check
・新生血管型AMDの症例のなかには，抗VEGF薬に無反応な症例（ノンレスポンダー）や，抗VEGF薬の使用中に効果が減弱する症例（タキフィラキシー）が存在する。このような場合には，抗VEGF薬の変更やPDTを考慮する。
・PCVではPDTによりポリープ状病巣の閉塞が期待できるが，異常血管網は残存する。PDTを施行する際は，PDT後の出血など合併症の予防目的で抗VEGF薬を併用することが多い。

バリエーション2 抗VEGF薬硝子体内注射後にRPE tearを生じた典型AMD（91歳，女性）

右眼の歪視を自覚して受診。右眼視力は(0.4)。

▶治療前

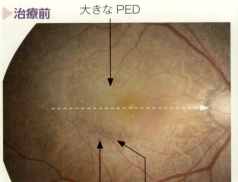

大きなPED
網膜内出血　網膜下出血

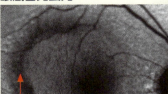
眼底自発蛍光

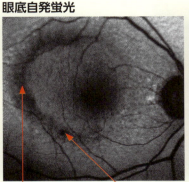

出血の混じった網膜剥離による低蛍光　網膜内出血による低蛍光

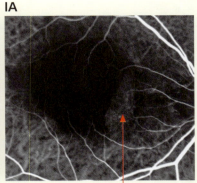
IA

PED辺縁の大きなMNV

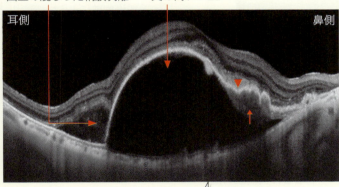

出血の混じった網膜剥離　丈の高いPED
耳側　　　　　　　　　　　　　　　鼻側

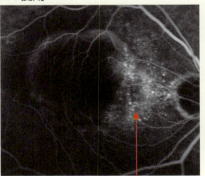
FA後期

顆粒状蛍光漏出（1型MNV）

Check MNVを示唆する空間的notch sign（▲）とRPE下の中等度の反射（↓）。

 治療経過 抗VEGF薬硝子体内注射1回施行後，RPE tearを発症。右眼視力は(0.4)。歪視の改善あり。中心窩はRPE tearに含まれておらず，自覚症状への影響はない。

▶治療開始から1カ月後

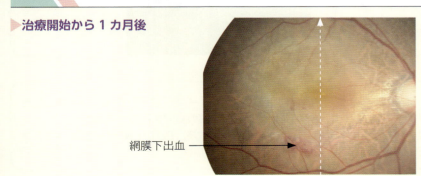

網膜下出血

158

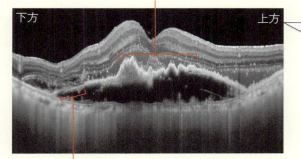

収縮した RPE / 下方 / 上方 / RPE 欠損

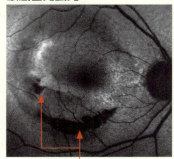

眼底自発蛍光

Check
- 黄斑部下方に弧状の RPE tear がみられる。RPE tear 部は OCT で RPE が欠損し，Bruch 膜が描出されている。
- RPE tear の上方では収縮した RPE が襞を形成している。

低蛍光を示す RPE tear

治療経過 抗 VEGF 薬硝子体内注射 2 回目施行後，RPE tear が拡大。右眼視力は (0.3)。視機能低下の自覚なし。

▶ **治療開始から 2 カ月後**

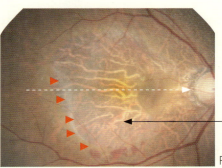

RPE tear
RPE tear の裂孔縁 (▶)

Check
- RPE tear が拡大。裂孔部の RPE は MNV の方向に牽引され，MNV と一塊となっている。

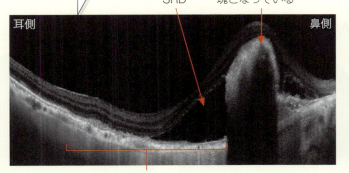

耳側 / 鼻側 / SRD / ロールした RPE が MNV と一塊となっている / RPE 欠損

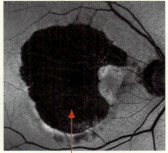

眼底自発蛍光

低蛍光を示す RPE tear

Check
- 大きな PED や，小さな MNV 面積/PED 面積比が，AMD 症例の RPE tear のリスクとして報告されている。
- 自然経過でも RPE tear は起こるが，抗 VEGF 薬硝子体内注射後や PDT 後にも注意が必要である。
- RPE tear に中心窩が含まれるか否か，また網膜下組織の線維化による瘢痕形成が視機能予後を左右する。
- RPE tear が起こった後でも，抗 VEGF 薬硝子体内注射を継続したほうが視力予後が良いとの報告が多数ある。RPE tear 発症後の治療については，疾患活動性を詳細に評価し，患者へのインフォームドコンセントのうえ，慎重に決定する。

V. 加齢黄斑変性／新生血管型加齢黄斑変性
パキコロイド疾患

疾患の概要

- Freundらは，RPE異常があり，脈絡膜肥厚などCSCと類似の特徴をもちながらもSRDのない症例を pachychoroid pigment epitheliopathy（PPE）と命名した。さらにPPEやCSCから生じた1型MNVやPCVを pachychoroid neovasculopathy（PNV）と名付け，欧米人で通常みられるドルーゼン由来のnAMDと区別する必要性を主張している。
- パキコロイド（pachychoroid）の特徴的所見として，OCTで脈絡膜大血管拡張（pachyvessel）とそれにより圧排された脈絡毛細血管板・Sattler層の菲薄化，IAで脈絡膜血管透過性亢進などが挙げられる。またAMDの特徴である軟性ドルーゼンは通常みられず，後極に散在する不規則な形態のドルーゼン（pachydrusen）がみられることも特徴である。近年では，イメージング機器の発展により，渦静脈膨大部の拡張，脈絡膜血管走行の非対称分布，分水嶺の偏位や不明瞭化，黄斑部渦静脈吻合（anastomosis）が病態に強くかかわっていることが明らかとなっている。
- このような所見を有する疾患群には背後に共通の病態が存在すると考えられ，パキコロイド疾患（pachychoroid disease）とよばれる。

典型例　PNV（1型MNV）（66歳，男性）

左眼の変視症にて受診。左眼視力は（1.0）。

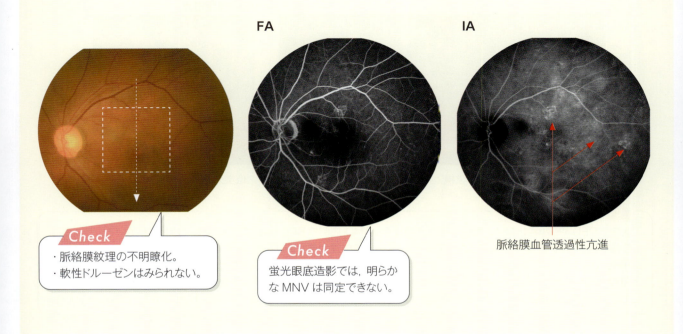

FA　　IA

Check
・脈絡膜紋理の不明瞭化。
・軟性ドルーゼンはみられない。

Check
蛍光眼底造影では，明らかなMNVは同定できない。

脈絡膜血管透過性亢進

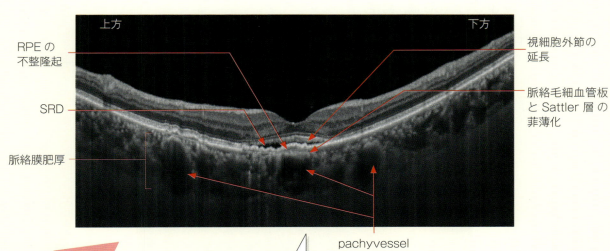

> **Check**
> ・著明な脈絡膜肥厚と pachyvessel。
> ・pachyvessel 直上に脈絡毛細血管板と Sattler 層の非薄化および MNV の存在を疑う RPE の不整隆起。
> ・視細胞外節延長所見や浅い SRD がみられるため，PNV と CSC の鑑別が難しい症例である。

OCTA（網膜外層～脈絡毛細血管板）6×6mm

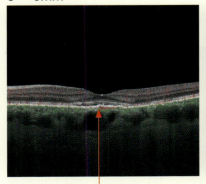

不整に隆起した RPE 下に描出された血流シグナル

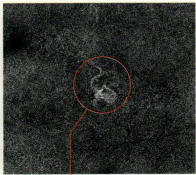

MNV の血管構造が明瞭

脈絡膜血管の en face OCT パノラマ

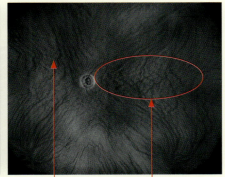

脈絡膜血管の拡張

分水嶺の不明瞭化，上下の脈絡膜血管の吻合 (anastomosis)

> **Check**
> ・本症例のように MNV の判断に苦慮することがあり，特に小さい MNV の検出は FA，IA では困難である。しかし OCTA を用いれば，比較的小さなサイズの MNV でも正確に検出することが可能である。
> ・CSC と PNV は治療方針が異なるため，治療開始前の MNV 有無の確認は重要であり，そのためには OCTA が非常に有用である。

PNV（PCV）（86歳，男性）

左眼 ERM と白内障に対し手術目的に紹介。左眼視力は（1.0）。

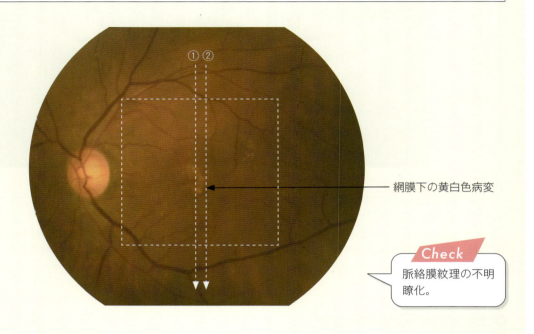

網膜下の黄白色病変

Check 脈絡膜紋理の不明瞭化。

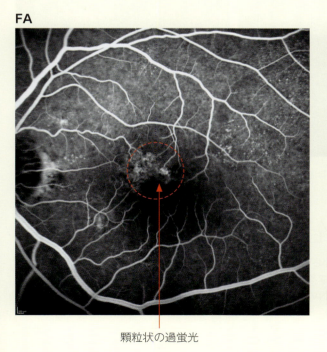

FA

顆粒状の過蛍光

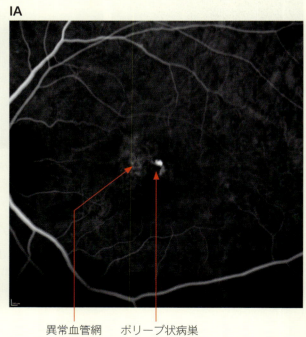

IA

異常血管網　ポリープ状病巣

①中心窩の OCT

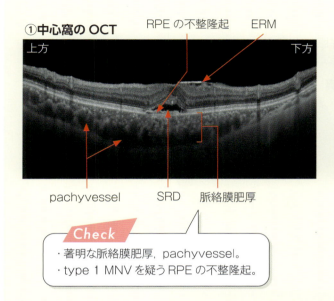

RPE の不整隆起　ERM
上方　下方
pachyvessel　SRD　脈絡膜肥厚

Check
・著明な脈絡膜肥厚，pachyvessel。
・type 1 MNV を疑う RPE の不整隆起。

②ポリープ状病巣を通る OCT

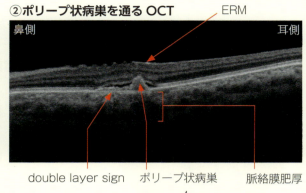

ERM
鼻側　耳側
double layer sign　ポリープ状病巣　脈絡膜肥厚

Check
・PCV に特徴的な RPE の急峻な隆起，double layer sign。
・PCV や RAP では，中心窩を通る OCT のみでは特徴的な所見が得られない場合がある。

OCTA（網膜外層〜脈絡毛細血管板）6 × 6mm

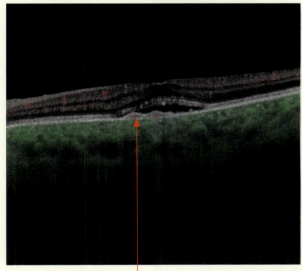

RPE 下に血流シグナルが描出されている

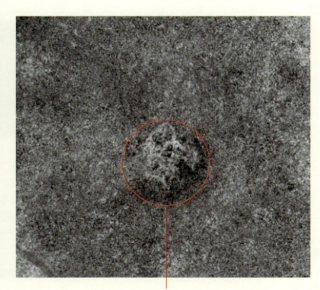

MNV の異常血管網を認めるが，ポリープ状病巣は OCTA でははっきりしない

Check
・PCV は滲出型 AMD の特殊型と考えられてきたが，近年のイメージング技術の進歩により，脈絡膜肥厚などパキコロイドの特徴を有する PCV はパキコロイド疾患の 1 つとして捉えられている。

PPE（66歳，男性）

左眼 CSC を疑われ受診。右眼視力（1.0），左眼視力（1.0）。

眼底自発蛍光写真

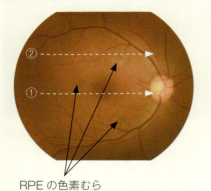

RPE の色素むら

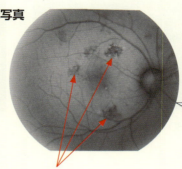

顆粒状低蛍光

Check
RPE 障害を示唆する顆粒状の低蛍光が散在している。

①中心窩の OCT

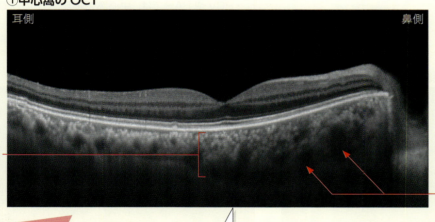

脈絡膜肥厚

pachyvessel

Check
・パキコロイド疾患に特徴的な所見および RPE 異常がみられるが，CSC のような SRD はみられない。
・視力低下きたすことは少なく，積極的な治療適応になることはないが，MNV 発症に至る（PNV になる）可能性があるため経過観察には留意する必要がある。

② RPE 障害部の OCT

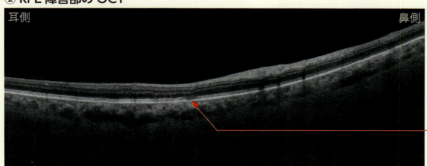

RPE 障害部に一致した EZ/IZ line の途絶

バリエーション3　pachydrusen（79歳，男性）

右眼 PNV の僚眼。左眼視力は（1.2）。

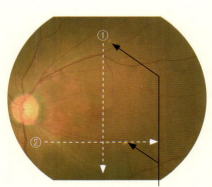

眼底後極に散在する pachydrusen

IA

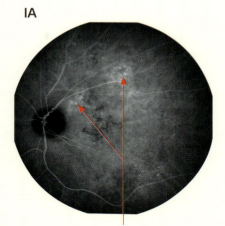

脈絡膜血管透過性亢進

Check
pachydrusen は，黄斑部に散在，孤立性に分布，黄白色，辺縁明瞭，大きさが 125μm を超えると定義されることが多い。

①中心窩の OCT

下方　　　上方

- RPE 不整
- EZ/IZ line の途絶
- pachyvessel

Check
・著明な脈絡膜肥厚，pachyvessel。
・滲出性変化はみられず，PPE の診断となる。

② pachydrusen を通る OCT

鼻側　　　耳側

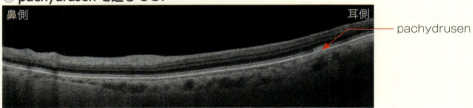

pachydrusen

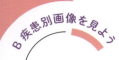

VI. 中心性漿液性脈絡網膜症
中心性漿液性脈絡網膜症

疾患の概要

- 中心性漿液性脈絡網膜症（CSC）は中年男性に多く，典型例では中心窩を含む黄斑部に同心円状のSRDがみられる。発症にはストレスやA型気質，喫煙，ステロイドの使用などが関与するとされる。
- 近年，肥厚した脈絡膜を伴うパキコロイド疾患（pachychoroid disease）という概念が提唱されており，CSCはその代表疾患である。
- IAによる研究で脈絡膜血管異常が原因であることが明らかになっており，OCTによる観察で脈絡膜が肥厚し（pachychoroid），脈絡膜大血管の拡張（pachyvessel）がみられる。
- 自然軽快もあるが，再発率は30〜40%との報告もあり，SRDが遷延したり，再発を繰り返す症例では積極的治療が選択される。治療はFAで観察される蛍光漏出点に対するレーザー光凝固が基本であり，近年では暗点を形成しにくい閾値下レーザーが選択されることもある。
- SRDにプレシピテートや視細胞外節の伸長所見（elongation）を伴ってきたら，治療を検討すべき時期である。
- PDTは保険適応外の治療となるが，SRDの消失に高い有効性を示すことが多くの研究で証明されている。PDT後には脈絡膜の管腔面積が減少することで，脈絡膜厚が薄くなり，IAでみられる脈絡膜血管透過性亢進所見が減弱もしくは消失する。『加齢黄斑変性症に対する光線力学的療法のガイドライン』に準じて，照射部位の鼻側縁端は視神経乳頭の側頭側縁端から200μm以上離れた位置に設定する。

典型例　CSC（44歳，男性）

3年前に変視症を自覚。いったん軽快するも，再発して半年間持続するため，受診。左眼視力は（0.8）。

▶治療前

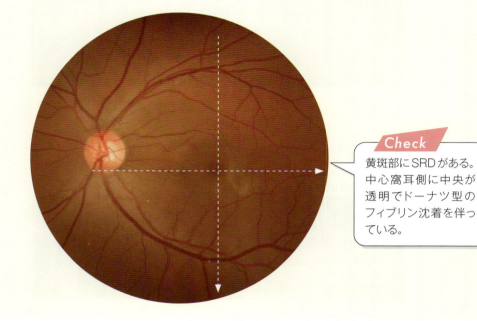

Check 黄斑部にSRDがある。中心窩耳側に中央が透明でドーナツ型のフィブリン沈着を伴っている。

FA 初期

FA 中期

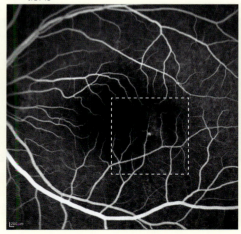
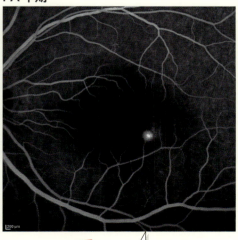

Check
黄斑部耳側に経時的に拡大する蛍光漏出がみられ，CSC と診断。

フィブリン

鼻側　　　　　　　　　　　　　　　　耳側

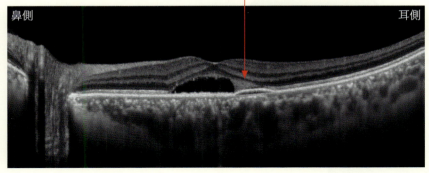

Check
・OCT 水平断でフィブリンと丈の低い PED を伴った SRD がみられる。
・OCT 垂直断で中心窩の SRD 後面に顆粒状の高反射がある。これは感覚網膜と RPE との間に距離があることで視細胞外節が貪食されず伸長している所見（elongation）と考えられている。
・中心窩脈絡膜厚は 480 μm と肥厚している。

視細胞外節の伸長（elongation）

上方　　　　　　　　　　　　　　　　下方

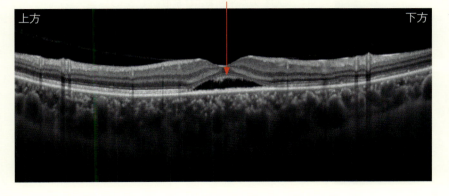

視能訓練士へのアドバイス
網膜だけでなく，脈絡膜全体が入るように OCT を撮影する。

OCTA
網膜表層 3×3mm　　網膜深層 3×3mm　　網膜外層 3×3mm　　脈絡毛細血管板 3×3mm

> **Check**
> ・OCTA の登場により，CSC にパキコロイド新生血管（pachychoroidal neovascupoapthy；PNV）が高率に合併することがわかってきた。
> ・この症例ではみられない。

> **視能訓練士へのアドバイス**
> 漏出点付近の OCTA を撮影し，PNV の合併がないかを確認する。

> **治療**　FA の蛍光漏出点にマイクロパルス閾値下レーザーを施行。

▶ 治療から 1 カ月後

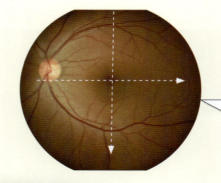

> **Check**
> SRD とフィブリンが消失した。

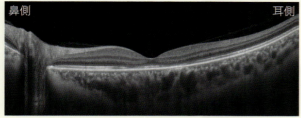

鼻側　　　　　　　耳側

> **Check**
> ・OCT の水平断および垂直断で SRD は消失している。
> ・自覚症状の変視が続いており，SRD 貯留部位の EZ，IZ の回復が不完全であるためと考えられる。
> ・中心窩脈絡膜厚は治療前と変わりなし。

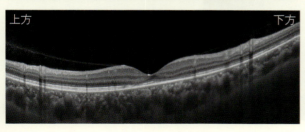

上方　　　　　　　下方

> **視能訓練士へのアドバイス**
> ・眼科医は治療前後での脈絡膜構造の変化や網膜外層の回復に注目して診療している。
> ・OCT で網脈絡膜が斜めに写っていると，解剖学的変化が正確に比較できないので，水平に撮影する。

CSC 通常のレーザー光凝固治療後のOCTA（49歳，男性）

1週間前から左眼視力低下を自覚し受診。左眼視力は（0.7）。

▶治療前　　　　　　　　　　　FA

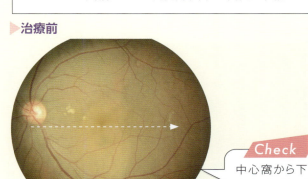

Check 中心窩から下方にかけてSRDがある。

Check 中心窩上耳側に点状蛍光漏出がある。

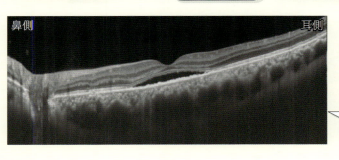

Check 中心窩にSRDがある。

治療　FAの蛍光漏出点にレーザー光凝固を施行。

▶治療から6カ月後

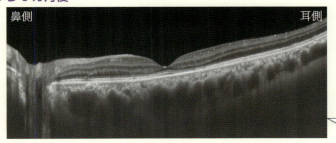

Check SRDは消失。

OCTA
網膜表層　3×3mm　　網膜深層　3×3mm　　網膜外層　3×3mm　　脈絡毛細血管板　3×3mm

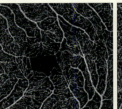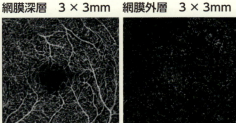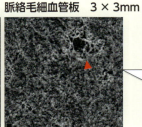

Check
・レーザー部位に一致して脈絡毛細血管板の血流障害がみられる（▲）。
・パキコロイド新生血管（PNV）はない。

169

CSC マイクロパルス閾値下レーザー治療後のOCTA（43歳，男性）

3週間前から左眼の見づらさを自覚し受診。左眼視力は（1.2）。

▶治療前　　　　　　　　　　　　FA

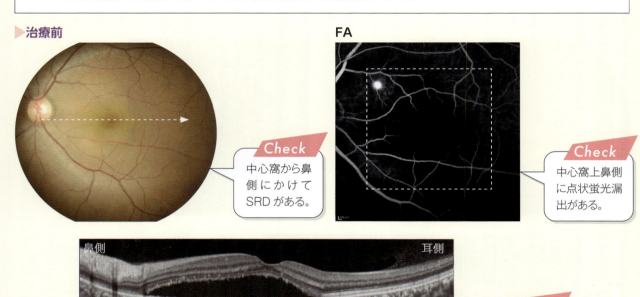

Check 中心窩から鼻側にかけてSRDがある。

Check 中心窩上鼻側に点状蛍光漏出がある。

Check 中心窩から鼻側にかけてSRDがある。

治療　FAの蛍光漏出点にマイクロパルス閾値下レーザーを施行。

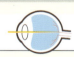

▶治療から6カ月後

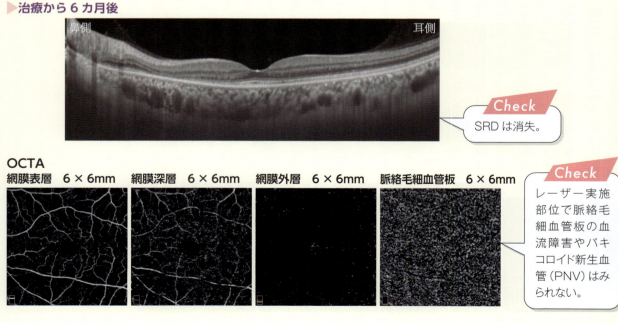

Check SRDは消失。

OCTA
網膜表層 6×6mm　　網膜深層 6×6mm　　網膜外層 6×6mm　　脈絡毛細血管板 6×6mm

Check レーザー実施部位で脈絡毛細血管板の血流障害やパキコロイド新生血管（PNV）はみられない。

CSC 漏出点のOCT（60歳，男性）

2週間前からの左眼視力低下を自覚し受診。左眼視力は不明。

黄斑部上方から中心窩にかけてSRD
その範囲内にプレシピテート

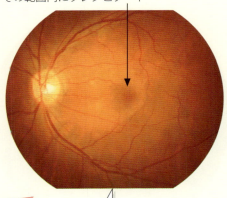

FA　　点状の蛍光漏出

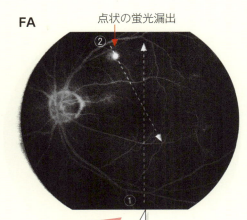

Check
黄斑部上方から中心窩にかけてSRDとプレシピテートが観察できる。CSCにおいて，治療を検討すべき時期にきていることを示す所見のうちの1つである。

Check
黄斑部上方に点状蛍光漏出がある。

① 下方　上方

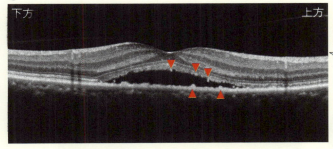

Check
プレシピテートがSRD後面とRPE上に顆粒状の高反射（▲）として観察される。

② 漏出点から中心窩にかけての断層像
上鼻側　下耳側

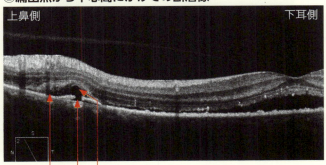

フィブリン
漿液の噴出に伴う低反射
漏出点におけるRPEの断裂

Check
・FAでの蛍光漏出点から中心窩にかけて斜めに撮影した断層像では，漏出点から中心窩まで連続する丈の低いSRDが確認できる。
・漏出点でRPEの断裂が観察できる。
・フィブリン沈着がみられ，CSCの病勢が強いことがわかる。
・勢いよく吹き出した漿液がフィブリンを押しのけて低反射像として観察される。

視能訓練士へのアドバイス
FAで観察される漏出点からSRD貯留部位までのOCTを撮影し，SRD貯留がその漏出で説明できるかを確認する。

（大塚眼科　大塚慎一先生のご厚意による）

再発性 CSC　著明な脈絡膜肥厚（42 歳，男性）

3 カ月経っても SRD がみられるため，治療目的に紹介。右眼視力は (0.9)。

▶治療前

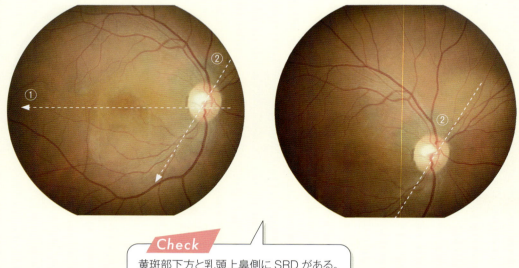

Check
黄斑部下方と乳頭上鼻側に SRD がある。

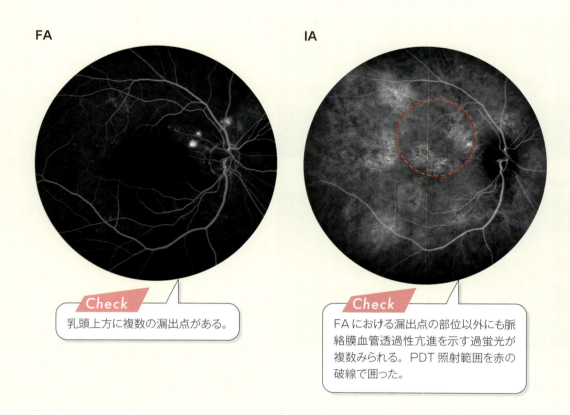

FA

IA

Check
乳頭上方に複数の漏出点がある。

Check
FA における漏出点の部位以外にも脈絡膜血管透過性亢進を示す過蛍光が複数みられる。PDT 照射範囲を赤の破線で囲った。

①

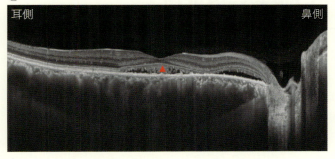

> **Check**
> ・SRD 後面に視細胞外節の伸長を示す顆粒状の高反射（elongation）がある（▲）。CSC において，治療を検討すべき時期にきていることを示す所見のうちの 1 つである。
> ・中心窩脈絡膜厚は 704μm と著明に肥厚しており，脈絡膜深部の構造は OCT の信号が届かないため描出されていない。
> ・黄斑部以外にも SRD がある。

②乳頭上鼻側から下耳側にかけての断層像

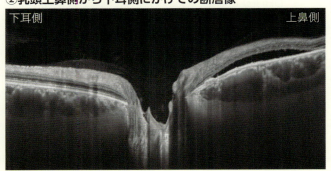

治療経過 FA の複数の蛍光漏出点にマイクロパルス閾値下レーザーを反復して施行するも，SRD が消失しなかったため，IA で脈絡膜血管透過性を示す部位に最大直径 5,000μm でベルテポルフィン半量 PDT を実施。

▶治療から 12 カ月後

①

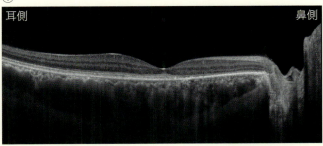

> **Check**
> ・OCT の水平断および乳頭上鼻側から下耳側にかけての断層像で SRD は消失している。
> ・SRD 貯留部位の EZ，IZ は回復していない。
> ・PDT により，中心窩脈絡膜厚は 565μm へと減少した。

②乳頭上鼻側から下耳側にかけての断層像

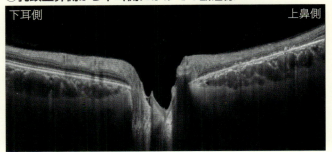

> **視能訓練士へのアドバイス**
> ・OCT は黄斑部の水平断と垂直断だけでなく，FA で観察される漏出点を含む箇所も撮影して SRD がないかを確認する。
> ・PDT 前後での脈絡膜構造が比較できるように，OCT 撮影では網膜だけでなく脈絡膜全体を水平に描出する。

173

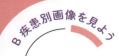

VI. 中心性漿液性脈絡網膜症
慢性中心性漿液性脈絡網膜症

疾患の概要

- 慢性 CSC は典型的な CSC よりも高齢者に多く，両眼発症例もしばしばみられる．検眼鏡的に RPE 萎縮巣がみられることが多い．
- FA では検眼鏡でみられる RPE 萎縮よりもさらに広範囲で window defect がみられることが多い．典型的な CSC とは異なり，漏出点がはっきりせず，びまん性の蛍光漏出がみられることがある．
- IA では典型的な CSC と同様，脈絡膜血管透過性亢進所見を呈するが，範囲はより広範囲で，多発していることが多い．
- SRD が片眼のみに貯留している場合でも，他眼に FA, IA 異常がみられることが多い．
- OCT では網膜は菲薄化しており，特に網膜外層でその程度は強く，症例によっては EZ や IZ だけでなく，ELM や ONL も描出されない症例もある．また脈絡膜は典型的な CSC と同様に肥厚している．
- bullous retinal detachment（胞状網膜剥離）はわが国では多発性後極部網膜色素上皮症（multifocal posterior pigment epitheliopathy；MPPE）とよばれていたが，現在ではびまん性網膜色素上皮症（diffuse retinal pigment epitheliopathy；DRPE）として，CSC の概念に含まれている．
- FA, IA では検出できなくても，OCTA を撮影すると MNV が描出されることがある．肥厚した脈絡膜を伴う MNV は pachychoroid neovasculopathy（PNV）とよばれ，パキコロイド疾患のうちの 1 つである．
- en face OCT を用いた解析により，肥厚した脈絡膜を伴うパキコロイド疾患では，正常眼より脈絡膜血管の上下の対称性が失われている割合が高いと報告されている．

> **典型例**　慢性 CSC（60 歳，男性）
>
> 10 年前から左眼変視を自覚しており，最近さらに視力低下してきたため受診．左眼視力は（0.5）．

▶初診時

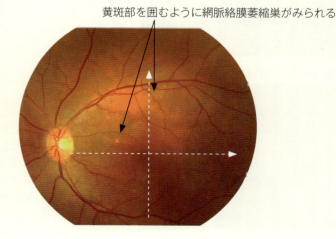

黄斑部を囲むように網脈絡膜萎縮巣がみられる

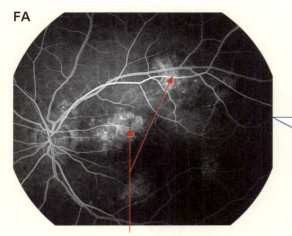

FA

> **Check**
> 網膜および RPE の変性所見が視神経乳頭周囲や黄斑部を取り囲むようにみられ，FA では同部位に一致して淡い過蛍光が観察できる。

RPE の変性巣に一致して淡い蛍光漏出がみられる

剥離部位の網膜は外層を中心に菲薄化　　視細胞外節の脱落

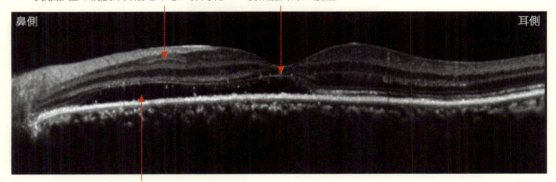

鼻側　　　　　　　　　　　　　　　　　　　　　　　　　　　耳側

中心窩を含む鼻側に丈の低い SRD

下方だけでなく，上方にも SRD がみられる

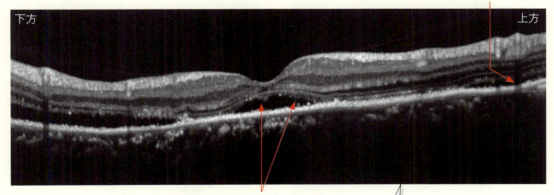

下方　　　　　　　　　　　　　　　　　　　　　　　　　　　上方

視細胞外節の伸長（elongation）

> **Check**
> ・丈の低い SRD が中心窩鼻側から下方にかけて観察でき，一部上方にもみられる。
> ・剥離網膜は菲薄化しており，特に中心窩で薄くなっている。
> ・SRD 後面では視細胞外節の伸長所見と脱落がみられる。

バリエーション1　atrophic tract を伴う慢性 CSC（72歳，男性）

30年前に右眼 CSC を指摘された。右眼視力は（0.15）。

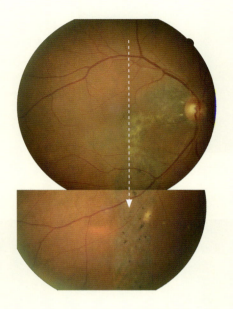

FA

眼底自発蛍光

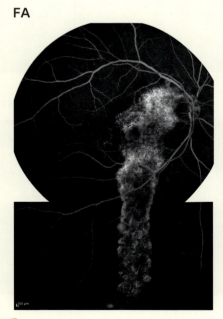
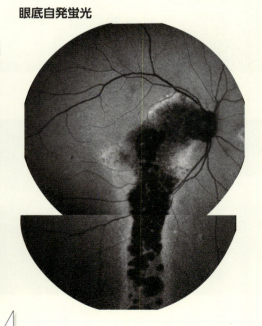

> **Check**
> ・慢性 CSC では，SRD が重力によって下方に垂れる際に，帯状に RPE 萎縮が形成されることがあり，atrophic tract や descending tract とよばれている。
> ・RPE 萎縮のため，FA では window defect による過蛍光，眼底自発蛍光では低蛍光を呈する。

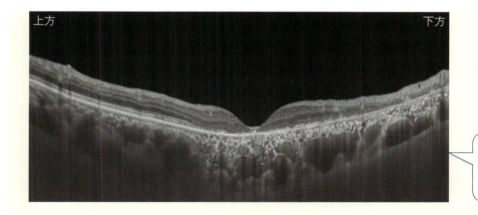

> **Check**
> ・SRD はみられない。
> ・RPE 萎縮部位では脈絡膜の OCT 信号が強く出ている。

▶**初診から 8 年後**
右眼視力は (0.15)。
FA

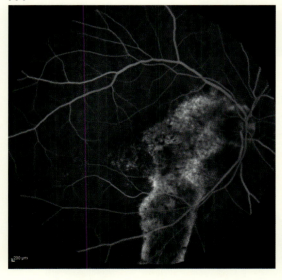

> **Check**
> ・SRD はみられない。
> ・OCT では右中心窩に囊胞がみられるが，FA では同部位に蛍光色素の貯留はなく，漏出点もみられない。
> ・視力不良の慢性 CSC に合併する，FA で所見のみられない囊胞を cystoid macular degeneration (CMD) とよぶ。

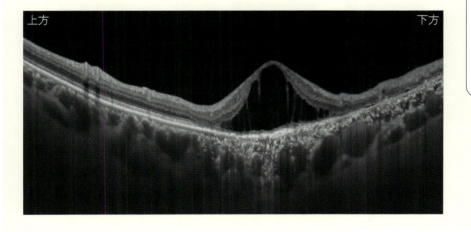

下方胞状網膜剥離をきたした慢性 CSC（47 歳，男性）

3 年前から見づらさを自覚。右眼視力は (0.9)。

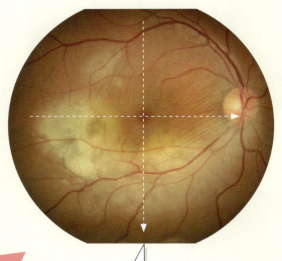

Check
・黄斑部に上鼻側から下耳側の方向に網膜剥離に伴う網膜皺襞がみられる。
・黄斑部耳側から下方にかけて網膜下フィブリンによる黄白色病変がみられる。

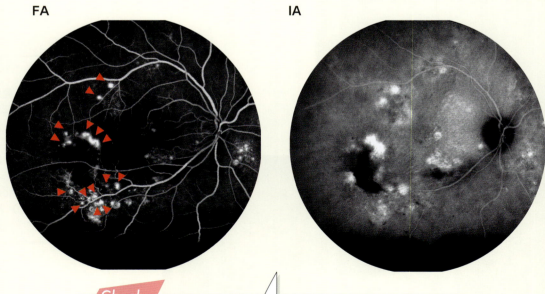

Check
FA で蛍光漏出が多数あり，IA ではそれより広範囲に脈絡膜血管透過性亢進所見がみられる。下方は胞状網膜剥離によるブロックのため低蛍光を呈している。レーザー光凝固の施行部位を (▲) で示した。

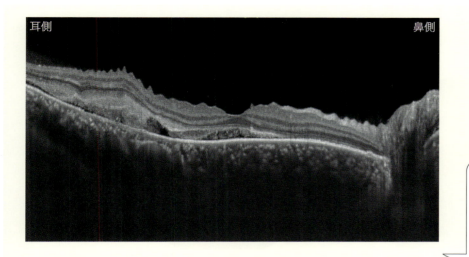

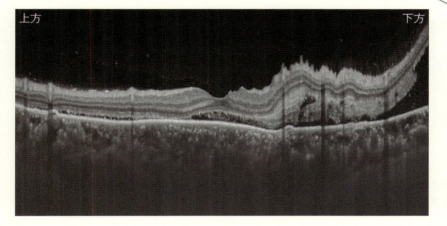

Check
- 中心窩から耳側にかけてSRDがあり，丈は下方にかけて高くなっている。
- 網膜皺襞がみられる。
- SRD後面にフィブリンによる高反射がみられる。
- 脈絡膜は著明に肥厚しており，脈絡膜深部の構造はOCTの信号が届かないため描出されておらず，中心窩脈絡膜厚は不明である。

治療 FAの蛍光漏出点に対し，レーザー光凝固を実施。

▶ **治療から5カ月後**

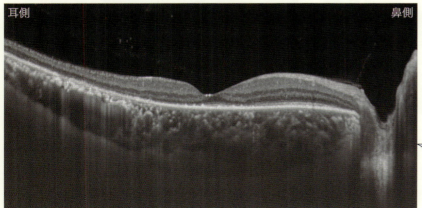

Check
SRDは消失している。感覚網膜は菲薄化し，中心窩耳側ではIZ, EZ, ELM, ONLが描出されていない。

179

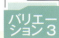
ステロイド関連慢性 CSC（47 歳，男性）

基礎疾患に IgA 腎症があり，長年のステロイド内服歴がある。右眼 CSC に対してレーザー光凝固と PDT による治療歴あり。視力：右眼（0.4），左眼（1.2）。

▶治療前

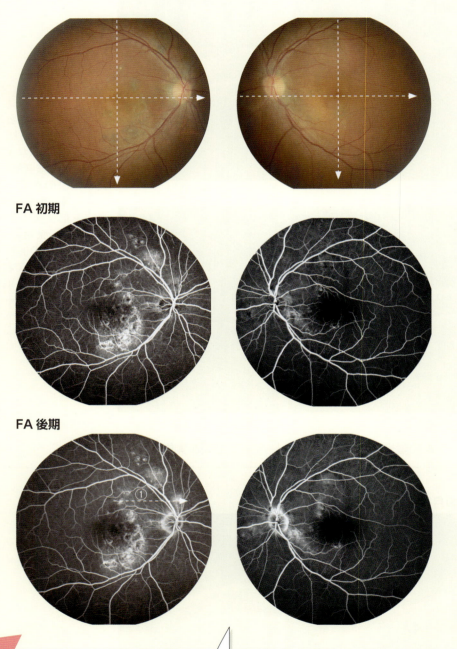

Check
・左眼の黄斑部と乳頭鼻側に複数の蛍光漏出がある。
・右眼は乳頭上方に 1 カ所蛍光漏出があるが，その他の過蛍光部位は経時的に拡大せず，RPE 萎縮を示す window defect であることがわかる。window defect に一致して，カラー眼底写真でも RPE 萎縮巣がみられる。

IA 後期

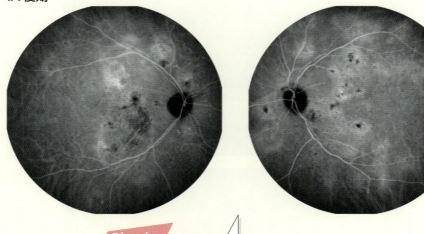

Check 脈絡膜血管透過性亢進所見を示す部位が多数あり，左眼では FA で異常がない部位にもみられる。

右眼　耳側　鼻側

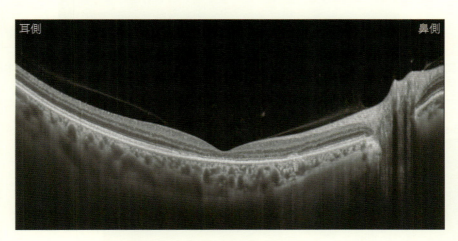

左眼　鼻側　耳側

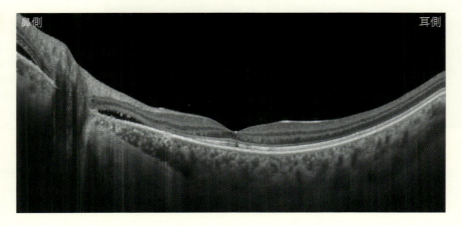

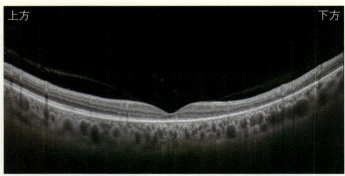
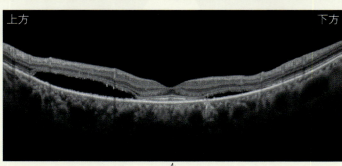

Check
・右中心窩から黄斑部下方にかけて ELM，IZ，EZ が消失している。過去の SRD 貯留範囲と考えられる。
・左眼では FA の漏出点に一致して左眼に SRD がみられる。

OCT B-scan（撮影箇所は p.180，FA 後期の破線矢印①）

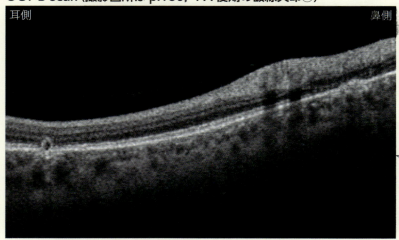

Check
SRD 貯留はみられない。RPE の脈絡膜からの漏出より，それを吸収する RPE のポンプ作用が上回っているためと考えられる。

視能訓練士へのアドバイス
FA で多数の漏出点や IA で複数の脈絡膜血管透過性亢進所見がみられる症例では，SRD の分布を把握するために OCT volume scan が有用である。OCTA の撮影範囲では密に OCT B-scan が撮影されるため，OCTA を撮影しておけば，後から病変部位の OCT 評価が可能である。

PNV (pachychoroid neovasculopathy)（62歳，女性）

2年前から左眼CSCとして経過観察されていた。視力：右眼(1.2)，左眼(0.6)。

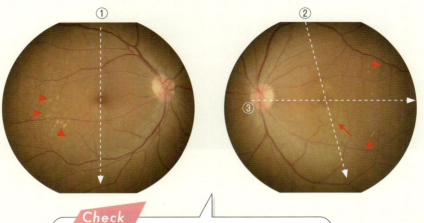

> **Check**
> ・左中心窩から下方にかけてSRDがある（→）。
> ・両眼の黄斑部耳側にドルーゼンがみられる（▲）。

FA 初期

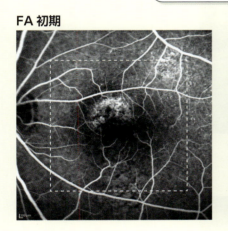

FA 中期

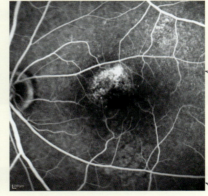

> **Check**
> 中心窩上方のwindow defectの中に漏出点がある。

IA 初期

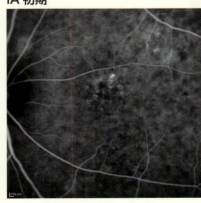

IA 中期

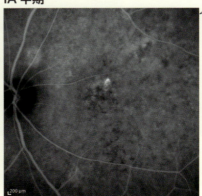

> **Check**
> 明らかなMNVの描出はない。

右眼①　上方　下方

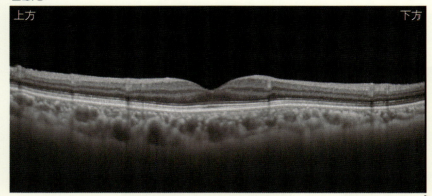

Check
両眼とも脈絡膜は下方より上方のほうが厚い。

左眼②　上方　下方

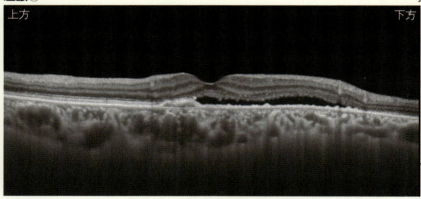

Check
・SRDの上方に，内部反射を伴う丈の低いPEDがある。

左眼③　鼻側　耳側

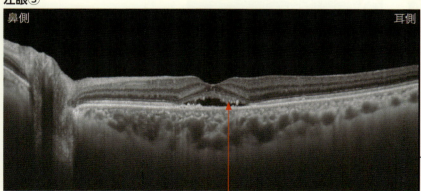

視細胞外節の伸長（elongation）

Check
SRDに視細胞外節の伸長所見（elongation）を伴っている。

OCTA（脈絡毛細血管版）6 × 6mm

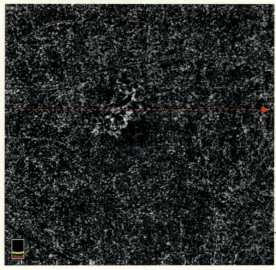

Check
OCTでみられた内部反射を伴うPEDに一致して，MNVが描出された。

OCTA（B-scan）（撮影部位はOCTA赤の破線矢印）

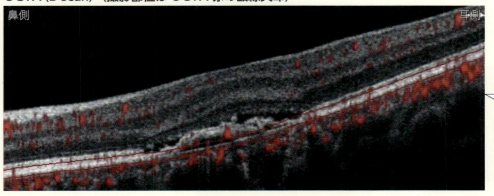

鼻側　　　耳側

Check
・血流情報が赤のシグナルで示されている。PEDの内部に血流がみられ，MNVであることがわかる。
・FA, IAでは検出されなかったMNVがOCTAにより描出された。

脈絡膜の en face OCT

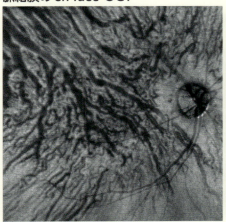
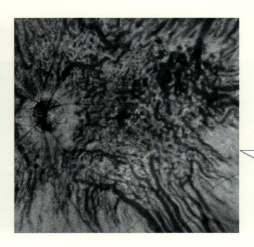

Check
両眼とも黄斑部の脈絡膜血管は下方より上方で太く，上下の対称性が崩れている。

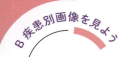

VII. 新生血管黄斑症
網膜色素線条（弾性線維性仮性黄色腫）

疾患の概要

- 網膜色素線条はBruch膜の断裂によって眼底に視神経乳頭を中心とした放射状のひび割れ（色素線条）を生じる疾患である。
- 先天性素因による全身的な弾性線維の異常であり、通常両眼性である。後極部から中間周辺部にかけて梨子地眼底とよばれる色調異常を認めることがある。
- 進行すると、断裂部分からCNVが生じ、視力低下や変視を生じる。
- さまざまな全身疾患との合併が報告されている。皮膚に弾性線維性仮性黄色腫を伴うものが多く、眼症状と皮膚症状を合併したものはGronblad-Strandberg症候群とよばれる。ほかにはPaget病やEhlers-Danlos症候群などの疾患との合併も知られている。

典型例 網膜色素線条 type 2 CNV（70歳，男性）

10日前から左眼の視力低下を自覚して受診。視力：右眼（1.2），左眼（0.1）。

▶初診時

網膜色素線条

Check
- 両眼底に視神経乳頭から周辺へ向かって放射状に伸びる網膜色素線条。
- 右眼には明らかなCNVはみられず視力が保たれているが、左眼には黄斑部にCNVとその周囲に網膜下出血がみられる。

SRD　CNV　網膜下出血

左眼
下方　上方

CNV

Check
- 中心窩下にCNVを生じており、その周囲にはSRDがみられる。CNVはGass分類でのtype 2 CNVである。
- 網膜色素線条で生じるCNVはtype 2 CNVを認めることが多い。

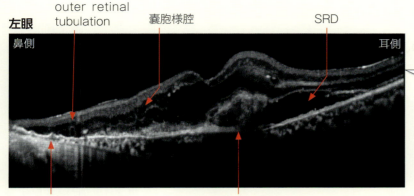

左眼

- outer retinal tubulation
- 囊胞様腔
- SRD
- 鼻側
- 耳側
- Bruch 膜の断裂所見
- type 2 CNV

Check
- 網膜内には囊胞様腔，鼻側の色素線条部には Bruch 膜の断裂所見と outer retinal tubulation とよばれる球状の構造物。
- outer retinal tubulation は AMD や網膜色素変性などでもみられる。

治療 抗 VEGF 薬硝子体内注射を施行。再燃を繰り返し，計 13 回の投与を行った。

▶ **治療から 4 年後**
左眼視力は (0.02)。

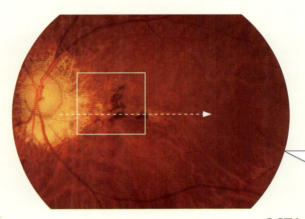

Check
黄斑部には線維性瘢痕を形成している。

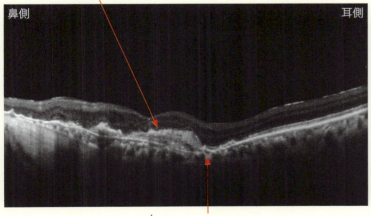

線維性瘢痕
鼻側　耳側
Bruch 膜の屈曲、断裂

Check
中心窩に及ぶ線維性瘢痕，Bruch 膜の屈曲，断裂所見。

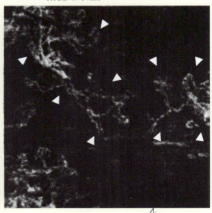

OCTA (網膜外層) 3 × 3mm

Check
瘢痕組織の下に CNV が残存している。

バリエーション1　網膜色素線条 type 1 CNV（78歳, 女性）

CNVからの滲出性病変に対して抗VEGF薬硝子体内注射を10回施行。左眼視力は（0.15）。

▶治療前

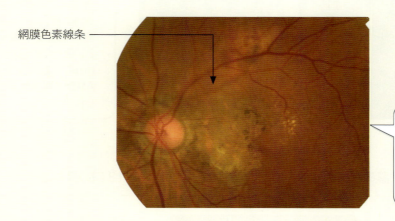

網膜色素線条

Check
視神経乳頭から放射状に伸びる網膜色素線条がみられる。後極内に線維性瘢痕と萎縮病巣がある。

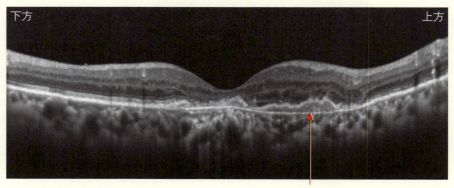

下方　上方
type 1 CNV

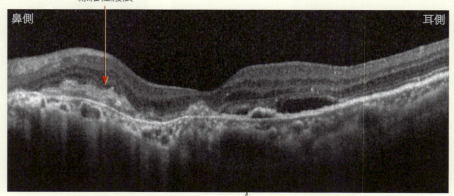

線維性瘢痕
鼻側　耳側

Check
・type 1 CNV が疑われる隆起病変あり。
・視神経乳頭から黄斑にかけて線維性瘢痕, RPE の萎縮。

OCTA（網膜外層）3 × 3mm

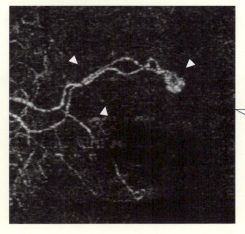

Check 横に広がったCNV（△）が描出されている。

| 治療 | 抗VEGF薬硝子体内注射を施行。その後もSRDや出血などの滲出性変化を認めた場合に追加投与を行った。 |

▶ **治療から7年後**
左眼視力は（0.05）。

萎縮病巣の拡大　網膜色素線条　　　眼底自発蛍光　　　　　　　低蛍光領域

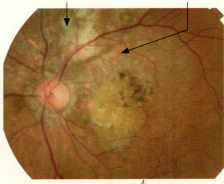

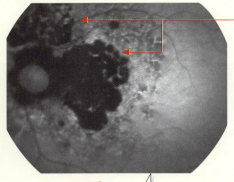

Check 萎縮病巣が拡大している。

Check RPEの萎縮病巣の拡大が低蛍光領域として観察される。

下方　　　　　　　　　　　　上方　　鼻側　　　　　　　　　　　　耳側

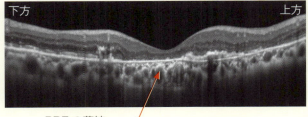

RPEの萎縮　　　　　　　　　　　　　　線維性瘢痕　　　　Bruch膜の屈曲，断裂

Check 中心窩に及ぶRPEの萎縮，Bruch膜の屈曲，断裂。

網膜色素線条（69歳，女性）

右眼は過去に出血を繰り返し，すでに低視力の状態で受診。視力：右眼（0.02），左眼（0.6）。

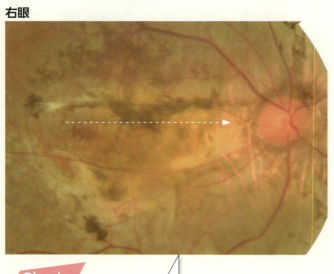

Check 右眼は今までに出血を繰り返しており，網膜は広範囲に変性している。

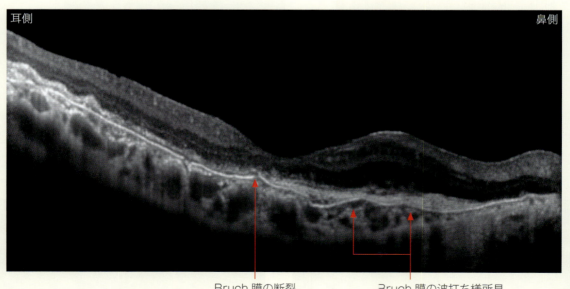

Bruch膜の断裂　　　Bruch膜の波打ち様所見

Check Bruch膜の波打ち様所見，断裂が著明であり，RPEは萎縮している。

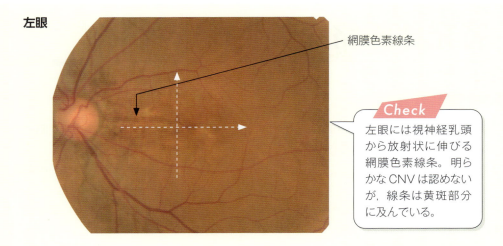

左眼 — 網膜色素線条

Check 左眼には視神経乳頭から放射状に伸びる網膜色素線条。明らかなCNVは認めないが，線条は黄斑部分に及んでいる。

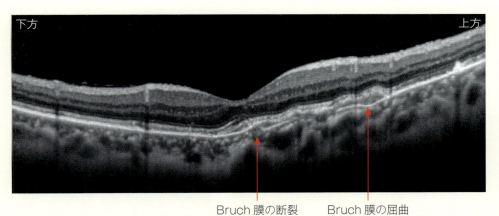

下方 ／ 上方

Bruch膜の断裂　Bruch膜の屈曲

Check 線条部分に一致してBruch膜の屈曲，断裂とRPEの隆起がある。黄斑直下のEZラインは比較的保たれており視力も維持されている。

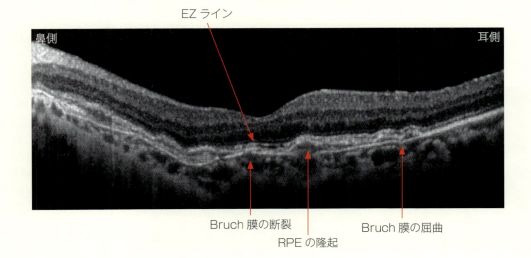

鼻側 ／ 耳側

EZライン

Bruch膜の断裂　RPEの隆起　Bruch膜の屈曲

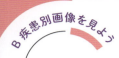

VII. 新生血管黄斑症
特発性脈絡膜新生血管

疾患の概要

- 特発性脈絡膜新生血管（idiopathic choroidal neovascularization；ICNV）は明らかな原因なしに50歳以下の若中年者の黄斑部にCNVを生じる疾患である。
- 診断には他の眼疾患に続発したCNVをすべて除外する必要があるため、ドルーゼンなど加齢性の変化、近視、眼内の炎症、外傷の既往などCNV以外のさまざまな所見に注意する。
- 比較的若年の女性に多く、また中等度近視の症例が多い。
- 通常片眼性であるが、まれに両眼性に生じることもある。

典型例 特発性脈絡膜新生血管1（40歳, 女性）

1カ月前から右眼変視症を自覚し受診。右眼視力は(0.9)。

▶治療前　　　　　　　　　　　灰白色病巣

OCTA（網膜外層）3×3mm

鮮明なCNV

Check
右眼の中心窩下に少量の網膜下出血を伴った灰白色病巣。

Check
CNVが鮮明に描出されている。

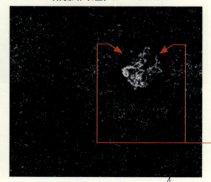

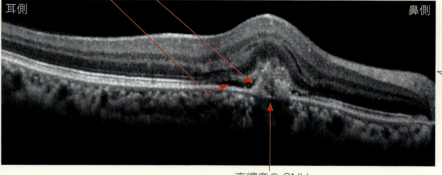

SRD　RPE
耳側　　　　　　　　　　　　　　　　鼻側
高輝度のCNV

Check
- ICNVで発生するCNVはほとんどの症例でtype 2 CNVである。
- 中心窩下に高輝度のCNVが描出されており、その周囲にはRPEが立ち上がりCNVを囲い込むような所見がみられる。ごく薄いSRDもある。CNVはGass分類でのtype 2 CNV。

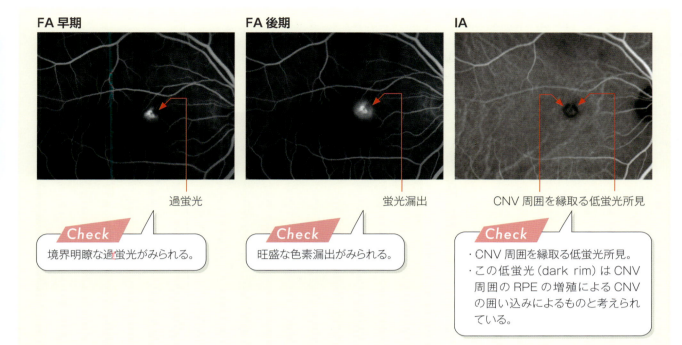

FA 早期	FA 後期	IA
過蛍光	蛍光漏出	CNV 周囲を縁取る低蛍光所見

Check 境界明瞭な過蛍光がみられる。

Check 旺盛な色素漏出がみられる。

Check
- CNV 周囲を縁取る低蛍光所見。
- この低蛍光 (dark rim) は CNV 周囲の RPE の増殖による CNV の囲い込みによるものと考えられている。

治療

抗 VEGF 薬硝子体内注射を 2 回施行した。右眼視力は (1.0)。

▶治療開始から 3 カ月後（2 回目治療の 1 カ月後）

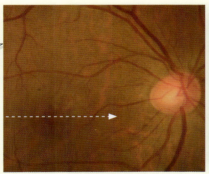

Check
- 初診時にみられていた灰白色病巣ははっきりしない。
- 出血は消失している。

OCTA（網膜外層）3 × 3mm

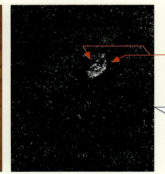

CNV

Check CNV が描出されているが，初診時と比べ縮小していることが確認できる。

CNV を RPE が取り囲み瘢痕形成

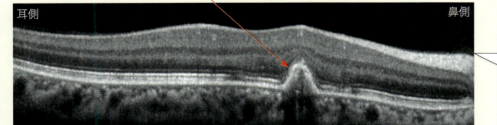

耳側　　　　　　　　　　　　　　　　　鼻側

Check
- CNV を RPE が取り囲み瘢痕形成している。
- SRD はなく滲出性病変は消失している。

193

| バリエーション | **特発性脈絡膜新生血管 2（32 歳，男性）** |

２週間前からの右眼中心暗点と変視症を認め受診。右眼視力は（1.0）。

▶治療前

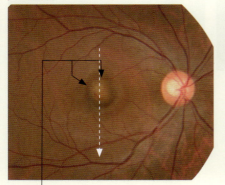

灰白色病巣

Check
右眼の中心窩下に少量の網膜下出血を伴った灰白色病巣。

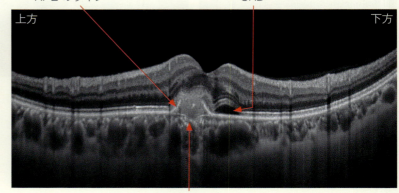

RPE のライン　　　　　SRD
上方　　　　　　　　　　　　　　　下方
高輝度の CNV

Check
・中心窩下に高輝度の CNV が描出されており，RPE のラインは CNV によって途絶し立ち上がっている。周囲には薄い SRD がみられる。
・CNV は type 2 CNV である。

FA 早期

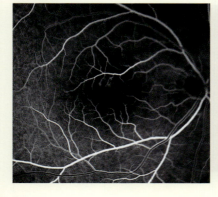

FA 後期

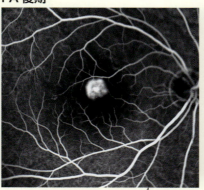

Check
旺盛な色素漏出がみられる。

IA

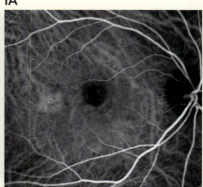

Check
CNV 周囲の dark rim ははっきりしない。

| 治療 | 抗VEGF薬硝子体内注射を1回施行した。右眼視力は(1.5)。 |

▶ 治療開始から3カ月後

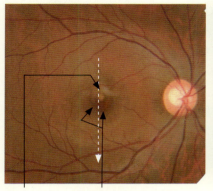

CNV　茶褐色病変

Check
CNVは初診時と比べて縮小し、瘢痕形成がみられる。周囲にはリング状に茶褐色病変があり、RPEの増殖が疑われる。

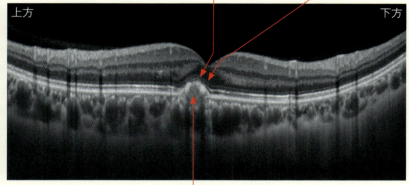

EZライン　ELMライン
上方　下方
CNVをRPEが取り囲み瘢痕形成

Check
・CNVをRPEが取り囲み瘢痕形成している。SRDはなく滲出性病変は消失している。RPEと瘢痕が一体化しておりRPEのラインは不明瞭だが、ELMラインは回復しており、EZラインもほぼたどることができる。
・この疾患では比較的小型なCNVがみられ、ほとんどの場合CNVはGass分類でのtype 2 CNVである。滲出の程度を判断するため周囲のSRDや出血をよく撮影できるよう細かくscanする。経過とともにRPEによるCNVの囲い込みが発生する点にも注意して観察する。

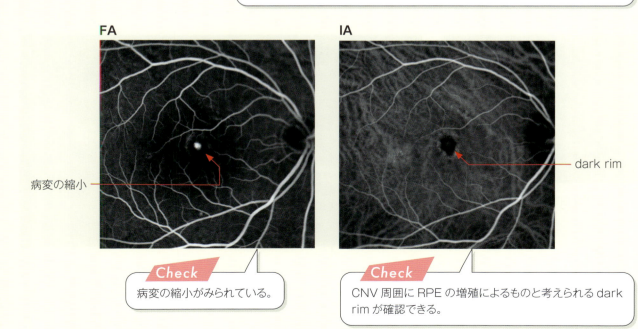

FA　　　　　　　IA

病変の縮小　　　　　　　　　　dark rim

Check
病変の縮小がみられている。

Check
CNV周囲にRPEの増殖によるものと考えられるdark rimが確認できる。

195

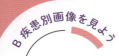

VIII. 糖尿病網膜症
糖尿病黄斑浮腫

疾患の概要

- 糖尿病黄斑浮腫（DME）は網膜症の病期にかかわらず生じ，直接的な視力障害の原因となる。
- DMEはその発生機序から局所性浮腫とびまん性浮腫に分けられる。局所性浮腫は毛細血管瘤からの漏出によって生じ，周囲に輪状の硬性白斑を伴うことが多い。びまん性浮腫は網膜毛細血管の透過性亢進により生じる。実際には両方の要素が混在していることも多い。
- OCTによるDMEの形態的分類としては①スポンジ様網膜膨化，②CME，SRDがある。
- 局所性浮腫に対する治療は毛細血管瘤に対する直接光凝固である。ただし中心窩から500μm以内には施行できない。
- 近年，抗VEGF薬硝子体内注射が主流となってきており，びまん性浮腫，中心窩を含む局所性浮腫に対して適応される。
- その他の治療法として，ステロイド局所投与が考慮される。また，硝子体黄斑牽引，黄斑上膜，肥厚した後部硝子体膜を伴うDMEにおいては硝子体手術も考慮される。
- 浮腫の分類に関して糖尿病網膜症診療ガイドライン（第1版）では，中心窩を含む糖尿病黄斑浮腫（cut off：中心窩1mm円の網膜厚300μm）や視力をおびやかす糖尿病黄斑浮腫（網膜肥厚と硬性白斑の有無で評価），国際重症度分類（重症が中心窩を含む糖尿病黄斑浮腫に相当）も紹介されている。

典型例1　局所性浮腫（59歳，男性）

左眼視力低下で受診。左眼視力は（0.1）。光凝固後。

▶治療前

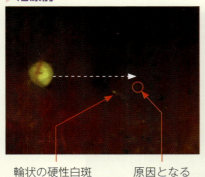

輪状の硬性白斑　　原因となる毛細血管瘤

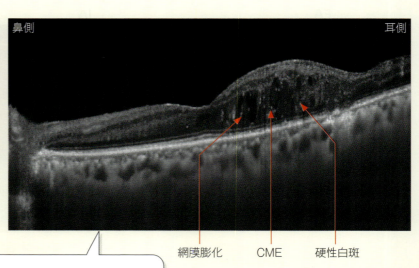

鼻側　　耳側

網膜膨化　CME　硬性白斑

Check
- 黄斑耳側を中心にCMEと網膜膨化がみられる。
- OPLを中心に硬性白斑の沈着がある。

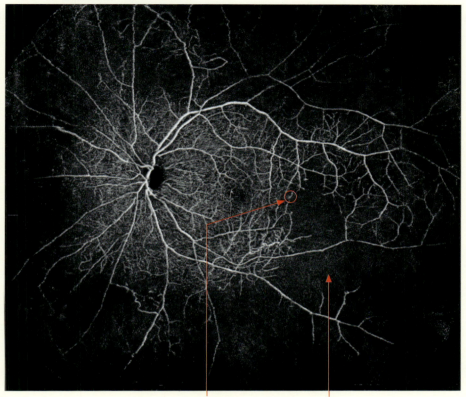

OCTA（網膜表層）23 × 20mm

原因となる毛細血管瘤　　無灌流領域（NPA）

治療　毛細血管瘤に対して直接光凝固を施行した。

▶ **治療から3カ月後**

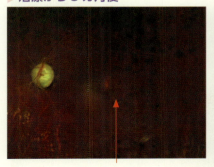

硬性白斑は消退

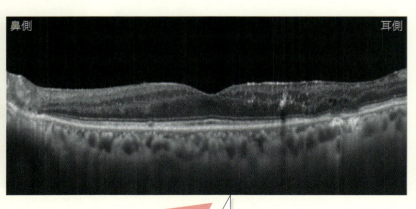

鼻側　　　　　　　　　　　　　　　　　　耳側

Check：浮腫は改善。

| 典型例2 | びまん性浮腫（81歳，男性） |

近医にて左眼 DME を認め，抗 VEGF 薬硝子体内注射目的に紹介受診。左眼視力は (0.6)。

▶ 治療前

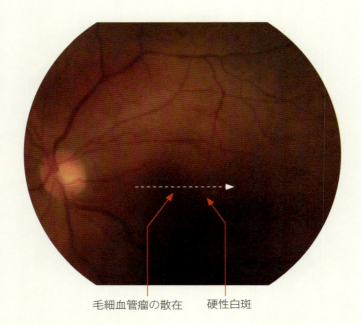

毛細血管瘤の散在　　硬性白斑

FA 早期

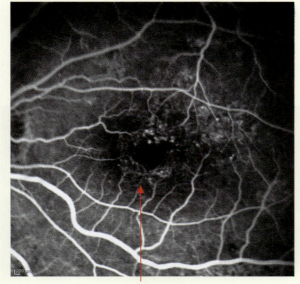

後極に散在する毛細血管瘤

FA 後期

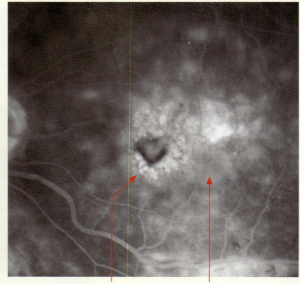

毛細血管瘤からの蛍光漏出　　網膜毛細血管の透過性亢進によるびまん性の蛍光漏出

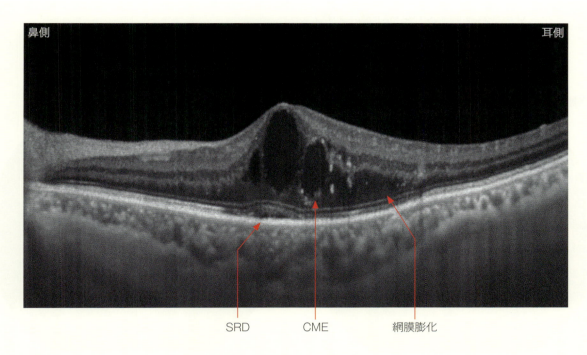

SRD　　　CME　　　網膜膨化

治療 抗VEGF薬硝子体内注射を3回行った。

▶治療から3カ月後

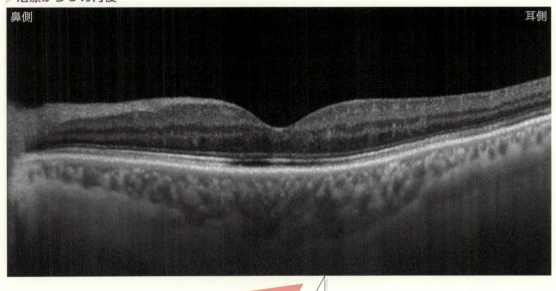

Check 浮腫の改善。

びまん性浮腫＋SRD（51歳，男性）

左眼視力低下で受診。左眼視力は(0.2)。

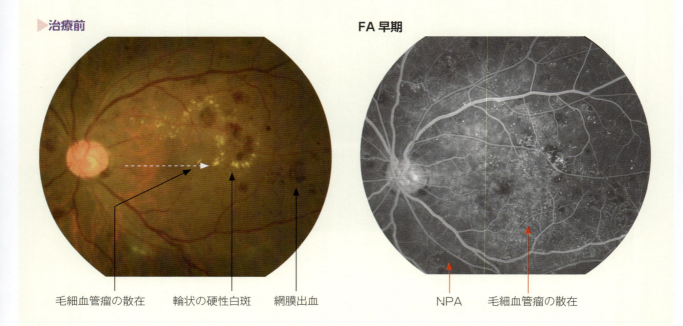

▶治療前 ／ FA 早期

毛細血管瘤の散在　輪状の硬性白斑　網膜出血　　NPA　毛細血管瘤の散在

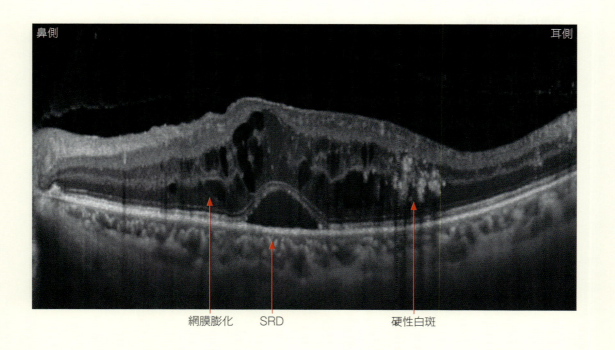

鼻側　耳側

網膜膨化　SRD　硬性白斑

OCTA（網膜表層）12 × 12mm　　IRMA

PLEX® Elite

NPA　　毛細血管瘤の散在

Check
・OCTAでは造影剤を使用せずに毛細血管瘤やNPAの評価が可能である。
・FAと同等に網膜血管の状態を詳細に確認することができる。

| 治療 | 抗VEGF薬硝子体内注射を1回行った。 |

▶治療から1カ月後

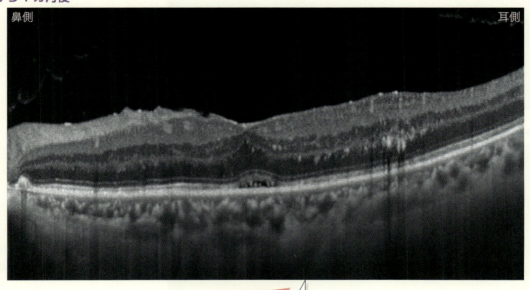

鼻側　　　　　　　　　　　　　　　　　耳側

Check
浮腫の改善。

201

> **バリエーション2** DMEとして紹介された牽引性網膜剥離・網膜分離（44歳，男性）
>
> 未治療の糖尿病網膜症の状態で前医受診。右眼DMEに対して治療目的に紹介受診となった。右眼視力は（0.15）。

▶初診時

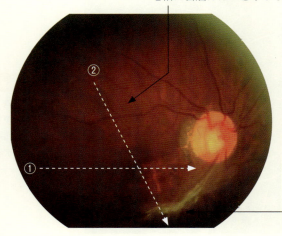

毛細血管瘤ははっきりしない

下方アーケード血管上に増殖膜

①
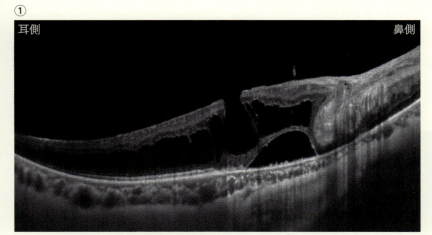
耳側　　鼻側

②増殖膜を通るスライス
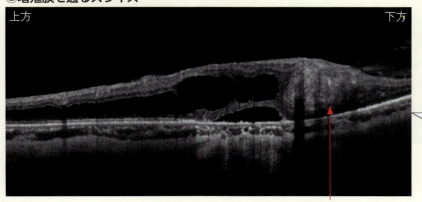
上方　　下方

増殖膜からの牽引

Check
・DMEではなく牽引性網膜剥離（TRD）および網膜分離の状態。
・OCTAにて毛細血管瘤を認めるが，OCTとの対応に乏しい。

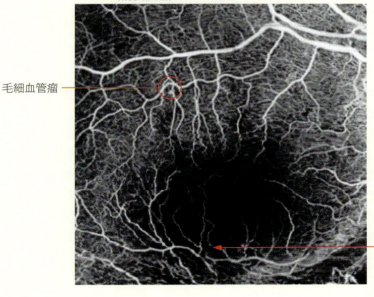

OCTA（網膜表層）6 × 6mm

毛細血管瘤

中心窩無血管域（FAZ）の拡大

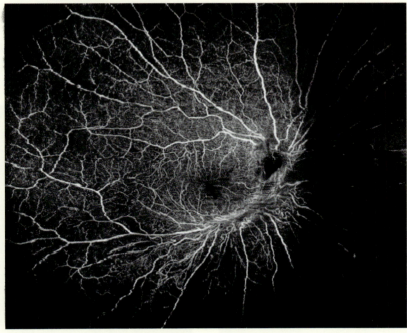

OCTA（網膜表層）23 × 20mm

経過 希望があれば硝子体手術の方針。EZの消失がみられるため視力予後は期待できず，また手術希望もないため経過観察となった。

VIII. 糖尿病網膜症
増殖糖尿病網膜症

疾患の概要

- 糖尿病網膜症の病期分類には国際重症度分類，Davis分類，新福田分類などが用いられている。国際重症度分類では網膜症なし，非増殖糖尿病網膜症（non-proliferative diabetic retinopathy；NPDR），増殖糖尿病網膜症（proliferative diabetic retinopathy；PDR）と大きく3つに分類される。
- 網膜新生血管や乳頭上新生血管，網膜前出血，硝子体出血，線維血管増殖膜，牽引性網膜剥離などの所見がみられる。
- 網膜虚血に伴うVEGFの産生はPDRの活動性を高めるため，汎網膜光凝固により酸素代謝を減らすことが治療の基本となる。
- 汎網膜光凝固によりDMEが出現・増悪することもあるため，DMEの治療を並行して行う。
- 硝子体出血，牽引性網膜剥離は硝子体手術の適応である。近年では機器の進歩により手術侵襲が軽減され，硝子体手術の適応は拡大してきている。
- 虹彩や隅角に新生血管を認める場合には早急に網膜光凝固の開始・追加を行う。抗VEGF薬硝子体内注射でも眼圧コントロールが困難な血管新生緑内障では緑内障手術が必要となる。

典型例1　PDR進行例（38歳，男性）

1年前の初めての健診で糖尿病指摘あり。視力低下を自覚し眼科受診。左眼視力は（0.8）。

▶初診時

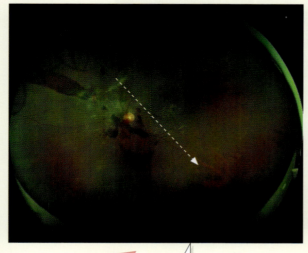

Check：視神経乳頭からアーケード血管に沿った線維血管増殖組織。

OCTA（網膜表層）20×23mm

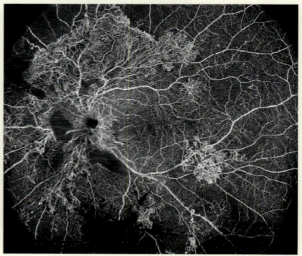

血流シグナル　　OCTAのセグメンテーション上端

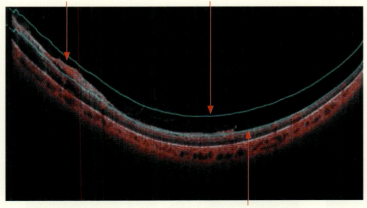

OCTAのセグメンテーション上端

網膜面より硝子体腔側でのセグメンテーション

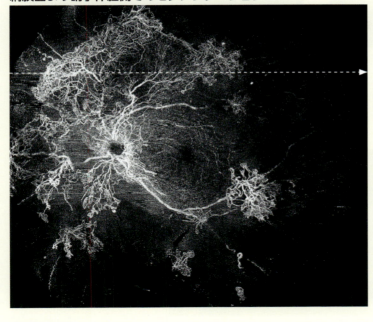

> **Check**
> ・OCTAは任意の層の *en face* OCT を得ることが可能である。
> ・網膜面より硝子体腔側でのセグメンテーション（vitreoretinal interface；VRI）では，新生血管のみを観察することができる。
> ・黄斑浮腫や出血，増殖膜による強い牽引などがあるとセグメンテーションエラーとなり，新生血管がうまく描出されない，または正常血管が描出されるため注意が必要である。

広角 OCT

鼻上側　　　　　　　　　　　　　　　耳上側

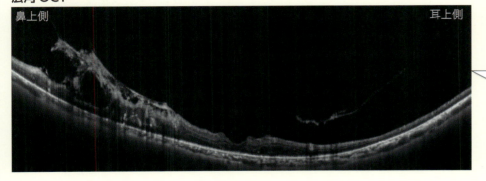

> **Check**
> ・広角 OCT により，さらに広い範囲での観察が可能となった。
> ・増殖膜による牽引や硝子体癒着の評価が容易になった。

典型例2　PDR　牽引性網膜剥離（35歳，女性）

10年ほど前に糖尿病を指摘されたが放置。1カ月前からの右眼視力低下を自覚し眼科受診。HbA1c：11.9。右眼視力は（0.1）。

▶治療前

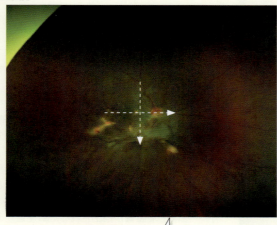

Check 著明な乳頭新生血管がみられ，黄斑部は牽引性網膜剥離となっている。

FA

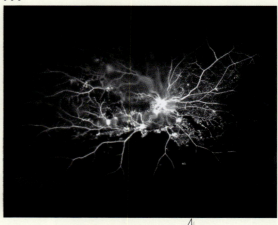

Check 新生血管からの蛍光漏出，下方に無灌流領域がある。

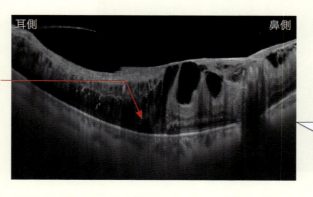

牽引性網膜剥離

Check 増殖膜による牽引性網膜剥離。

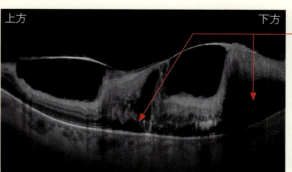

牽引性網膜剥離

治療経過 汎網膜光凝固を行い，その後に硝子体手術を施行した。
術後，右眼視力は(1.0)まで回復した。

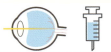

▶治療後

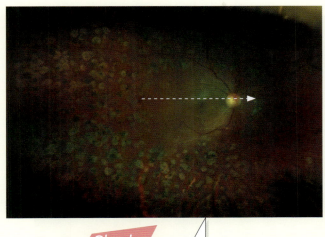

Check 増殖膜を処理し，光凝固を追加した。

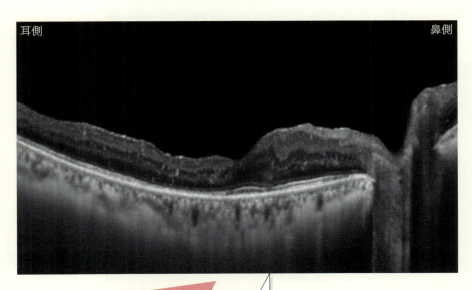

Check 増殖膜の牽引解除により，網膜は復位した。

バリエーション1　汎網膜光凝固後に新生血管が退縮したPDR（61歳，男性）

白内障手術後の眼底で新生血管を認めた。HbA1c：6.6%。右眼視力は（1.0）。

▶治療前

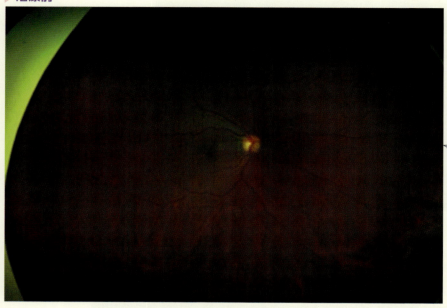

> **Check**
> 一見すると非増殖糖尿病網膜症にもみえる。

FA

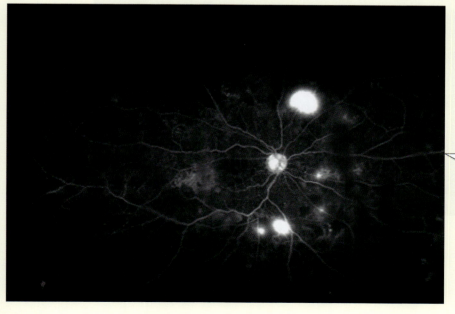

> **Check**
> ・新生血管からの蛍光漏出がみられる。
> ・新生血管の詳細な形態は観察不能である。

OCTA（網膜表層）20 × 23mm

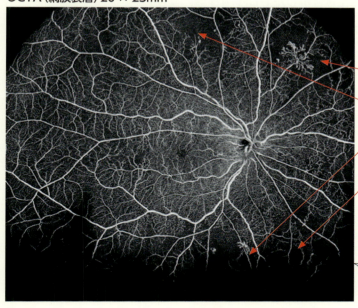

新生血管

無灌流領域

Check
OCTAにより，造影剤を用いずに新生血管や無灌流領域の明瞭な描出が可能になった。

| 治療 | 汎網膜光凝固を施行。 |

▶**治療後**
OCTA（網膜表層）20 × 23mm

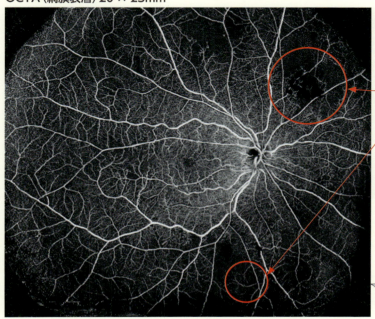

新生血管の退縮

Check
OCTAでの非侵襲的な検査が可能になり，頻回の評価が容易になった。

209

バリエーション2　牽引により黄斑が偏位し，黄斑円孔も合併したPDR（48歳，女性）

10年前から糖尿病を指摘されていたが未治療。3年前からの視力低下を主訴に眼科受診。HbA1c：10.1。左眼視力は（0.05）。

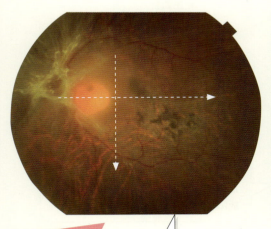

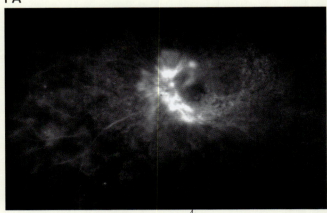

FA

Check
・増殖膜による強い牽引により，牽引性網膜剥離がみられる。
・牽引が強く，黄斑部の状態は不明瞭である。

Check
乳頭上の新生血管から旺盛な蛍光がみられる。

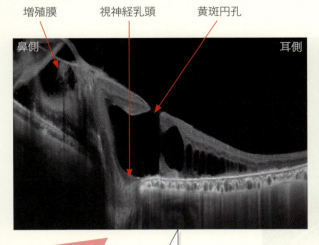

増殖膜　視神経乳頭　黄斑円孔
鼻側　　　　　　　　　　　　耳側

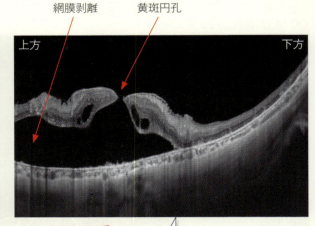

網膜剥離　黄斑円孔
上方　　　　　　　　　　　下方

Check
増殖膜による牽引により，黄斑が大きく偏位していることがある。

Check
・OCTで黄斑円孔が確認できる。
・検眼鏡的な観察が困難な場合でもOCTを用いれば詳細な観察が可能である。

PDR 進行例（53歳，男性）

10年前にPDRの診断で汎網膜光凝固を施行されたが，その後自己中断。主治医より眼科紹介。腎移植後。左眼視力は（0.2）。

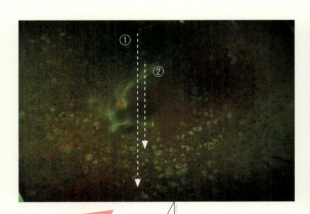

Check
・汎網膜光凝固後。
・視神経乳頭からアーケード血管に沿って線維血管増殖組織。

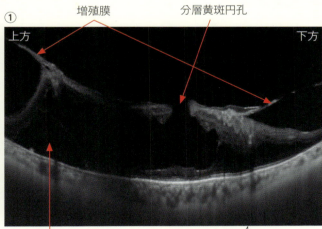

① 上方／下方　増殖膜　分層黄斑円孔　牽引性網膜剥離

Check
OCTにより増殖膜下の網膜の評価が可能となった。

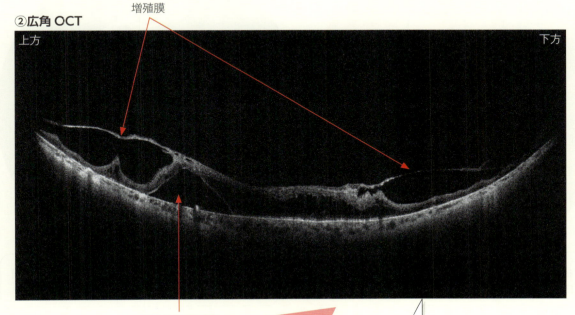

②広角OCT　上方／下方　増殖膜　牽引性網膜剥離

Check
・広角OCTにより，さらに広い範囲での観察が可能となった。
・増殖膜による牽引の評価が容易になった。

211

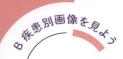

IX. 網膜血管病変／網膜静脈閉塞症
網膜中心静脈閉塞症

疾患の概要

- 網膜中心静脈閉塞症（CRVO）では、視神経乳頭篩状板レベルで網膜中心静脈が閉塞すると、網膜静脈は拡張・蛇行し、網膜火炎状出血を生じる。
- 黄斑浮腫を伴うと視力障害をきたしやすい。
- 黄斑浮腫や黄斑虚血の程度によって、視力予後良好例から不良例までさまざまであり、その判定にOCTやOCTAが必須である。
- 虚血型では虹彩ルベオーシスを生じ、血管新生緑内障による重篤な視力障害をきたすことがある。
- 若年者のCRVO発症には乳頭血管炎が関与することもある。

典型例 CRVO（虚血型）（62歳, 女性）

右眼の視力視力低下にて受診。右眼視力は（0.2）。

▶治療前　多発する軟性白斑　　FA　高度な黄斑虚血

Check
視神経乳頭から放射状に広がる網膜表層出血と軟性白斑が多発している。

Check
高度な黄斑虚血とアーケード血管内外に全周性の網膜無灌流領域がみられる。

神経線維層内の低反射腔

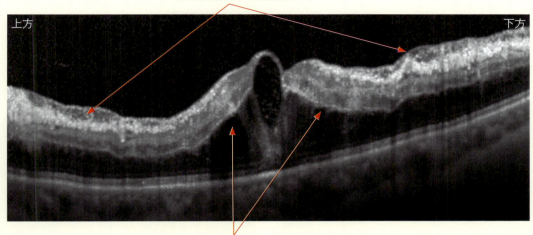

OPL レベルでみられる高反射ライン

Check
- 著明な黄斑浮腫がみられる。
- OPL レベルの高反射ライン（prominent-middle limiting membrane）と神経線維内の低反射腔がみられる。
- 上記所見は網膜の灌流障害を示唆する。

治療経過 汎網膜光凝固と抗 VEGF 薬硝子体内注射を行った。黄斑浮腫は軽快したが，治療から 6 カ月後の視力は（0.1）と不良である。

▶治療から 6 カ月後

網膜内層の萎縮

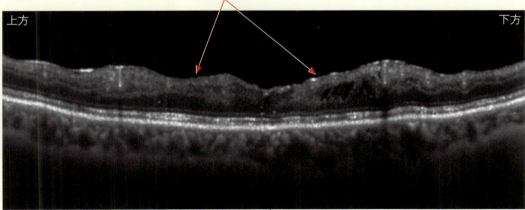

Check
網膜内層の萎縮と層構造の不鮮明化がみられる。

213

バリエーション1　CRVO（非虚血型）（50歳，男性）

数日前からの右眼視力低下を自覚し受診。右眼視力は(0.6)。

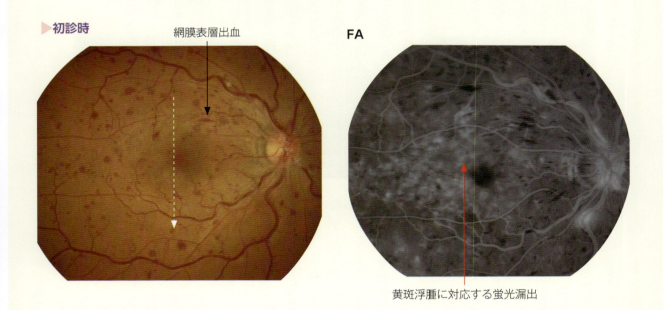

▶初診時　　網膜表層出血　　FA

黄斑浮腫に対応する蛍光漏出

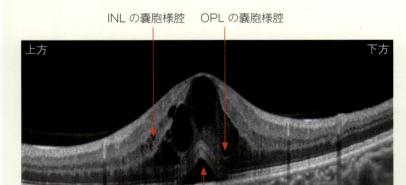

INLの囊胞様腔　　OPLの囊胞様腔

上方　　下方

SRD

Check
丈の高い囊胞様黄斑浮腫がみられる。OPLとINLに囊胞様所見がある。漿液性網膜剥離も存在している。

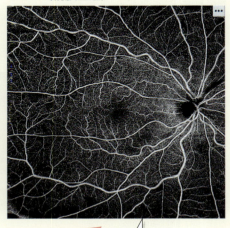

▶初診から3カ月後
OCTA（網膜全層）12×12mm

Check
網膜無灌流領域はほとんどみられないことがわかる。

黄斑浮腫存在時と消失時のOCTAとen face OCT　3×3mm

黄斑浮腫存在時　　網膜表層　　　　　　　　　　　　　　網膜深層

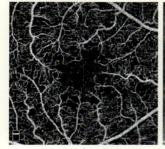 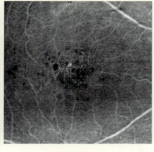 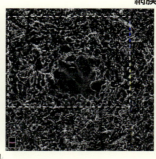 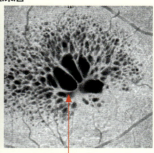

囊胞様腔

> **Check**
> OCTA画像だけでなく，en face OCTも併せて確認することが重要である。特に深層では囊胞様腔が目立ち，その影響で毛細血管脱落が多いようにみえる（囲み）。

黄斑浮腫消失時　　網膜表層　　　　　　　　　　　　　　網膜深層

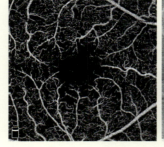 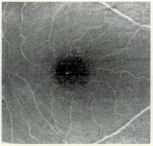 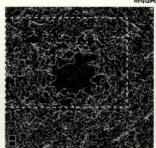 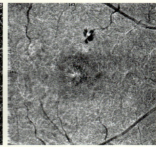

> **Check**
> 囊胞様腔の影響がなく，黄斑浮腫存在時より深層の毛細血管脱落が目立たなくなっている（囲み）。

黄斑浮腫消失時のOCT

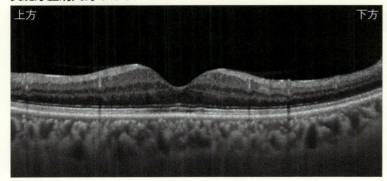

上方　　　　　　　　　　　　　　　　　　　　下方

215

CRVO（虚血型）（85歳，女性）

1週前からの左眼視力低下を自覚し受診。左眼視力は(0.1)。

▶初診時

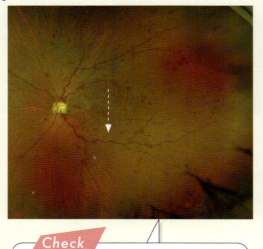

Check
網膜静脈の拡張蛇行と斑状出血がみられる。

OCTA（網膜全層）12 × 12mm

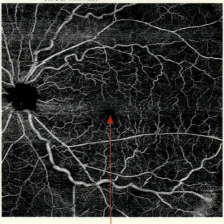

FAZ の拡大があるようにみえるが，はっきりとしない

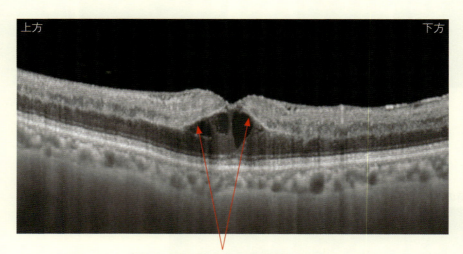

OPL レベルでみられる高反射ライン

Check
黄斑浮腫はそれほど強くはないが，OPL レベルの高反射ライン（prominent-middle limiting membrane）がみられる。

| 治療経過 | 抗VEGF薬硝子体内注射を1回施行し，黄斑浮腫は消失した。 |

▶初診から4週後
左眼視力は(0.07)と不良なままである。

網膜内層の萎縮

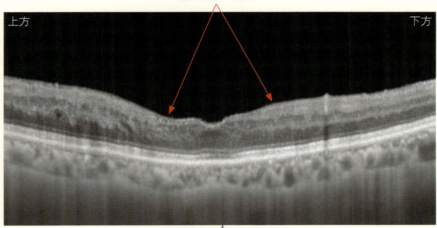

Check
網膜内層の萎縮がみられる。

OCTA（網膜全層）12 × 12mm

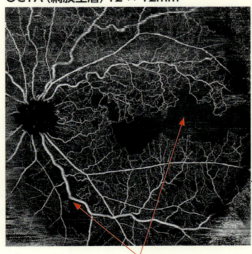

網膜無灌流領域が広がっている

Check
・FAZの拡大がみられ，黄斑耳側やアーケード血管外に網膜無灌流領域が広がっている。
・初診から8カ月後に血管新生緑内障を合併した。

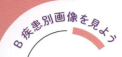

IX. 網膜血管病変／網膜静脈閉塞症
網膜静脈分枝閉塞症

疾患の概要

- 網膜静脈分枝閉塞症（BRVO）は中高年に多く，網膜血管障害の代表的な疾患である。
- 網膜動静脈交叉部で動脈による静脈圧排によって乱流が生じ血栓が形成され，網膜静脈の分枝が閉塞する。
- 高血圧や脂質異常症などの動脈硬化をきたす生活習慣病患者に多くみられる。
- 閉塞部位より末梢の静脈拡張・蛇行を生じ，刷毛状の網膜表層出血，軟性白斑を認める。
- 視力低下の主な原因は黄斑浮腫であり，抗VEGF薬硝子体内注射が治療の主流である。

典型例　BRVO（80歳，女性）

左眼の視力低下のため受診。左眼視力は（0.6）。

▶治療前

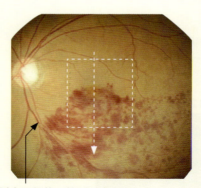

動静脈交叉部位で静脈閉塞を生じている

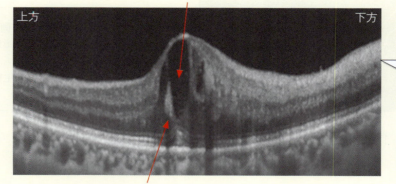

CME

上方　　　　　　　　　　　　　下方

中心窩の外境界膜は連続性が保たれている

Check　黄斑浮腫存在下での中心窩ELMの健常性は，視力予後を予測するうえで重要な所見である。

| 治療 | 抗 VEGF 薬硝子体内注射。 |

▶ **治療から 1 カ月後**
CME は消失し，視力は (1.0) へ改善した。

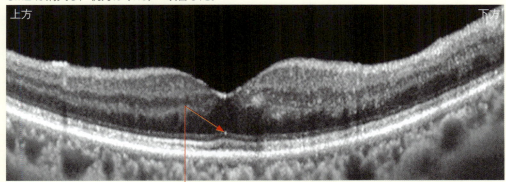

foveal bulge

Check
EZ が中心窩で隆起する構造 (foveal bulge) は保たれており，視細胞層が健常であることがわかる。

黄斑部 OCTA（網膜全層）3 × 3mm の経時変化

3 カ月後　　　　　6 カ月後　　　　　12 カ月後

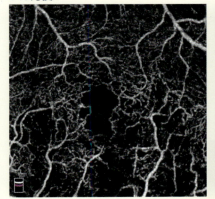
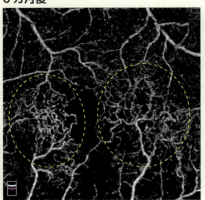
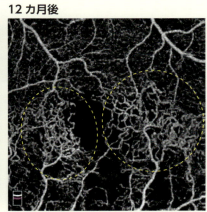

Check
経時的に中心窩周囲に側副血行路が発達している（黄色の破線の囲み）。

219

| バリエーション 1 | 広汎な網膜無灌流領域を伴う BRVO（68 歳，男性） |

左眼視力低下にて受診。左眼視力は（0.4）。

▶ 初診時

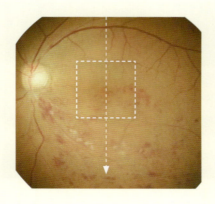

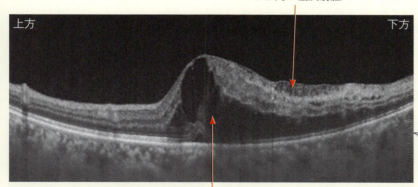

NFL 内の低反射腔

上方　　　　　　　　　　　　　　　　下方

嚢胞様腔

> **Check**
> ・黄斑浮腫を認め，網膜内層から外層にかけて CME がみられる。
> ・NFL 内に低反射腔がみられる。

OCTA（網膜表層）3 × 3mm　　　OCTA（網膜深層）3 × 3mm

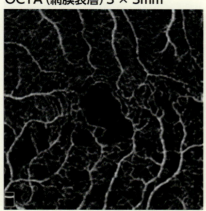

> **Check**
> 下方ではわずかに毛細血管が脱落している。

| 治療 経過 | 抗 VEGF 薬硝子体内注射によって黄斑浮腫は消失するが，2〜3 カ月ごとに黄斑浮腫が再発した。12 カ月間で合計 4 回施行し，左眼視力は (0.9) である。 |

▶ 初診から 12 カ月後

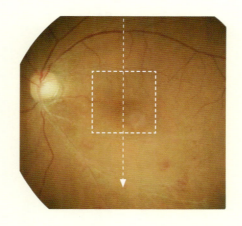

無灌流領域に一致して網膜内層が菲薄

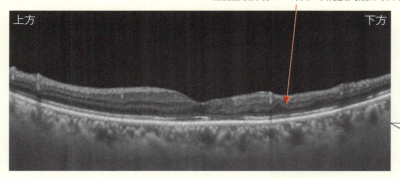

> **Check**
> 初診時に NFL 内に低反射腔がみられていた部位は無灌流域となり網膜内層の菲薄化をきたしている。

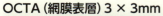

OCTA（網膜表層）3 × 3mm　　OCTA（網膜深層）3 × 3mm　　OCTA（網膜全層）12 × 12mm

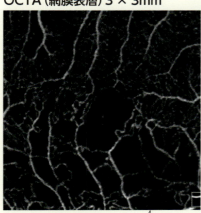 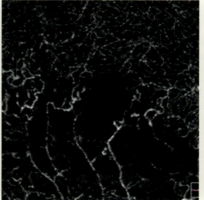 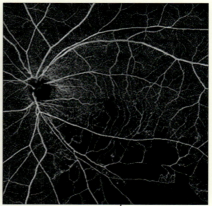

> **Check**
> 初診時に比べて毛細血管脱落が著明になっている。

> **Check**
> 下方に広範な網膜無灌流域がみられる。

221

> **バリエーション2** 陳旧性 BRVO に伴う黄斑浮腫（72歳，女性）
>
> 2年前から他院で BRVO に伴った黄斑浮腫に対して抗 VEGF 薬硝子体内注射を10回行われた。治療に抵抗するため加療目的に当科を受診。右眼視力は（0.3）。

▶治療前

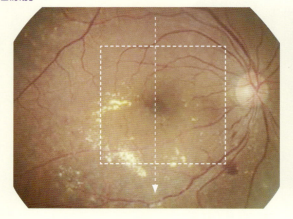

FA

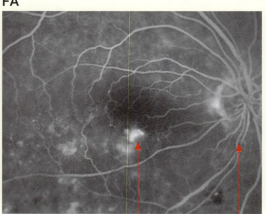

毛細血管瘤からの旺盛な蛍光漏出　　静脈閉塞部位

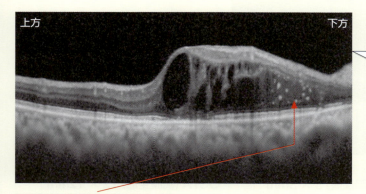

hyperreflective foci

Check
黄斑浮腫があり，囊胞様腔内には硬性白斑の前駆体と考えられる hyperreflective foci が多数みられる。

OCTA（網膜表層）6×6mm

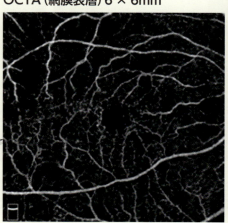

OCTA（網膜深層）6×6mm

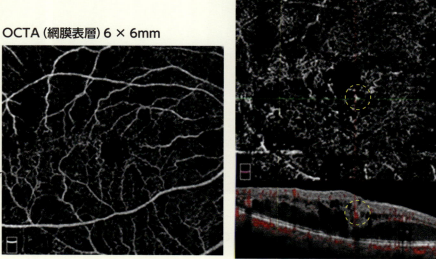

Check
FA で旺盛な蛍光漏出を示す毛細血管瘤は，網膜深層毛細血管網に存在していることがわかる（囲み）。

| 治療 | 抗VEGF薬硝子体内注射施行。

▶治療から1カ月後

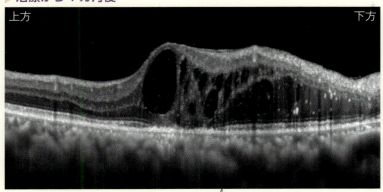

Check
黄斑浮腫はほぼ変化がなく，抗VEGF薬硝子体内注射に抵抗性を示している。

OCTA（網膜全層）3×3mmとOCTA（B-scan）

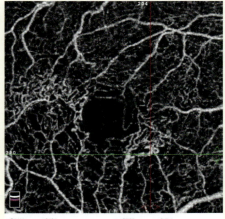

Check
毛細血管瘤は抗VEGF薬硝子体内注射で変化がみられない。

| 治療 | 毛細血管瘤への直接光凝固を施行。

▶治療から2年後
OCTA（網膜全層）3×3mmとOCTA（B-scan）

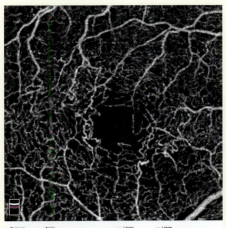

Check
直接網膜光凝固によって毛細血管瘤が退縮し，黄斑浮腫も消失している。

223

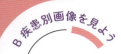

IX. 網膜血管病変／網膜動脈閉塞症
網膜中心動脈閉塞症

疾患の概要

- 網膜中心動脈閉塞症（CRAO）は，視神経内の網膜中心動脈が血栓または塞栓で閉塞する疾患である。
- 急性期には，黄斑部を中心に網膜内層（OPL より内層）の凝固壊死による浮腫が生じるが，発症およそ 4 週以降は，網膜は萎縮により菲薄化する。
- 側頭動脈炎など血管による CRAO もある。

典型例 1　CRAO（49歳，女性）

旅行中に左眼の突然の視力低下を自覚し，同日に受診。左眼視力は手動弁。
小児期に心室中隔欠損に対して手術をした既往あり。

▶初診時

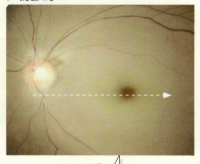

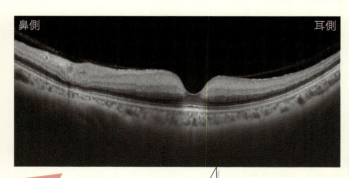

Check
- 黄斑部網膜白濁。
- cherry-red spot。

Check
- 網膜内層が浮腫のため高反射および肥厚。
- 網膜内層がない中心窩は腫脹はない。
- 網膜外層は形態的には保たれているが，内層の高反射のため信号強度が減弱。

▶初診の翌日

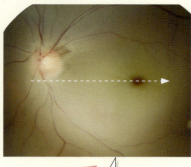

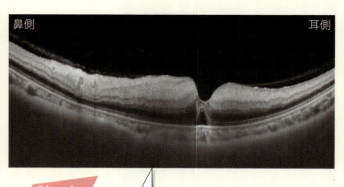

Check
- 黄斑部網膜白濁。
- cherry-red spot。

Check
- 網膜内層の肥厚がさらに進み，中心窩では SRD を生じている。
- 中心窩剥離は急性期にしばしばみられる所見である。

▶ 初診から 2 カ月後

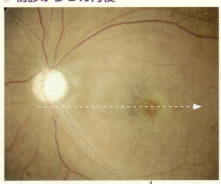
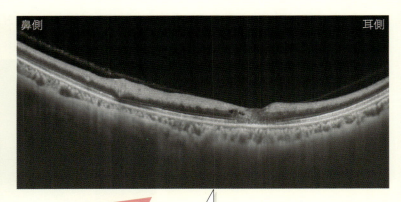

Check
・網膜白濁は軽減。
・中心窩は粗造な所見を呈している。

Check
・網膜内層はまだ高反射を呈しているが，全体的に菲薄化。
・網膜外層は中心窩で層構造が不明瞭。

▶ 初診から 5 年後
左眼視力はこの時点で光覚なし。

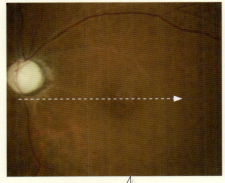
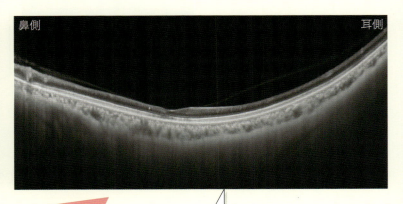

Check
・神経乳頭は蒼白。
・網膜動脈白線化。
・中心窩は粗造。

Check
・網膜内層は著明に菲薄化し，中心窩陥凹がはっきりしなくなっている。
・網膜外層は菲薄化しているものの比較的層構造が保たれている。

典型例2　CRAO（57歳，男性）

起床時左眼視力低下自覚し受診。左眼初診時視力は指数弁。
Marfan症候群で心臓手術の既往あり。

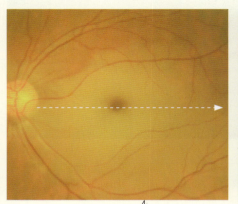
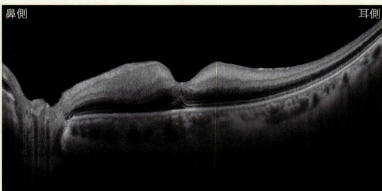

Check
cherry-red spot が明瞭。

Check
・網膜内層虚血による細胞内浮腫により，後極部全体の網膜は著明に肥厚し，高反射を呈し，各層の境界が不明瞭である。
・内層がない中心窩では腫脹が生じない。
・網膜外層は，内層浮腫のため信号強度が減弱し，低信号として描出されている。

FA　造影開始1分

Check
中心窩を含む広範な血流不全が確認できる。

バリエーション1　毛様網膜動脈を伴ったCRAO（87歳，女性）

2日前から右眼の視力低下を自覚し受診。右眼視力は(0.03)。緑内障の既往があり点眼加療中。

▶初診時

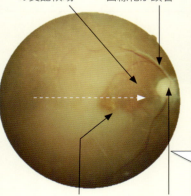
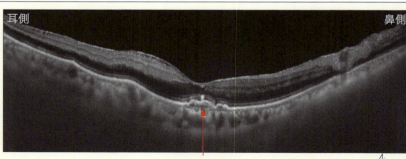

毛様網膜動脈の支配領域

網膜耳側動脈の白線化が顕著

ドルーゼン

ドルーゼン　視神経乳頭は蒼白

Check
毛様動脈分枝である毛様網膜動脈を伴っており，その支配領域の灌流は保たれている。それ以外の網膜は広範囲で白濁している。

Check
黄斑耳側の網膜内層は，鼻側の毛様網膜動脈灌流領域と比べ，浮腫状で波打っている。

▶初診から 2 日目

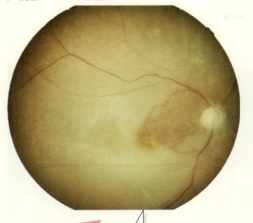

OCTA（網膜表層）12 × 12mm

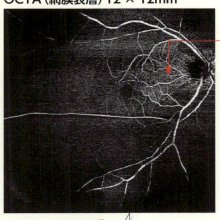

— 毛様網膜動脈

Check
初診時と比較して網膜の白濁と浮腫が軽減し，閉塞動脈の再灌流により，網膜動脈が観察されている。

Check
網膜静脈と網膜動脈が描出されるが，毛様動脈の支配領域以外は毛細血管網の血管構築は観察されない。

▶初診から 3 年 3 カ月後

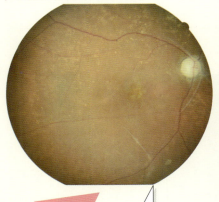

耳側　　　　　　　　　　　　　鼻側

上方　　　　　　　　　　　　　下方

Check
網膜耳側動脈の白線化，網膜の白濁は改善した。

Check
初診時，浮腫状になっていた黄斑耳側の網膜内層は，菲薄化した。

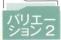

バリエーション2　不完全閉塞CRAO（53歳，男性）

運転中に急激な左眼視力低下を自覚し受診。左眼視力は(1.2)。心筋梗塞，高血圧の既往がある。

▶ 治療前

まだらな網膜白濁

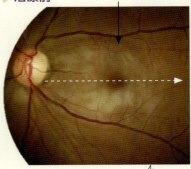

p-MLM sign

鼻側　耳側

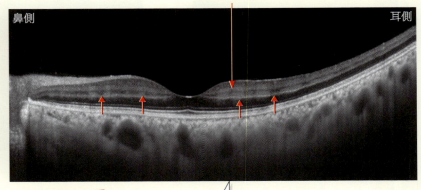

Check
黄斑部にまだらな網膜白濁を認める。cherry-red spot は明らかではない。

Check
- 網膜内層の反射亢進があるが，層構造は保たれている。
- OPL の高反射は prominent middle layer membrane (p-MLM) sign（→）とよばれる。
- p-MLM sign は OPL 内側の双極細胞のシナプス浮腫によるものと考えられ，網膜虚血急性期の所見である。

OCTA（網膜深層）12 × 12mm

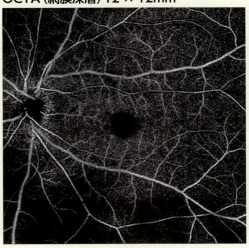

en face OCT

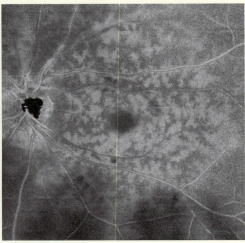

Check
- 明らかな血管構築の異常を認めないが en face OCT では，黄斑部のまだらな高信号がある。
- p-MLM sign を反映している。

| 治療 | 眼球マッサージおよび血管拡張薬にて加療した。

▶ **治療から1日後**

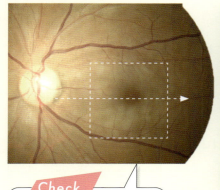

Check
網膜の白濁は軽減している。

Check
p-MLM sign は遷延しているが，中心視野障害が回復した。

OCTA（網膜表層）3 × 3mm と
OCTA（B-scan）

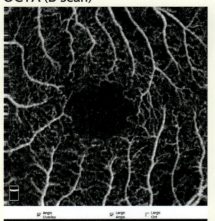

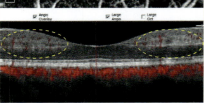

OCTA（網膜深層）3 × 3mm

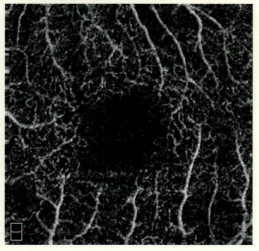

Check
・FAZ 縁の血管構築の乱れ。
・網膜内層の血流シグナルはわずか（黄色の破線囲み）。

229

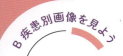

IX. 網膜血管病変／網膜動脈閉塞症
網膜動脈分枝閉塞症

疾患の概要

- 網膜動脈分枝閉塞症（BRAO）は網膜内の網膜動脈分枝に閉塞が生じる疾患である。
- その支配領域の網膜内層虚血により網膜の白濁がみられる。
- 閉塞動脈枝に栓子を認めることがある。

典型例　BRAO（77歳, 女性）

2週間前から左眼上方の視野異常を自覚し, BRAOと診断され, 血管拡張薬の静脈注射治療をうけるも改善なく受診。左眼視力は（1.2）, 眼圧15mmHg。

▶初診時　　　　　　　　　　　　　　FA

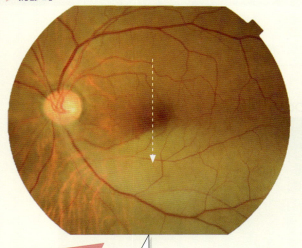
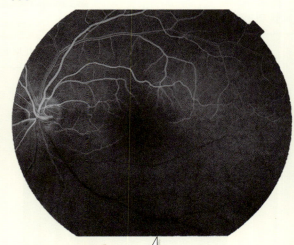

Check
- 視神経乳頭下縁6時方向から流入する耳側動脈が不明瞭である。
- 黄斑部下方に広く網膜の白濁。

Check
静注13秒。網膜上方では, 静脈の層流が開始されているが, 下方の閉塞動脈では充盈開始が遅延し, 末梢では充盈欠損している。

レーザースペックルフローグラフィー（LSFG）

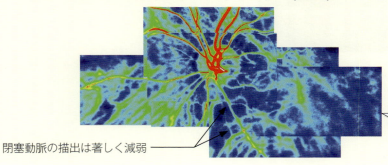

閉塞動脈の描出は著しく減弱

Check
閉塞動脈の描出は著しく減弱している。

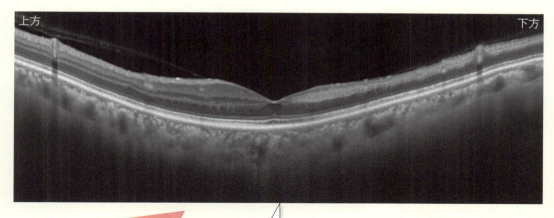

> **Check**
> ・上方の健常領域から下方の動脈閉塞領域を縦断している。
> ・下方の網膜動脈閉塞領域では，発症から2週間経過しており，網膜の膨化は認めなかったが，OPLまで網膜内層の層構造が不明瞭になっている。この高信号は神経線維の軸索流の障害によると考えられている。
> ・ONLやEZは明瞭に観察できる。

OCTA（網膜深層）12×12mm

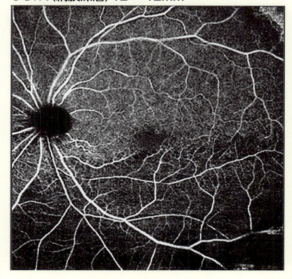

en face OCT

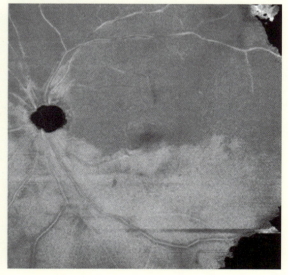

> **Check**
> ・黄斑上方と比較すると深層毛細血管網の血管密度が粗であるように観察される。
> ・*en face* OCTでは網膜白濁部に一致するびまん性の高反射領域がみられる。

> **経過** 初診から6カ月後。下方網膜の白濁は消失したが，著明に菲薄化した。左眼視力は（1.0）。

▶ **初診から6カ月後**

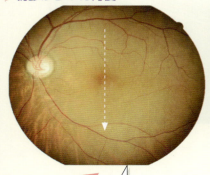

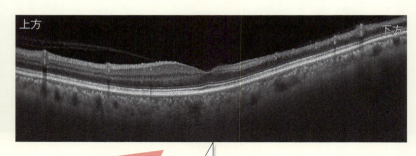

Check 網膜白濁は消失した。下方網膜は萎縮し脈絡膜血管が透見される。

Check 下方の網膜内層は著明に菲薄化している。

OCTA（網膜深層）12 × 12mm

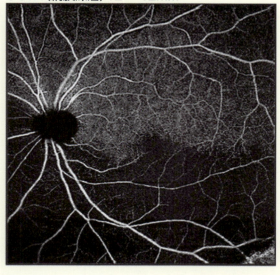

***en face* OCT**

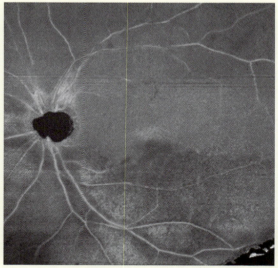

Check
- 黄斑下方の毛細血管網が描出されない。
- *en face* OCTでは，黄斑下方に低反射領域として観察される。

バリエーション1　一過性網膜動脈分枝閉塞（29歳，女性）

COVID-19罹患2週間後に左眼視野欠損を自覚して受診。

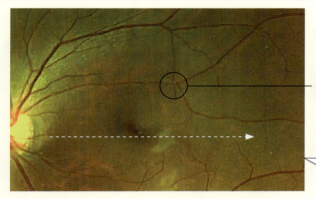

塞栓子

Check
中心窩上耳側に栓子がみられ，その耳側網膜はやや白濁化している。

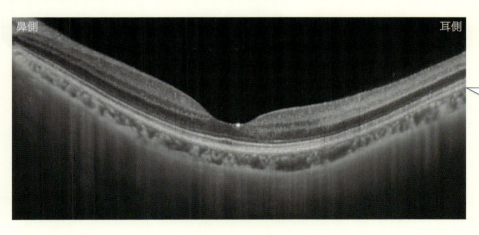

鼻側　　耳側

Check
中心窩のやや耳側で網膜深層の白濁があり，OPLの帯状高反射（paracentral acute middle maculopathy；PAMM）がみられる。

OCTA（網膜全層）12×12mm

en face OCT（網膜全層）12×12mm

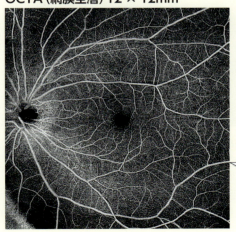
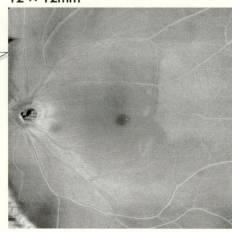

Check
閉塞動脈の支配領域が高反射帯として観察される。

Check
中心窩耳側がやや低輝度であり，毛細血管網の軽度脱落を示す。

網膜動脈黄斑枝閉塞症（44歳，男性）

3日前から左眼の左上方視野異常を自覚し受診。既往歴に高血圧と糖尿病がある。
左眼視力は（1.0），眼圧 13mmHg。

▶初診時

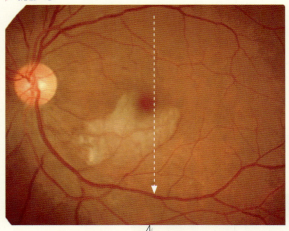

Check
黄斑部下方に網膜白濁。白濁の下縁には線状網膜出血と軟性白斑が散在している。

FA

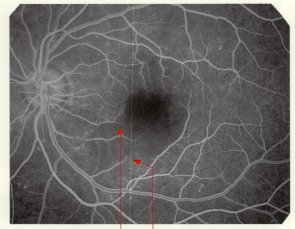

網膜静脈黄斑枝の充盈途絶　　網膜動脈黄斑枝の充盈途絶

Check
・静注22秒。網膜動脈黄斑枝の充盈途絶がある。また網膜静脈の黄斑枝にも充盈途絶があり，静脈閉塞を併発している。
・散在する毛細血管瘤は，単純糖尿病網膜症の所見である。

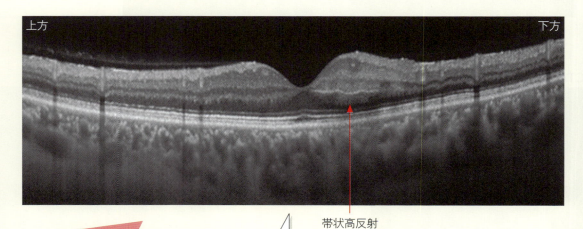

帯状高反射

Check
・中心窩下方では，GCLからOPLにかけて膨化を認める。
・特にINLおよびOPLの帯状高反射が目立つ。網膜深層の毛細血管網の循環不全であるPAMMの所見である。

経過
視力は 1.0 を保っているが，左上方の視野異常は残存している。

▶ 初診から 3 カ月後

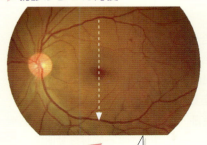

Check 網膜の白濁および軟性白斑は消失している。

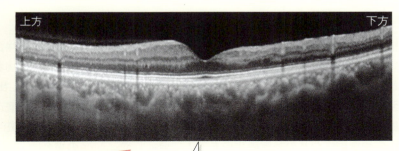

Check 閉塞動脈領域では，網膜内層の菲薄化を認める。PAMM の所見は消失している。

▶ 初診から 4 年後

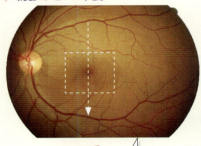

Check 黄斑下方の網膜は菲薄し，脈絡膜の豹紋様血管構築が透見される。

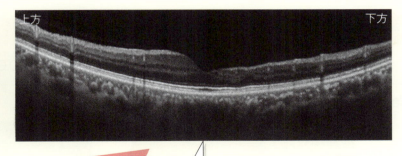

Check 黄斑下方の網膜内層が著明に菲薄している。

OCTA（網膜表層）3 × 3mm

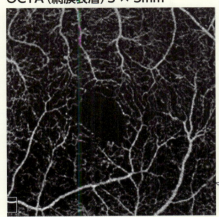

OCTA（網膜深層）3 × 3mm

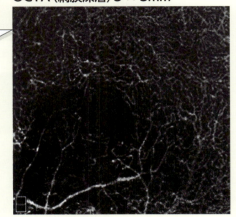

Check 閉塞動脈灌流領域に毛細血管網の脱落。

Check FAZ は不整に拡大。

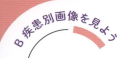

IX. 網膜血管病変
網膜細動脈瘤

疾患の概要

- 網膜細動脈瘤は網膜主幹動脈から第3分枝以内に好発する動脈瘤で，高齢女性の片眼性に発症することが多い疾患である．
- 発症機序は，網膜細動脈壁の平滑筋細胞の変性，線維化によるものとされており，基礎疾患として高血圧症や糖尿病などの動脈硬化のある人に発症しやすい．
- 網膜細動脈瘤からの滲出による浮腫や網膜剥離，滲出物が中心窩に及ぶ場合と，網膜細動脈瘤が破裂し，網膜前，網膜下，網膜内への出血や硝子体出血が発生した場合に視力低下をきたす．
- ほとんどの場合，検眼鏡的に動脈瘤を認めることが可能である．出血により動脈瘤の観察が困難な場合は，蛍光眼底造影による診断が有効である．
- 治療は，黄斑浮腫，漿液性や軽度の出血性黄斑剥離の場合は，レーザー光凝固による網膜細動脈瘤の直接凝固を行う．重度の出血性黄斑剥離の場合には組織プラスミノゲン活性化因子（tPA）を併用する硝子体内ガス注入や，硝子体手術による血腫移動術が行われる．

典型例 網膜細動脈瘤：SRD を伴う症例（52歳，男性）

2週間前からの右眼視力低下を自覚し，受診．右眼視力は（0.02）．

▶治療前

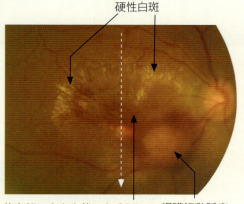

硬性白斑
黄斑部に出血を伴った SRD　網膜細動脈瘤

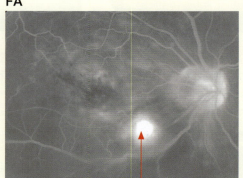

FA
網膜細動脈瘤部からの旺盛な蛍光漏出

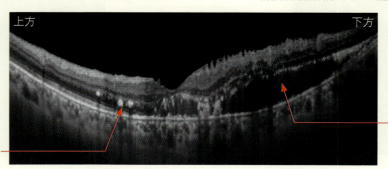

上方　　下方
硬性白斑　　中心窩を含む SRD

| 治療 | 網膜細動脈瘤部に光凝固術を施行した。

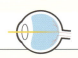

▶**治療から6カ月後**
右眼視力は(0.1)。

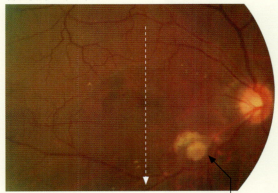

白色化した動脈瘤

Check
出血，白斑は吸収されて消失している。

OCTA （網膜表層） 9×9mm

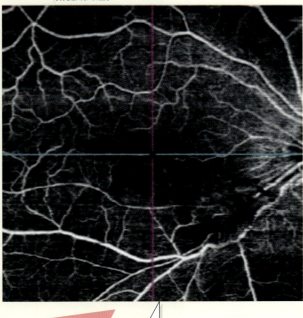

Check
網膜細動脈瘤部は血流がないため，描出されない。

上方　　　　　　　　　　　　　　　　下方

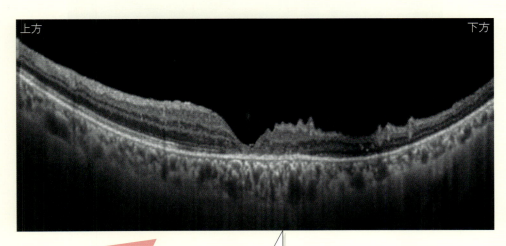

Check
・滲出の消失に伴い，SRDは消失している。
・黄斑部から下方の全層に網膜萎縮を認め，EZとELMともに途絶している。

バリエーション1　網膜下出血を伴う網膜細動脈瘤（86歳，女性）

1日前より視力，中心視野異常を自覚し来院。左眼視力は(0.15)。

▶治療前

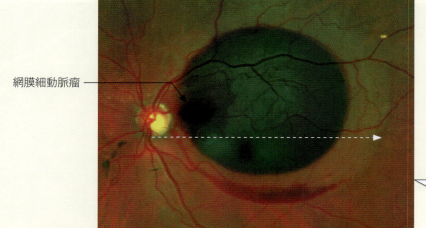

網膜細動脈瘤

Check
網膜細動脈瘤と，網膜下出血。網膜下出血の前面に，網膜血管を確認できる。

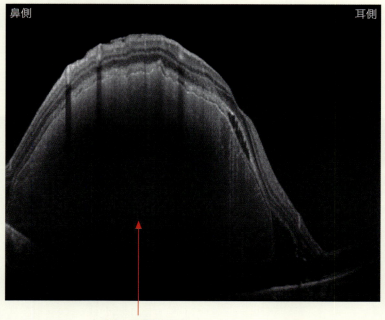

鼻側　　　耳側

丈の高い網膜下出血

治療経過　硝子体手術（水晶体再建術，網膜下tPA，硝子体空気タンポナーデ併用）を行い，腹臥位を3日間施行した。

▶ **治療から4日後**

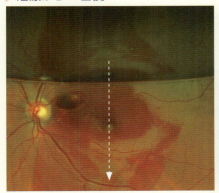
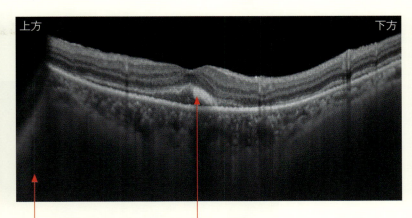

空気による鏡像　　網膜下に薄い出血の残存

Check
・硝子体腔に40％程度の空気の残存があり，網膜下出血は下方に移動している。
・黄斑部に薄い網膜下出血の残存がある。

▶ **治療から12カ月後**
左眼視力は(1.0)。

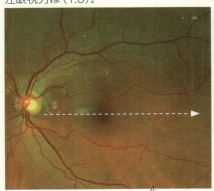
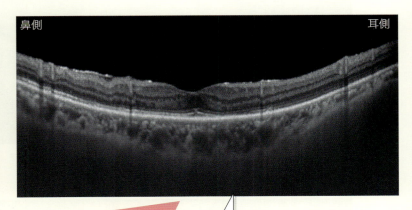

Check
動脈瘤は識別できなくなり，残存していた網膜下出血も吸収されている。

Check
網膜外層構造は全層でほぼ保たれている。

バリエーション2　網膜内出血とILM下出血を伴う網膜細動脈瘤（63歳，女性）

突然の視力低下で受診。左眼視力は(0.04)。

▶治療前

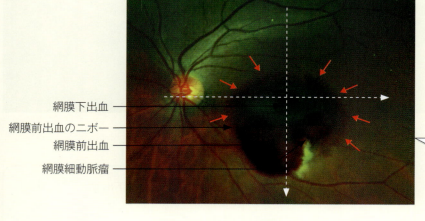

網膜下出血
網膜前出血のニボー
網膜前出血
網膜細動脈瘤

Check
fluffy sign（→）とは，網膜細動脈瘤破裂に伴うHenle線維層出血の眼底写真で認める綿毛状の出血。

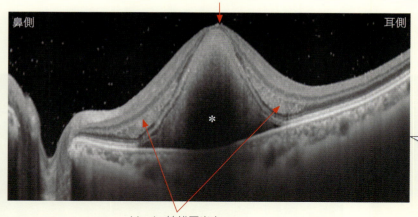

鼻側　菲薄化した黄斑部網膜　耳側
Henle線維層出血

Check
網膜下出血（*）と黄斑部周囲のOPLに網膜内出血に一致した高輝度がみられる。

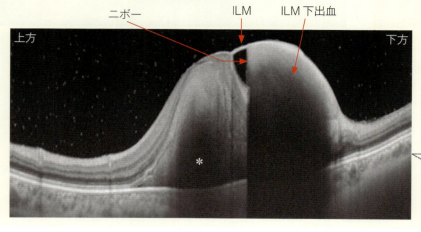

上方　ニボー　ILM　ILM下出血　下方

Check
網膜下出血（*）と，ILM下出血。ILM下出血によるブロックで下方の網膜構造，網膜下出血は描出されない。

| 治療 | 硝子体手術（水晶体再建術，ILM 剥離，網膜下 tPA 注入，硝子体空気タンポナーデ併用）を行い，腹臥位を 3 日間施行した。

▶治療から 2 年後
左眼視力は（0.2）。

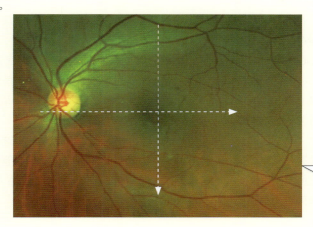

> **Check**
> 動脈瘤は識別できなくなり，残存していた網膜下出血も吸収されている。

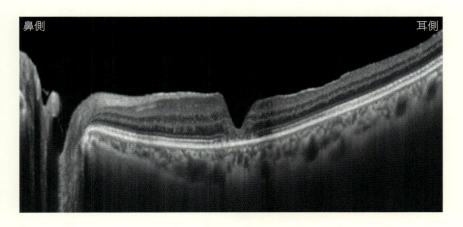

> **Check**
> 中心窩の網膜は著しく菲薄化しており，同部の網膜外層構造も破綻している。

ILM 剥離に伴う網膜の菲薄化

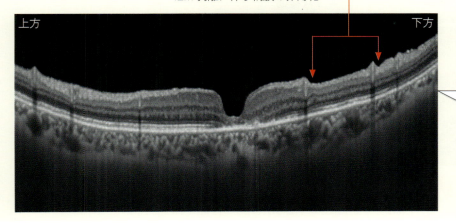

> **Check**
> 術前に Henle 線維層出血がある場合，黄斑下出血の移動が良好に行えても，術後に視力の改善が乏しいことが知られているので，その旨，術前に患者に十分な説明を行っておく。

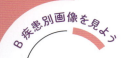

IX. 網膜血管病変
黄斑部毛細血管拡張症

疾患の概要

- 黄斑部毛細血管拡張症（macular telangiectasia；MacTel）は特発性に黄斑部網膜の毛細血管拡張を呈する症候群の総称であり，type 1（1型）とtype 2（2型）に分類される。
- type 1は男性に多く，片眼性で，中心窩耳側の毛細血管拡張，毛細血管瘤による滲出性変化が特徴であり，わが国で頻度が高い。
- type 2は欧米に多く，疾患頻度に性差はなく，両眼性で淡い漏出を伴う毛細血管拡張がみられるが，現在ではMüller細胞の変性がその病態の主体であり，毛細血管拡張は二次的な変化であると考えられている。
- type 2は中心窩の変性・萎縮を主病像としており，OCTでは網膜肥厚はなく，前壁にILMをもつinner lamellar cystとよばれる囊胞様変性所見がみられる。
- type2は日本人に少なく理解が進んでいないことから，2022年に『黄斑部毛細血管拡張症2型診療ガイドライン（第1版）』が策定された。

典型例1　MacTel type 1（60歳，男性）

数年前から右眼の視力低下を自覚し受診。右眼視力は(0.7)。

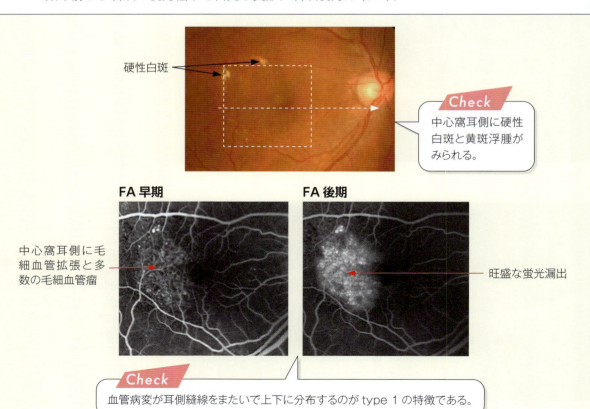

硬性白斑

Check 中心窩耳側に硬性白斑と黄斑浮腫がみられる。

FA 早期 — 中心窩耳側に毛細血管拡張と多数の毛細血管瘤

FA 後期 — 旺盛な蛍光漏出

Check 血管病変が耳側縫線をまたいで上下に分布するのがtype 1の特徴である。

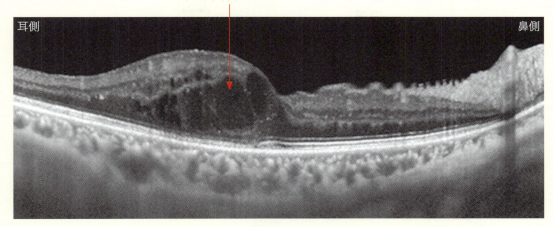

中心窩耳側に CME

耳側　　　　　　　　　　　　　　　　　　　　　　　　　　　鼻側

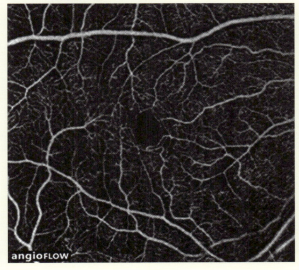

OCTA（網膜表層）6 × 6mm

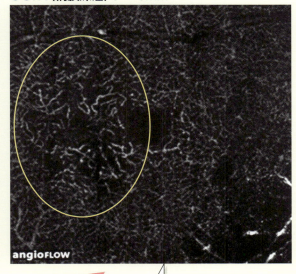

OCTA（網膜深層）6 × 6mm

> **Check**
> 中心窩耳側の毛細血管拡張所見あり。浅層に比べ深層毛細血管網で著明である（黄色で囲んだ部分）。血管拡張は耳側縫線をまたいで上下に分布している。

> **Check**
> ・OCT では囊胞様変化と網膜膨化所見が特徴である。
> ・OCT 所見は毛細血管瘤からの漏出の程度によりさまざまである。
> ・鑑別が必要な BRVO, DME などでも類似の OCT 所見を示すため, 検眼鏡, FA および OCTA なども合わせて総合的に診断する必要がある。

MacTel type 1（46歳，男性）

1年前から左眼の視力低下を自覚し受診。左眼視力は（0.8）。

▶初診時

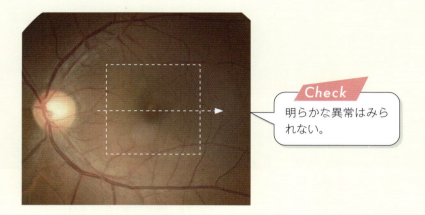

Check 明らかな異常はみられない。

FA 早期

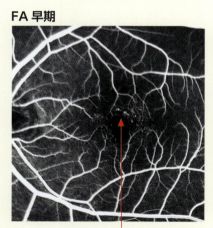

FAZの周囲に多数の毛細血管瘤がみられる。特に耳側に毛細血管瘤が目立つ

FA 後期

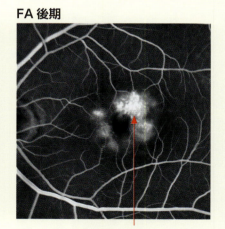

旺盛な蛍光漏出がみられる

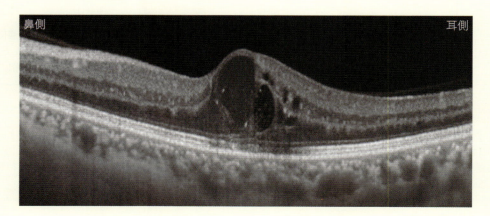

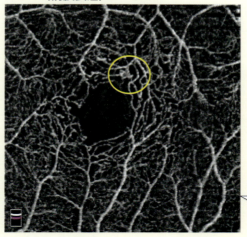

> **Check**
> 中心窩上耳側に毛細血管瘤（黄色で囲んだ部分）。

▶初診から 18 カ月後

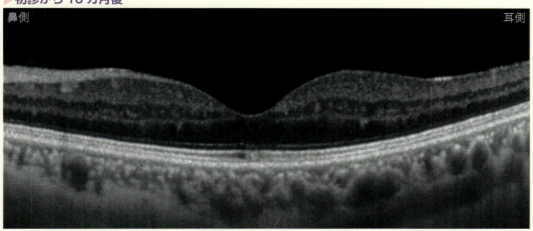

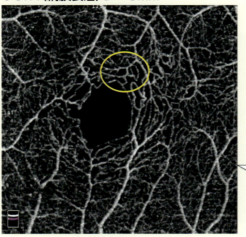

> **Check**
> 経過観察によって毛細血管瘤が自然退縮し（黄色で囲んだ部分），それに伴って黄斑浮腫も軽快した。

245

| 典型例 2 | MacTel type 2（65歳，男性） |

数年来の両眼視力低下があり受診。視力：右眼（0.7），左眼（0.4）。

▶ 初診時

右眼

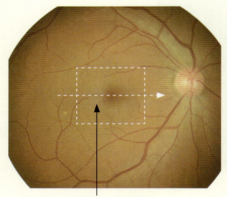

中心窩耳側の網膜の透明性が低下

FA

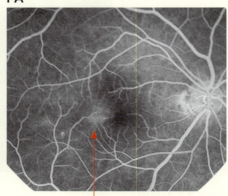

中心窩耳側の毛細血管拡張と同部位からの淡い蛍光漏出

ILM を前壁にもつ囊胞様変性所見（inner lamellar cyst）

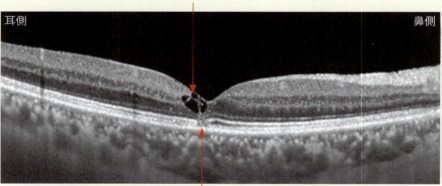

EZ の欠損

OCTA（網膜表層）3 × 3mm

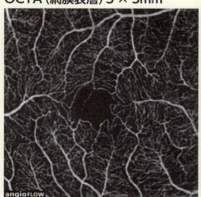

OCTA（網膜深層）3 × 3mm

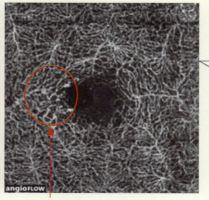

中心窩耳側の毛細血管拡張

Check
- MacTel type 1 とは大きく異なり，MacTel type 2 では網膜膨化は認めず，中心窩の萎縮性囊胞や EZ の欠損などの網膜萎縮性変化が特徴である。
- MacTel Type 2 はほぼ全例で両眼発症するため，対側眼のOCT の確認が重要である。

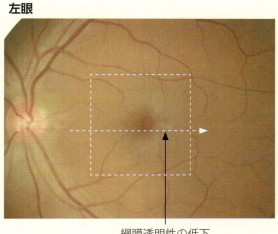
左眼　　　　　　　　　　　　　　FA

網膜透明性の低下　　　　網膜毛細血管拡張と淡い蛍光漏出

囊胞様変性 (inner lamellar cyst)

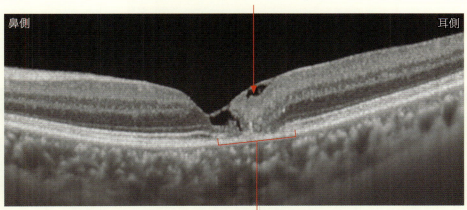

鼻側　　　　　　　　　　　　　　耳側

EZ の欠損

OCTA (網膜表層) 3 × 3mm　　OCTA (網膜深層) 3 × 3mm　　OCTA (網膜外層) 3 × 3mm

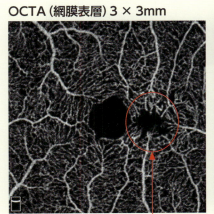 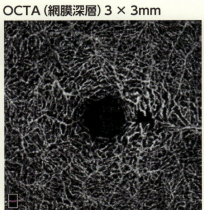 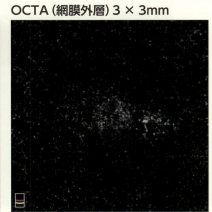

血管が網膜深層方向へ引き込まれている。

247

抗VEGF薬硝子体内注射によって黄斑浮腫は消失するが，2～3カ月ごとに黄斑浮腫が再発した．12カ月間で合計4回施行し，左眼視力は(0.9)である．

▶**初診から3年後**
左眼

色素沈着がみられる

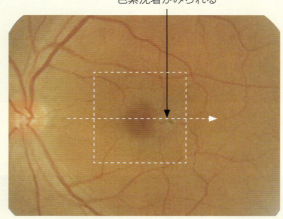

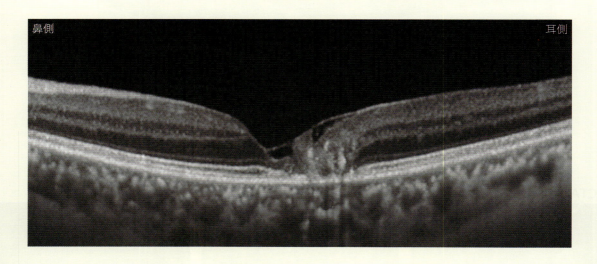

OCTA（網膜表層）3×3mm　　OCTA（網膜深層）3×3mm　　OCTA（網膜外層）3×3mm

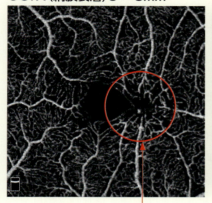 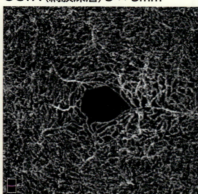 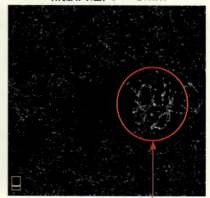

血管の網膜深層方向への引き込まれが強くなっている

網膜外層にも網膜血管像が描出される

> **Check**
> ・病初期には検眼鏡的にはほとんど所見を認めないことも多いが，進行とともに網膜の透明性低下やクリスタリン様沈着物や色素沈着などがみられ，診断確定に有用な所見である．
> ・進行とともに拡張した毛細血管網は網膜外層方向に直角に曲がって引き込まれ，Right-angle Venule とよばれる．同部位では感覚網膜の萎縮性変化を生じ，最終的には網膜下で新生血管を形成し，滲出性変化を認めることがある．

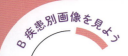

X. 黄斑部出血
網膜前出血

疾患の概要

- 網膜前出血は，大きく，ILM下出血と，後部硝子体膜下出血に分類できる。
- 原因は多岐にわたり，網膜細動脈瘤破裂，糖尿病網膜症，網膜静脈閉塞症，外傷，貧血，Terson症候群などが知られている。
- 網膜前出血のみであれば，長期的に放置しても視細胞を直接障害することがないため緊急性はない。しかし吸収されることは少なく，経過をみて視力低下や視野異常の改善のため，手術加療を行うことが多い。
- 治療は，硝子体手術による後部硝子体膜もしくはILM剥離＋出血除去が行われる。全身状態が悪く手術加療が行えない場合は，YAGレーザーによる後部硝子体膜もしくはILM切開が行われる場合もある。

> **典型例** PDRによるILM下出血（41歳，女性）
>
> 2日前より中心視野異常を自覚し受診。左眼視力は(0.06)。

新生血管

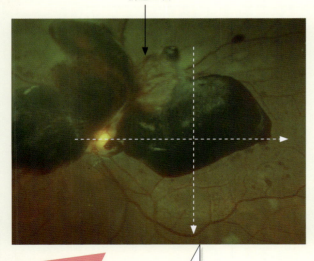

FA

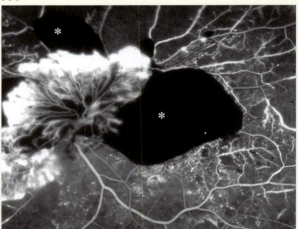

Check
視神経乳頭から上方にかけて新生血管がみられ，その耳側，鼻側に網膜前出血がある。

Check
- 網膜全面が無灌流野。視神経乳頭周囲の新生血管から旺盛な漏出。
- 黄斑部から上方アーケードに網膜前出血によるブロック（*）。

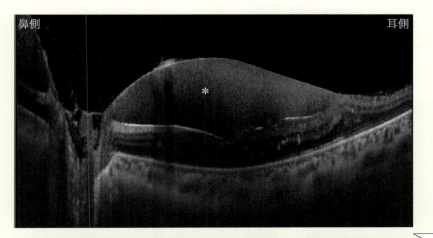

> **Check**
> ・ILM下出血(*)。ILM下出血によるブロックで詳細は不詳であるが，出血下の網膜構造は保たれており，明らかな網膜内出血や浮腫，網膜下出血はみられない。
> ・SS-OCTやEDI-OCTは出血下の描出に優れており，病態の理解に有用である。

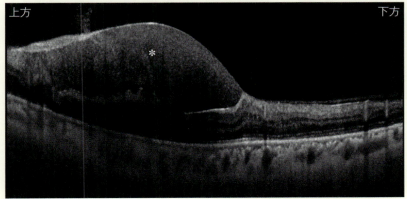

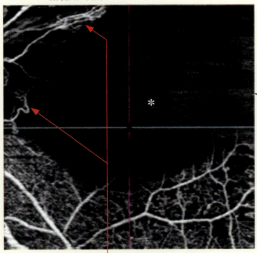

新生血管

> **Check**
> ・新生血管が描出されている。黄斑部から上方アーケードにかけては，出血を反映し，網膜血管が描出されていない(*)。
> ・OCTAは，FAと違い漏出の影響を受けないため，新生血管をきれいに描出できる。

治療経過 内科紹介し，HbA1c 10.8%，糖尿病に対する内服加療開始。眼科は，抗VEGF薬硝子体内注射を併用し，汎網膜光凝固による治療を開始した。内科加療が落ち着き次第，手術加療を行う予定である。

251

バリエーション1　網膜細動脈瘤破裂によるILM下出血（79歳，女性）

朝，突然の視力低下を自覚し，眼科受診。左眼視力は（0.03）。

▶治療前

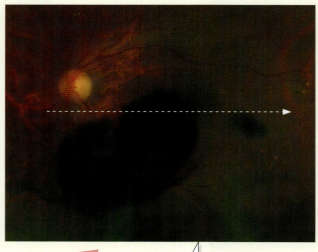

Check
下方アーケード部に4乳頭径大の網膜下出血。動脈瘤は判然としていない。

FA

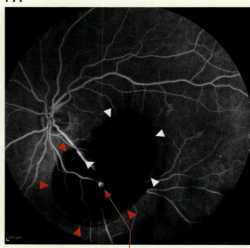

網膜細動脈瘤

Check
・網膜細動脈瘤がみられ，同部から黄斑部にかけて網膜前出血（△）と，細動脈瘤を中心として網膜下出血（▲）。
・カラー眼底写真では網膜前出血と，網膜下出血の区別がつきにくいことがあるが，FAで網膜血管の造影の有無に注目すると，区別ができることが多い。

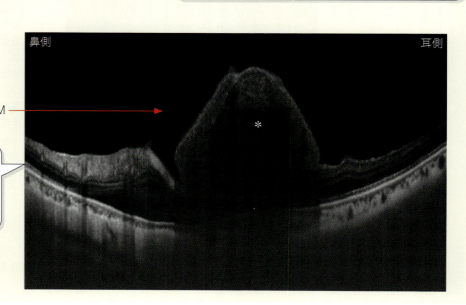

Check
網膜前出血（*）。網膜の詳細はわかりにくいが，層構造が保たれているように見える。

| 治療 | 硝子体手術（水晶体再建術，ILM 剥離，硝子体空気タンポナーデ，細動脈瘤光凝固併用）を行った。網膜下出血はアーケード内にほとんど認めなかったため，空気タンポナーデは行わなかった。

▶治療から 3 カ月後
左眼視力は（0.9）。

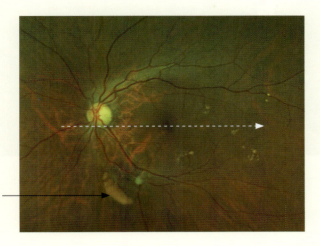

器質化した網膜下出血

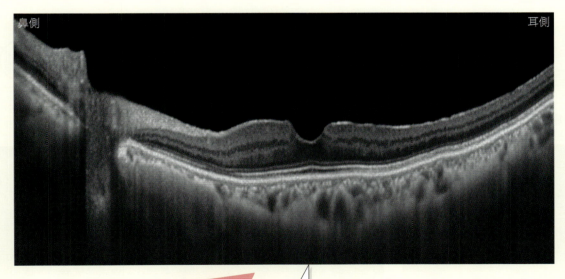

Check 網膜外層構造は全層で連続性が保たれている。

バリエーション2　Terson症候群によるILM下出血（55歳，男性）

1カ月前に意識障害があり，脳出血で保存的加療をされた。意識回復後，視力低下の自覚あり受診。右眼視力は（0.2）。左眼も同様の所見，視力低下あり。

▶治療前

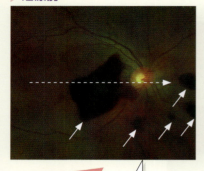
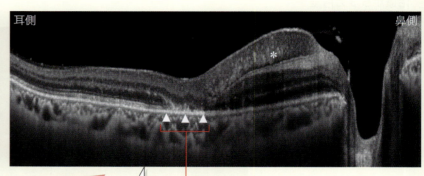

Check
・薄い網膜下出血が散在。
・視神経乳頭周囲に濃い網膜前出血が複数みられる（→）。

Check
網膜前（ILM下）出血（*）。

黄斑部のEZ，ELMは途絶している

治療　1カ月間，経過をみたが改善されず，硝子体手術（水晶体再建術，ILM剥離併用）を施行した。

▶治療から3カ月後
右眼視力は（0.9）。

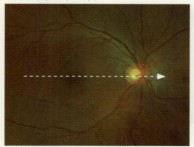
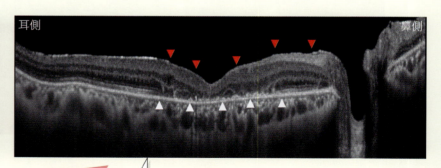

Check
ILM下出血除去のためILMを剥離した範囲（▲）。術前からみられた黄斑部の外EZ，ELMは途絶したままである（△）。それ以外の範囲では，EZ，ELMともに描出されている。

254

バリエーション3　PDR による後部硝子体膜下出血（43 歳，女性）

DR で加療中。3 日前から視力低下を自覚。左眼視力は（0.03）。

▶治療前

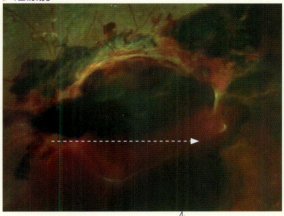

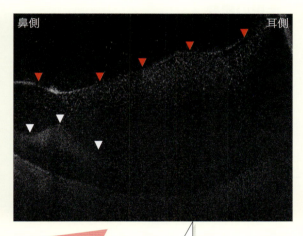

Check
上下アーケード血管周囲の増殖腔と，後極の後部硝子体膜下出血。

Check
後部硝子体皮質（▲）の下に出血による淡い高輝度がみられ，さらにその下に網膜層がうっすらと描出されている（△）。

治療
糖尿病の全身加療を行いながら可能な限り汎網膜光凝固を施行した後，硝子体手術（増殖膜除去，ILM 剥離，網膜光凝固追加併用）を施行した。

▶治療から 4 カ月後
左眼視力は（0.9）。

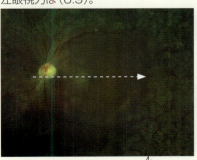

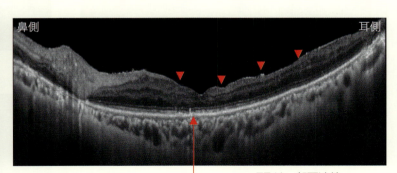

EZ は一部不連続

Check
上下アーケード血管周囲の増殖組織は除去され，後極に出血の残存はみられない。

Check
・ILM 剥離による網膜内層の萎縮（▲）。
・ELM は全層で保たれているが，EZ は一部不連続である。

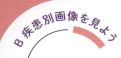

X. 黄斑部出血
網膜下出血

疾患の概要

- 網膜下出血の原因は，nAMD，網膜細動脈瘤破裂，DR，外傷，網膜静脈閉塞などによることが多い。
- 丈の低い出血は自然吸収されることがあるが，丈の高い出血は吸収されず，出血が長期に及べば，出血（鉄イオン）による網膜障害や，網膜－脈絡膜の栄養交換障害が起こり，永続的な視力，視野障害を引き起こす。
- 治療は原疾患の治療（nAMD，DRであれば抗VEGF薬硝子体内注射）に加えて，tPAを併用した硝子体内ガス注入や，硝子体手術が行われる。目安としては，黄斑部を含む丈の高い出血（OCTで500μm以上，もしくは直下の脈絡膜が透見できない）の場合，治療されることが多い。

典型例　網膜下出血（75歳，女性）

3日前からの視力低下を自覚し受診。右眼視力は（0.4）。

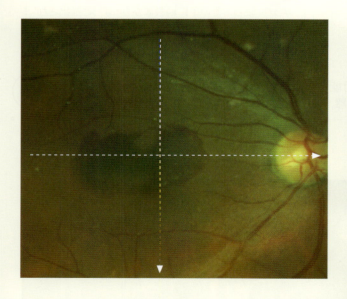

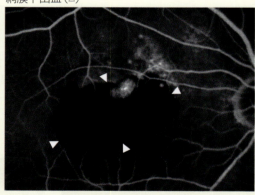

FA
網膜下出血（△）

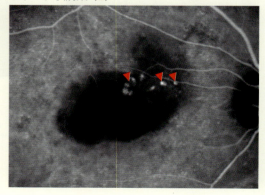

IA
ポリープ状病巣（▲）

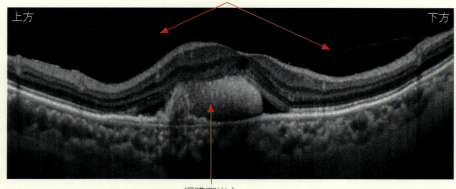

上方　後部硝子体膜　下方

網膜下出血

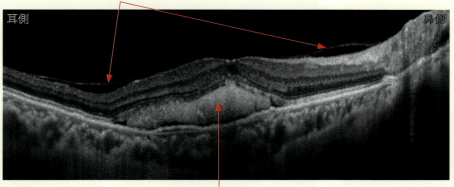

耳側　後部硝子体膜　鼻側

網膜下出血

OCTA（網膜表層）3 × 3mm

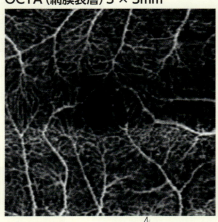

微小視野

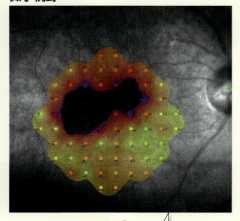

> **Check**
> 出血が網膜下なので，出血の影響を受けることなく，網膜血管が描出されている。

> **Check**
> 網膜下出血の範囲に一致した，暗点。

治療　出血の丈が低く，ガス注入や硝子体手術を希望されなかったため，抗VEGF薬硝子体内注射を施行した。

257

バリエーション1　PCVによる網膜下出血（63歳，男性）

8日前からの突然の視力低下を自覚し受診。左眼視力は(0.6)。

▶治療前

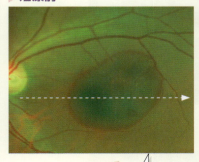

Check 3乳頭径大の網膜下出血。

網膜下出血　PED

FA 網膜下出血（△）。

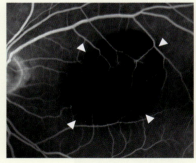

IA ポリープ（▲）。

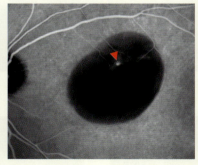

微小視野

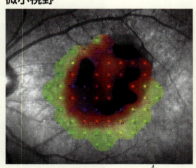

Check 網膜下出血の範囲に一致した網膜感度の低下。

治療：硝子体手術（水晶体再建術，網膜下tPA注入，空気タンポナーデ併用）を施行し，腹臥位を3日間施行した。

▶治療から6カ月後
左眼視力は(1.0)。

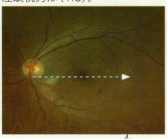

Check 網膜下出血は吸収している。

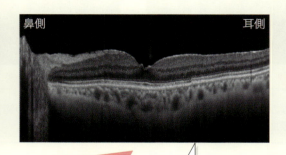

Check 外層構造（ELM, EZ）は保たれている。

微小視野

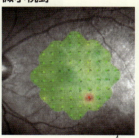

Check 網膜感度が改善している。

> **バリエーション2** 器質化した網膜下出血（87歳，男性）
>
> 右眼 nAMD で経過観察中。定期受診時に右眼の視力低下を自覚。
> 右眼視力は（0.06）。

▶治療前

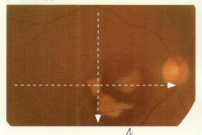

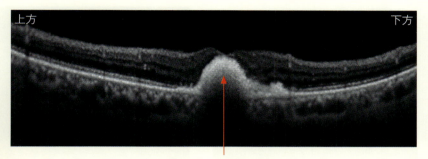

器質化した網膜下出血

器質化した網膜下出血

Check
・後極に網膜下出血を認める。
・一部，器質化して，黄白色となっている

> **治療経過** 黄斑部の網膜下出血は器質化しており，積極的に網膜下出血の移動を行っても視力改善の見込みが乏しいため，抗VEGF薬硝子体内注射による加療を施行した。注射後6カ月，再出血なく経過したが網脈絡膜萎縮となり，視力の改善は（0.15）に留まった。

▶治療から6カ月後

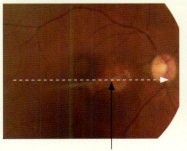

網脈絡膜萎縮

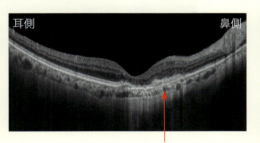

網脈絡膜萎縮

微小視野

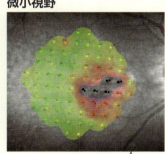

Check
萎縮の範囲に一致した，暗点，感度低下。

259

バリエーション3　外傷による網膜下出血（18歳，男性）

ボクシングで右眼を打撲し，視力低下して受診。右眼視力は（0.2）。

▶治療前

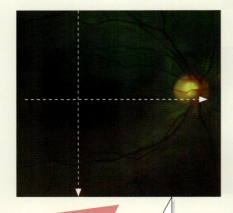

Check
後極に4乳頭径大の網膜下出血。

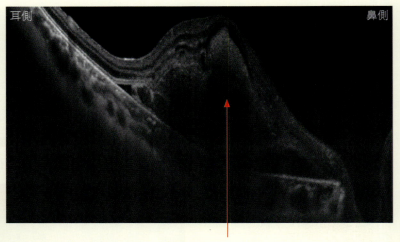

網膜下出血

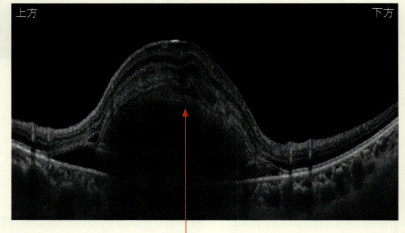

網膜下出血

| 治療経過 | 水晶体温存で硝子体手術（網膜下 tPA 注入，空気タンポナーデ併用）を施行し，腹臥位を 3 日間施行した。術後 1 カ月で血腫は下方に移動して，黄斑部はほとんど出血を認めない。右眼視力は (0.6)。 |

▶治療から 1 カ月後

薄く残存した網膜下出血

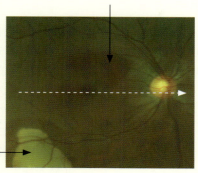

黄斑部にあった網膜下出血が移動して，器質化している

EZ の途絶

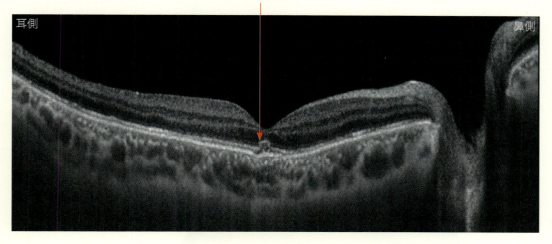

| 経過 | 術後 6 カ月，右眼視力は (0.9)。 |

▶治療から 6 カ月後

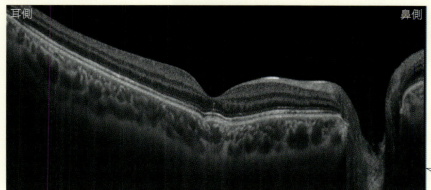

Check
途絶していた EZ の改善。

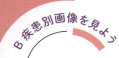

XI. 強度近視，傾斜乳頭症候群
近視性牽引症候群　網膜分離・中心窩剥離

疾患の概要

- 近視性牽引症候群は，OCTにより，その病態がはじめて報告された。網膜"分離"という病名であるが，実際は完全な分離ではなく，網膜が前後方向に引き伸ばされ膨化した状態である。
- 網膜分離から中心窩剥離，黄斑円孔へと進行する。
- 原因は網膜に対する前後方向の牽引で，前方は，後部硝子体皮質や網膜上膜による牽引で，後方は，強度近視に伴う後部ぶどう腫による牽引である。
- 症状としては，視力低下，歪視を認めるが，初期では自覚されないことが多い。

- 診断はOCTによる観察が必須である。OCTとしては，OPLの分離に加えて，中心窩剥離，黄斑円孔，網膜上膜，硝子体黄斑牽引，網膜萎縮などを認め，脈絡膜が薄く，強膜がすけてみえる。
- 治療法としてはILM剥離を併用した硝子体手術である。単純にILMを剥離した場合は，術中，術後に黄斑円孔を併発することが多いので，中心窩周囲のILMを残す方法（fovea sparing ILM peeling），もしくはILM翻転法（inverted ILM flap）でILMを剥離することが望ましい。

| 典型例 | 牽引によりILM剥離を合併した近視性網膜分離（56歳，女性） |

以前からの両眼の視力低下を自覚し受診。右眼視力は（0.3 × − 19.5D）。

▶治療前

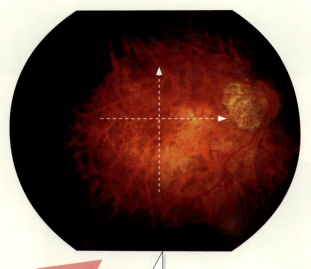

Check
近視に伴う網脈絡膜萎縮を認めた場合，カラー眼底写真では網膜分離や，微小な黄斑円孔を描出されないことがあるため，OCTによる精査が望ましい。

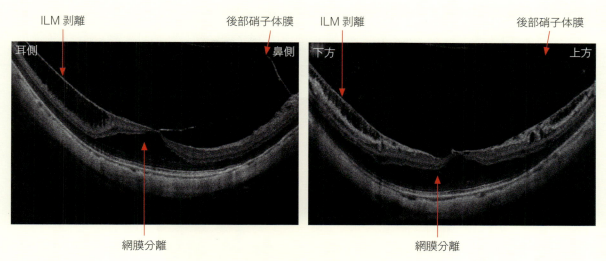

ILM 剥離	後部硝子体膜	ILM 剥離	後部硝子体膜
耳側	鼻側	下方	上方
網膜分離		網膜分離	

治療 硝子体手術（水晶体再建術, fovea sparing ILM peeling 併用）を行った。

▶ **治療から 4 年後**
右眼視力は (1.0)。

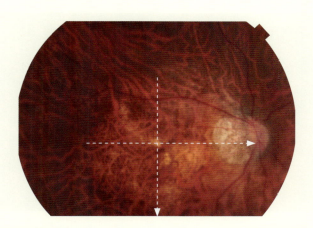

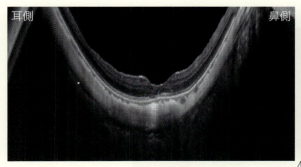
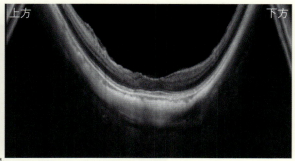

耳側　鼻側　上方　下方

Check
ILM 剥離により網膜前面の牽引は解除され, 網膜分離は消失し平坦化している。

263

バリエーション1　網膜分離に併発する強度近視黄斑円孔（74歳，女性）

幼少時より両眼の強度近視。左眼の網膜分離を指摘されて受診。左眼視力は（0.15×-14D）。

▶治療前

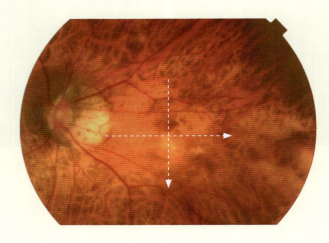

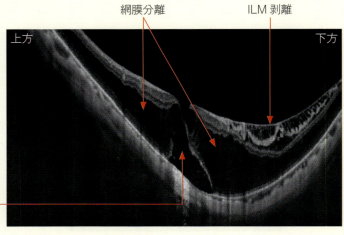

網膜分離　ILM 剥離
上方　下方
網膜外層の黄斑円孔

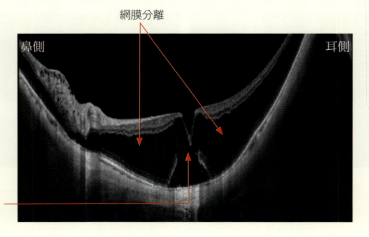

網膜分離
鼻側　耳側
網膜外層の黄斑円孔

| 治療 | 硝子体手術（水晶体再建術＋硝子体切除＋fovea sparing ILM peeling ＋ガスタンポナーデ）を施行した。 |

▶治療から16カ月後
左眼視力は(0.1)。

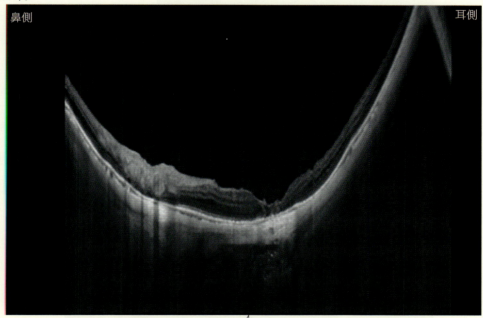

Check
・ILM剥離により網膜前面の牽引は解除され，網膜分離は消失している。
・黄斑円孔は閉鎖しているが，網膜外層構造は途絶している。

バリエーション2　網膜剥離を合併した近視性網膜分離（85歳，女性）

右眼飛蚊症で受診。右眼視力は（0.3 ×－10.5D）。

▶治療前

後部ぶどう腫の縁（△）

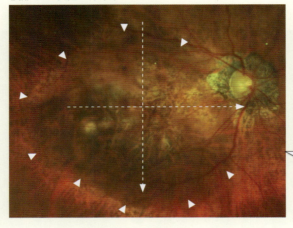

Check
・後部ぶどう腫と網脈絡膜萎縮を認める。
・アーケード内耳側は網膜剥離を認める。

網膜剥離

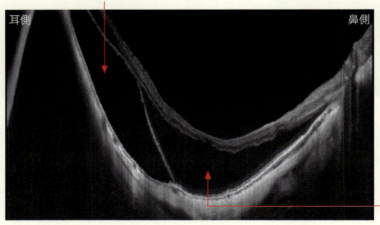

耳側　鼻側　網膜分離

ERM

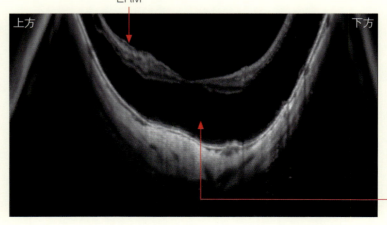

上方　下方　網膜分離

| 治療経過 | 硝子体手術（水晶体再建術，fovea sparing ILM peeling 併用）を行った。ILM 剥離により網膜前面の牽引は解除され，網膜分離は消失し，網膜剥離は月単位で徐々に軽減している。 |

▶治療から 3 カ月後

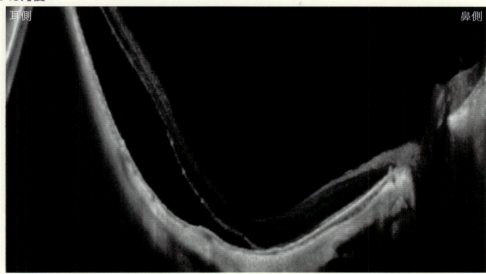

▶治療から 6 カ月後

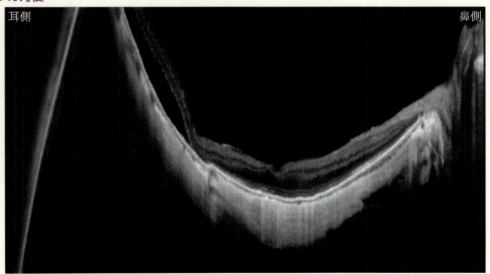

> **経過** 術後14カ月，網膜剥離は完全に消失した。右眼視力は(0.5)。

▶治療から14カ月後

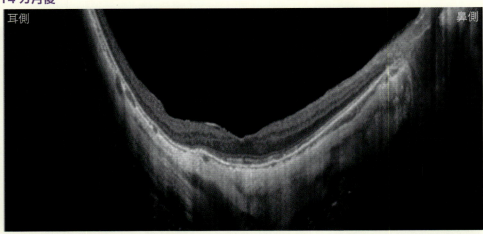

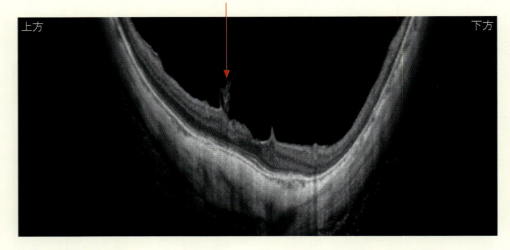

残存しているILMの断端

バリエーション3　全層の網膜分離（右眼）と中心窩に牽引（左眼）のある近視性網膜分離（56歳，女性）

健診で視力不良を指摘され，眼科受診。視力：右眼（0.7 × −11.75D），左眼（0.9 × −13.0D）。

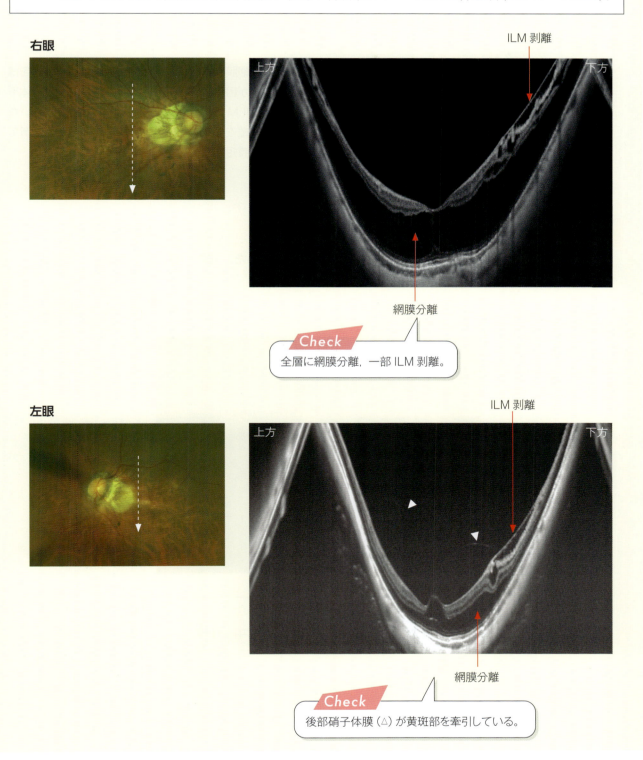

右眼

ILM 剥離

上方　下方

網膜分離

Check 全層に網膜分離，一部 ILM 剥離。

左眼

ILM 剥離

上方　下方

網膜分離

Check 後部硝子体膜（△）が黄斑部を牽引している。

269

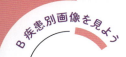

XI. 強度近視，傾斜乳頭症候群
黄斑円孔網膜剥離

疾患の概要

- 強度近視に伴う黄斑円孔は，特発性黄斑円孔と違い，網膜剥離の合併が多い。
- 女性に多く，病態としては，後部ぶどう腫による後方への牽引と，網膜表面に付着した硝子体皮質の収縮により発症すると考えられる。
- 治療法としては硝子体手術であるが，後部ぶどう腫により網膜が伸展された状態であるため，閉鎖を得ることが困難であり，術後の再発も多い。硝子体手術は，ILM 翻転法（inverted ILM flap）を用いた ILM 剥離を併用することが望ましい。難治症例では，強膜短縮や黄斑プロンベを行うことがある。

典型例　黄斑円孔網膜剥離（71歳，女性）

幼少時より左眼のみ強度近視で，左眼弱視と言われていた。左眼の視力低下を自覚し受診。
視力：右眼（1.2 ×＋1.5D），左眼（0.06 ×－16D）。

▶治療前

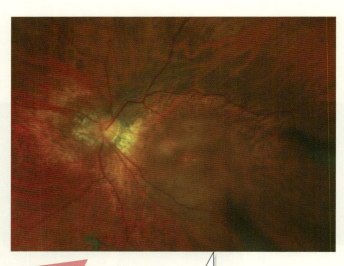

Check
- 黄斑円孔がみられ，アーケード内に網膜剥離。
- 網脈絡膜萎縮によりカラー眼底写真では，黄斑円孔は判然としない。

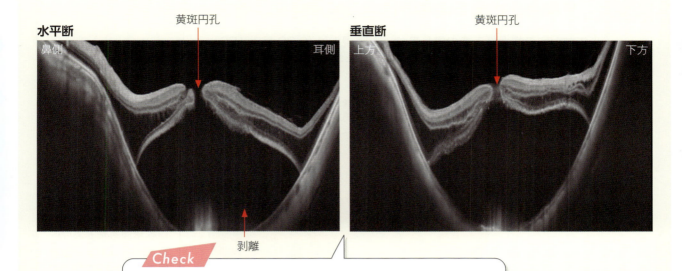

水平断　黄斑円孔　耳側　垂直断　黄斑円孔　上方　下方
鼻側　剥離

Check
・後部ぶどう腫，黄斑円孔がみられ，OPL に網膜分離。
・近視に伴う網脈絡膜萎縮で微小な黄斑円孔が合併している場合には，thin slice での撮像が望ましい。

治療　硝子体手術（水晶体再建術＋硝子体切除＋ILM 翻転＋ガスタンポナーデ）を施行した。

▶治療から 12 カ月後
左眼視力は（0.2）。

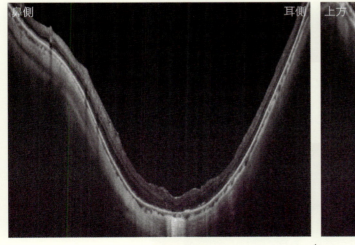
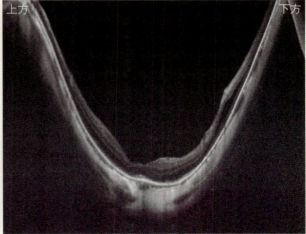

鼻側　耳側　上方　下方

Check
・黄斑円孔は閉鎖し，網膜は復位している。また網膜分離も消失している。
・網膜は菲薄化し，外層構造は途絶している。

バリエーション1　網膜剥離のない強度近視黄斑円孔（67歳，女性）

半年前からの視力低下を自覚し受診。左眼視力は（0.08 ×−18D）。

▶治療前

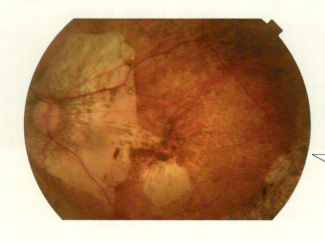

Check
網脈絡膜萎縮がみられ，黄斑円孔はカラー眼底写真でも検眼鏡でも明らかではない。

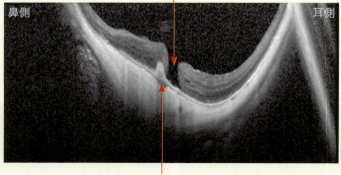

水平断　鼻側　黄斑円孔　耳側
CNV

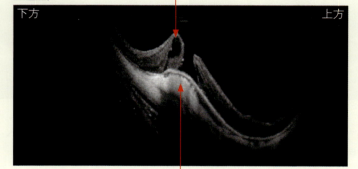

垂直断　下方　黄斑円孔に伴う囊胞様変化　上方
dome-shaped macula

| 治療 | 抗 VEGF 薬硝子体内注射後，硝子体手術（水晶体再建術，ILM 翻転，ガスタンポナーデ併用）を行った。

▶**治療から 2 カ月後**
左眼視力は（0.3）。

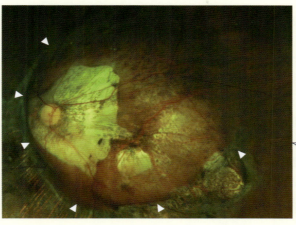

Check
カラー眼底写真では，術前と著変はみられない。

後部ぶどう腫の縁（△）

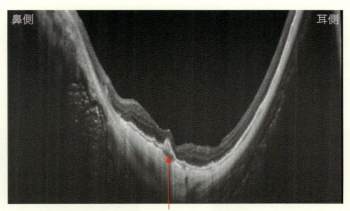

CNV

Check
黄斑円孔術後の評価では，円孔の残存がないかのチェックのため，thin slice での撮像が望ましい。

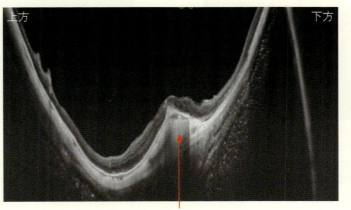

dome-shaped macula

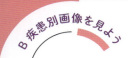

XI. 強度近視, 傾斜乳頭症候群
近視性脈絡膜新生血管

疾患の概要

- 50歳以下のCNVの原因として最も多く，半数以上を占める。
- 変視や中心暗点，視力低下を生じる。
- 眼軸長の延長に伴い，脈絡膜が菲薄化し，Bruch膜が断裂しlacquer crackが生じ，その割れ目からCNVが発生する。CNV周囲からRPEが増殖して囲い込む（enveloping）と病態が安定化する。
- CNV周囲からのRPE増殖により色素沈着を生じ，最終的に黒色のFuchs斑として観察される。
- 通常type 2 CNVで，境界明瞭な灰白色病巣として認められるが，nAMDと比較し病変は小さい。
- OCTAでCNVが鮮明に描出できるが，眼球自体の変形によるセグメンテーション不良や網脈絡膜萎縮によるtransmission効果のためCNV周囲に多数のアーチファクトが描出され読影が難しい場合がある。
- 治療の第一選択は抗VEGF薬硝子体内注射である。1回の治療ですむことが多いが，治療後もCNVは残存する。
- 鑑別としてはlacquer crackが生じたときの脈絡毛細血管板の損傷による単純型黄斑出血がある。

典型例　近視性CNV（67歳，女性）

徐々に左眼の視力低下を自覚し受診した。左眼視力は（0.4），屈折度数−14.5Dの強度近視眼，眼軸長29.6mm。

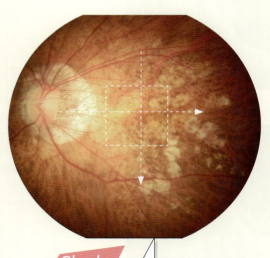

Check
- pathologic myopiaによるびまん性萎縮＋萎縮巣多発。
- 出血ははっきりしない。

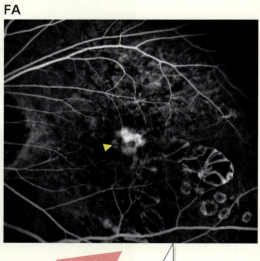

FA

Check
- 2分。病変に一致して蛍光漏出あり（▲）。

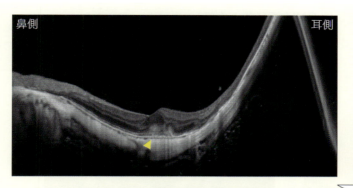

Check
中心窩に高反射帯（▲）およびその周囲の網膜肥厚。

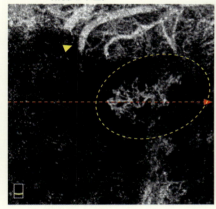

OCTA（網膜外層）3 × 3mm

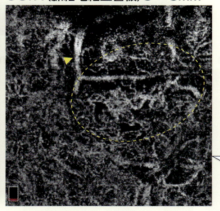

OCTA（脈絡毛細血管板）3 × 3mm

Check
網膜外層，脈絡毛細血管板にCNV（黄色の破線楕円内）。その周囲に脈絡膜中大血管が映り込んでいる（▲）。

OCTA (B-scan)

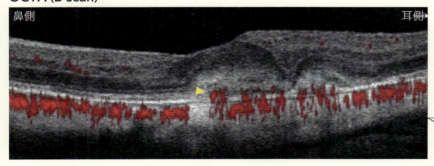

Check
高反射帯内に血流シグナル（＋）（▲）。

275

| バリエーション 1 | **SRDを伴う近視性CNV（52歳，女性）** |

1カ月前から左眼の視力低下を自覚し受診した。左眼視力は（0.4），屈折度数−14.5Dの強度近視眼。

▶治療前

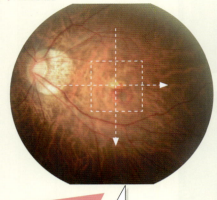

Check 黄斑出血，黄斑部に灰白色病変

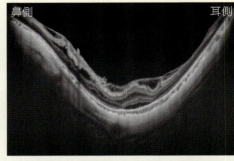

Check 網膜下高反射病変，SRD（＋）。

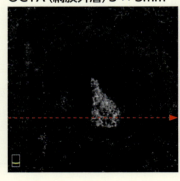

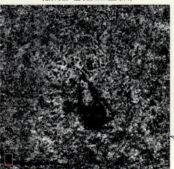

Check 網膜外層，脈絡毛細血管板にCNV。

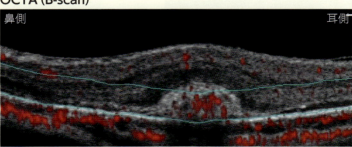

Check 高反射病変に血流シグナル（＋）。

| 治療 | OCTAの血流シグナルでmCNVと診断。抗VEGF薬硝子体内注射を施行。 |

▶ 治療から3カ月後

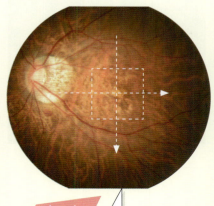

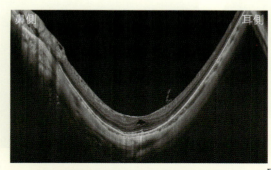

> **Check**
> 高反射病変の縮小，SRD消失。

> **Check**
> 黄斑出血の消失。

OCTA（網膜外層）3 × 3mm　　**OCTA（脈絡毛細血管板）3 × 3mm**

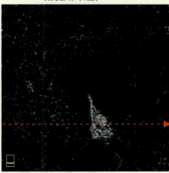 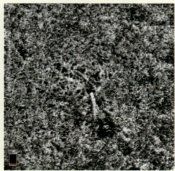

> **Check**
> CNV，血流シグナルは残存。

OCTA（B-scan）

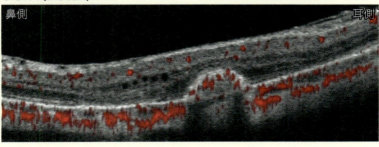

▶治療から9カ月後

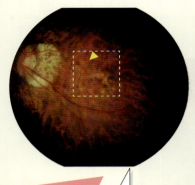

OCTA（網膜外層）3 × 3mm

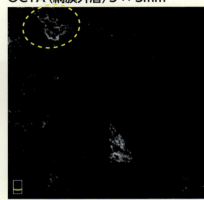

OCTA（脈絡毛細血管板）3 × 3mm

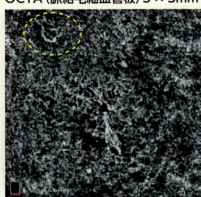

Check 赤色病変の出現（▲）。

Check 別の部位に新たなCNVの出現（黄色囲み）

治療 抗VEGF薬硝子体内注射2回目を施行。

▶2回目の治療から1カ月後

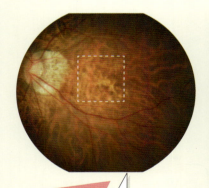

OCTA（網膜外層）3 × 3mm

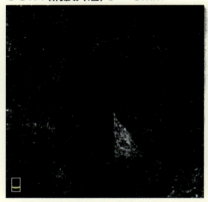

OCTA（脈絡毛細血管板）3 × 3mm

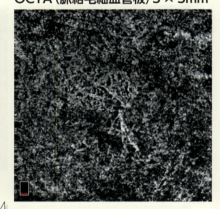

Check 赤色病変の消失。

Check 新規CNVは退縮。

278

紛らわしい症例：強度近視眼の単純型黄斑出血（48歳，女性）

2週間前から左眼の視力低下を自覚し受診。左眼視力は（0.6p），屈折度数－19.0Dの強度近視眼で，眼軸長31.6mm。

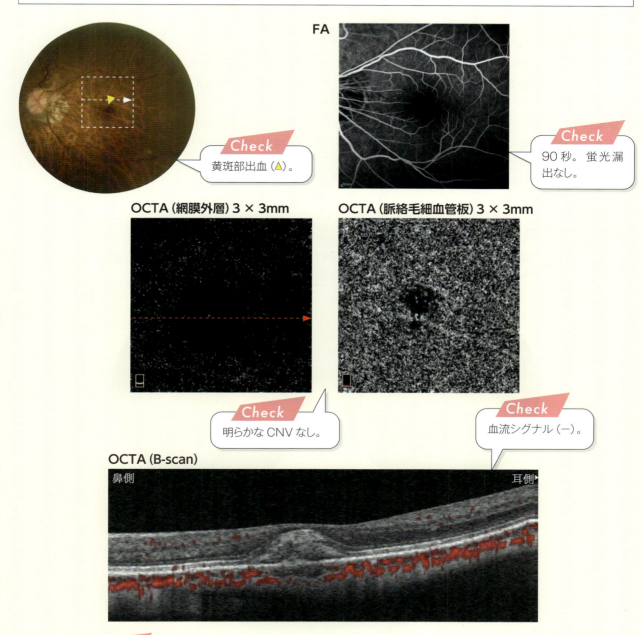

Check 黄斑部出血（△）。

Check 90秒。蛍光漏出なし。

Check 明らかなCNVなし。

Check 血流シグナル（－）。

Check
- 強度近視眼の黄斑出血がみられたときには，近視性CNVと単純型出血の2つを考えなければならない。
- 単純型黄斑出血ではFAで蛍光漏出がないことが診断の決め手となる。最近ではOCTAで血流情報の有無を確認することで鑑別が可能になってきている。
- 単純型黄斑出血は無治療で自然吸収され，視力予後も良好なことが多い。

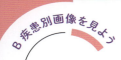

XI. 強度近視, 傾斜乳頭症候群
dome-shaped macula

疾患の概要

- dome-shaped macula (DSM) は強度近視眼における後部ぶどう腫の特殊型として報告された疾患である。
- 原因は不明であるが, 多くは強度近視眼でみられることから眼軸延長に伴う後天的な眼球形態の変化の1つのパターンであると考えられている。
- 中心窩付近の網脈絡膜が硝子体側に凸となっていることが唯一の基準であり, 検眼鏡的に判定することは困難なためOCTの垂直断および水平断で診断される。
- 強度近視に伴う脈絡膜に菲薄化があるが, 中心窩のみ相対的に強膜厚が保たれ, SRDを伴うことがある。
- CNVを伴うこともあり, 注意が必要である。

典型例　DSM（47歳, 男性）

左眼の飛蚊症を主訴に受診した。視力：右眼 (1.2), 左眼 (0.9), 屈折度数：右眼 −10.75D, 左眼 −14.5D の強度近視眼で, 眼軸長：右眼 28.2mm, 左眼 28.8mm。

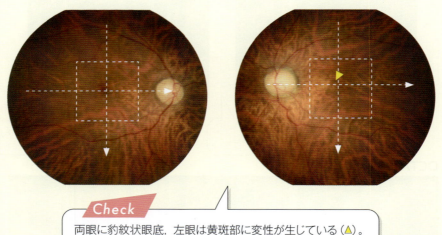

Check 両眼に豹紋状眼底, 左眼は黄斑部に変性が生じている (▲)。

FA　左眼

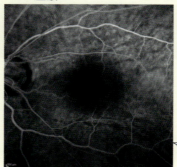

Check 2分30秒。蛍光漏出なし。

右眼

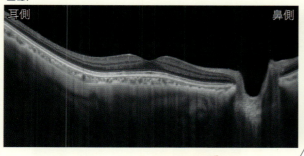
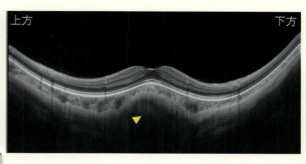

> **Check**
> 脈絡膜の菲薄化，黄斑部凸所見，黄斑部強膜の相対的肥厚（△）。

左眼

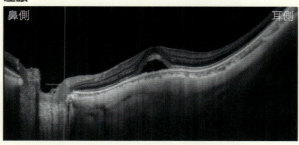
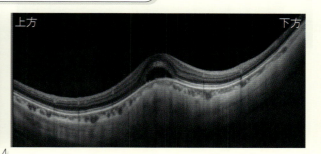

> **Check**
> 右眼同様の DSM 所見に加え，中心窩に SRD も伴っている。

OCTA 3×3mm 左眼

網膜表層　　　網膜深層　　　網膜外層　　　脈絡毛細血管板

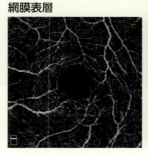 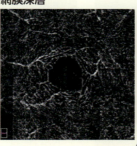  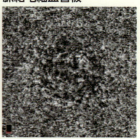

> **Check**
> CNV なし。

> **Check**
> ・高侵達 OCT では黄斑部が隆起している所見が確認される。
> ・左眼は SRD を伴い CSC に類似した所見を呈しているが，OCTA で CNV がないことや FA で蛍光漏出がないことより，DSM と診断した。
> ・脈絡膜は極端に菲薄化している。強膜の菲薄化もあり，中心窩外では全層描出可能だが，中心窩下のみで相対的に肥厚があり全層描出ができない。

バリエーション1　CNVを伴うDSM（68歳，女性）

左眼の歪視を自覚し受診した。左眼軸長 28.3mm。

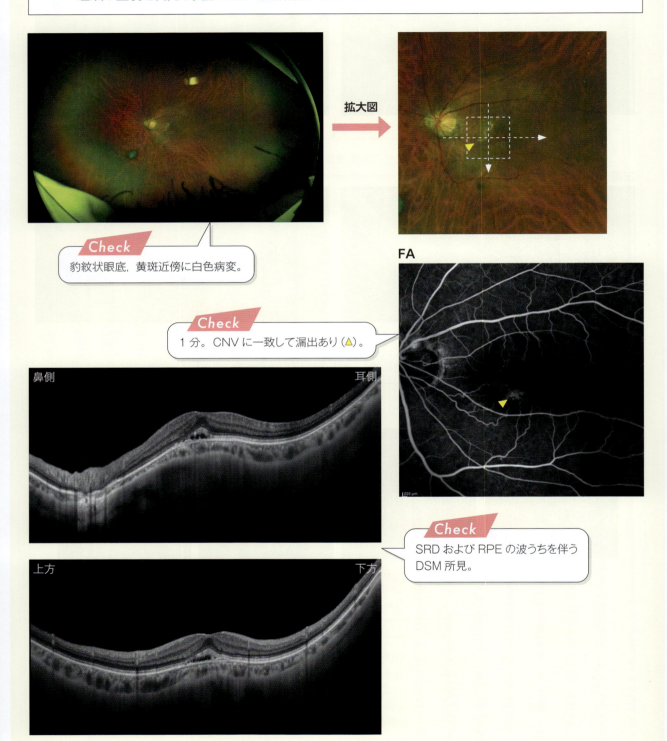

282

OCTA 3 × 3mm
網膜表層

網膜深層

網膜外層

脈絡毛細血管板

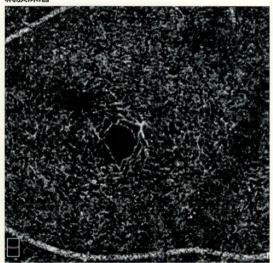
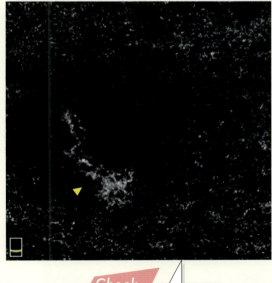
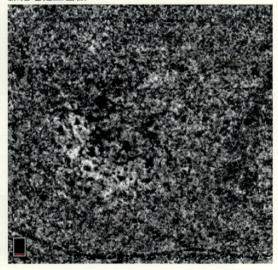

Check 網膜外層にCNV（+）（△）。

バリエーション2　非強度近視眼のDSM（43歳，女性）

人間ドックで黄斑変性を指摘され受診した。視力：右眼（1.2），左眼（1.2），屈折度数：右眼−3.5D，左眼−1.0Dの軽度近視眼で，眼軸長：右眼25.2mm，左眼24.3mm。

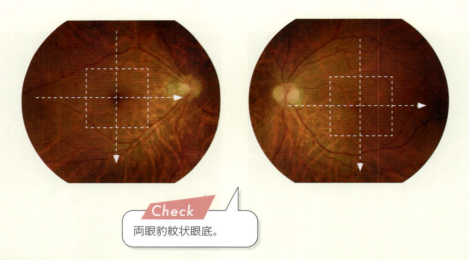

Check
両眼豹紋状眼底。

右眼

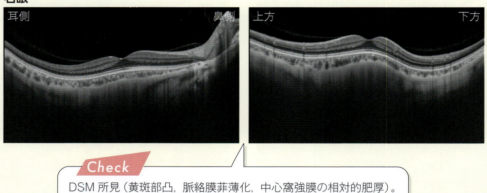

Check
DSM所見（黄斑部凸，脈絡膜菲薄化，中心窩強膜の相対的肥厚）。

左眼

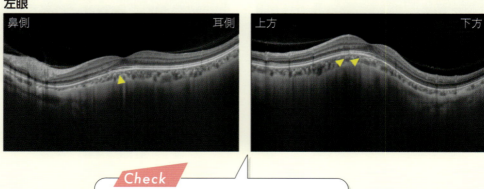

Check
DSM所見に加え，RPE不整を伴っている（▲）。

> **非典型的な症例** **pachyvessel を伴う DSM（48歳，女性）**
>
> 左眼の歪視を自覚し受診した。左眼視力は (0.7)，屈折度数－6.25D の中等度近視眼，眼軸長 25.8mm。

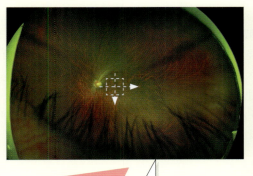

Check 豹紋状眼底。

FA

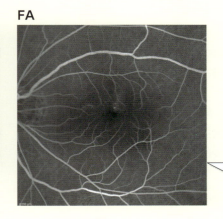

Check 2分。蛍光漏出なし。

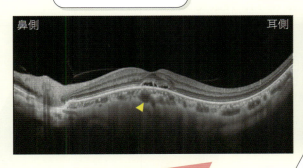

Check DSM 所見のほかに，pachyvessel（△）および RPE の隆起が生じている。

OCTA 3×3mm
網膜外層　　脈絡毛細血管板

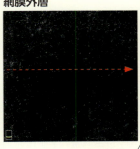 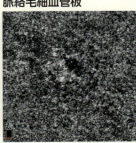

Check CNV（−）。

OCTA（B-scan）

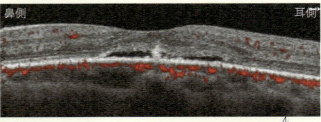

Check 血流シグナル（−）。

Check
・軽度ながらも中心窩の隆起が観察できる。
・中心窩に SRD を伴う pachyvessel があり，CSC に類似した所見を呈している。
・FA で漏出部位が確認できないことを考慮して DSM と診断した。

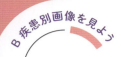

XI. 強度近視，傾斜乳頭症候群
傾斜乳頭症候群・下方後部ぶどう腫

疾患の概要

- 傾斜乳頭症候群（tilted disc syndrome）は胎生期の眼杯閉鎖不全によって生じる視神経の先天異常である。
- 視神経乳頭の傾斜，鼻側から下方にかけてコーヌスが観察され，視野欠損を生じることもある。
- 多くの症例で下方後部ぶどう腫が認められ，ぶどう膜の上縁が黄斑部を横断するような症例ではSRDを生じ視力低下をきたすことがある。また頻度は高くないがCNVが発生することがあり注意が必要である。
- FAでは黄斑部萎縮によるwindow defectがみられることがある。

典型例 傾斜乳頭症候群（47歳，男性）

検診で視力不良を指摘され，受診。視力：右眼（0.7），左眼（0.2）。

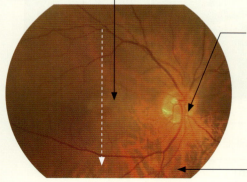

右眼
- 黄斑部に軽度のRPE萎縮
- 視神経乳頭は上下方向に傾斜しており，乳頭下縁にコーヌスあり
- RPE萎縮による顆粒状過蛍光を呈する
- 下方ぶどう腫のため下方眼底は豹紋状を呈している

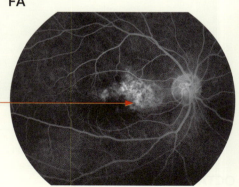

FA

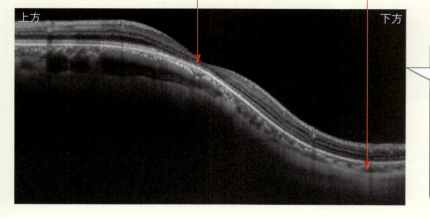

- 中心窩のEZが不鮮明
- OCT全体が傾斜し，上方から下方にかけて脈絡膜が徐々に薄くなっている

上方　　　下方

Check
- 黄斑部の垂直断では下方後部ぶどう腫のため，OCTが傾いて描出される。
- また本症例では中心窩が下方後部ぶどう腫の上縁に位置しEZが不鮮明になっている。
- 下方後部ぶどう腫内では上方の健常部位と比較して脈絡膜が薄くなっていることが確認できる。

左眼 — 黄斑部には軽度の RPE 萎縮がみられる

FA

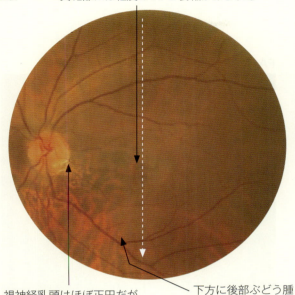
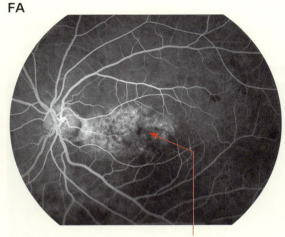

視神経乳頭はほぼ正円だが，乳頭下縁に小さなコーヌスあり

下方に後部ぶどう腫

右眼よりも広範囲で顆粒状過蛍光が確認される
下方後部ぶどう腫の上縁が黄斑部を横断し RPE 萎縮を生じている

Check
視神経乳頭はほぼ正円だが，乳頭下縁に小さなコーヌスあり。そこから下方にぶどう腫が観察された。

SRD が中心窩からぶどう腫内にかけて観察できる

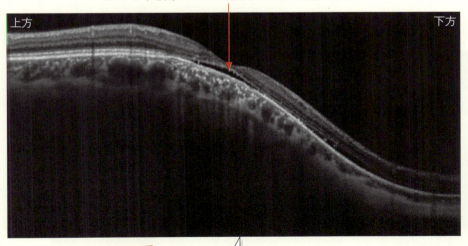

Check
・中心窩には SRD が観察でき，よく見ると下方後部ぶどう腫内にもわずかに SRD がある。
・脈絡膜は上方から下方にかけて徐々に薄くなっている。

バリエーション1　CNVを合併した傾斜乳頭症候群（61歳，女性）

左眼の視力低下を自覚し受診。左眼視力は(0.1)。

▶治療前

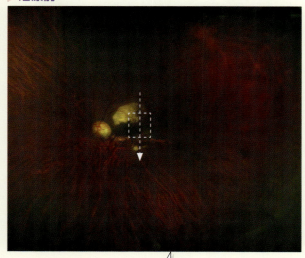

FA

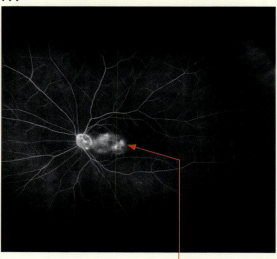

Check
・視神経乳頭はほぼ正円だが，乳頭下縁に小さなコーヌス，そこから下方にぶどう腫あり。
・黄斑部に出血と灰白色病変。

CNVからの旺盛な蛍光漏出あり

Check
黄斑部に楕円形の過蛍光があり，中心窩から耳側にかけてCNVからの旺盛な蛍光漏出が観察できる。

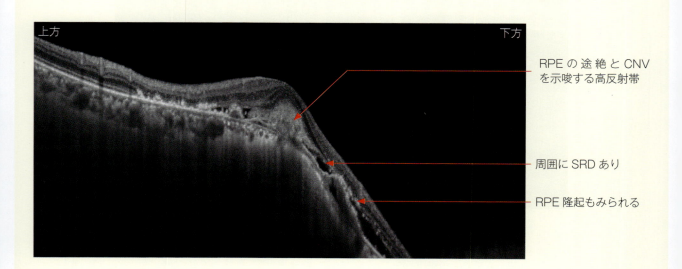

上方　　　　　　　　　　　　　　　　　　　　　　下方

RPEの途絶とCNVを示唆する高反射帯

周囲にSRDあり

RPE隆起もみられる

OCTA（網膜外層）3 × 3mm

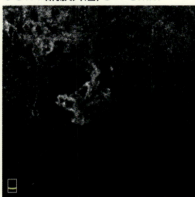

OCTA（脈絡毛細血管板）3 × 3mm

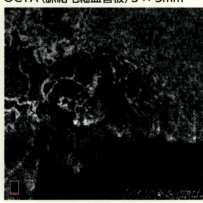

Check
中心窩に CNV を示唆する血流シグナル。

治療 抗 VEGF 薬硝子体内注射 3 回後に treat and extend 投与。

▶治療から 3 カ月後

上方　　　　　下方

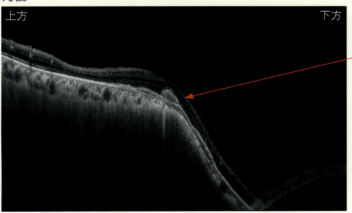

高反射帯は縮小
SRD も消失

OCTA（網膜外層）3 × 3mm

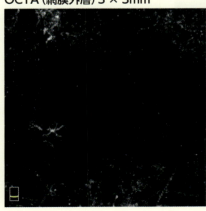

OCTA（脈絡毛細血管板）3 × 3mm

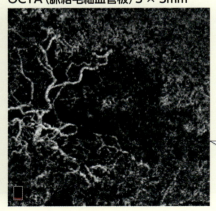

Check
・CNV を示唆する血流シグナルは残存。むしろ滲出があるときよりも鮮明に描出されている。

バリエーション2　PCVを合併した傾斜乳頭症候群（75歳，男性）

10年前から視力低下を自覚し受診。右眼視力は(0.3)。

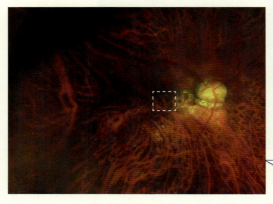

Check　傾斜乳頭があり，その視神経乳頭耳側に網膜出血が観察できる。

FA

IA

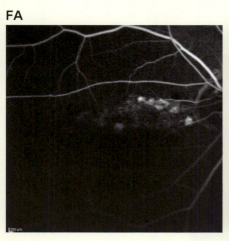
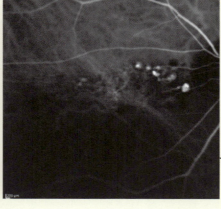

Check　中心窩から上方に異常血管網とその辺縁に多発するポリープ状病巣。

OCTA（網膜外層）3×3mm　　OCTA（脈絡毛細血管板）3×3mm

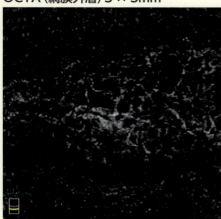
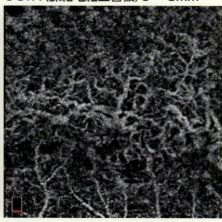

Check　中心窩のOCTA。異常血管網の描出。

バリエーション3　下方後部ぶどう腫（68歳，男性）

10年前にAMDと診断され，徐々に視力低下し受診。右眼視力は(0.3)。

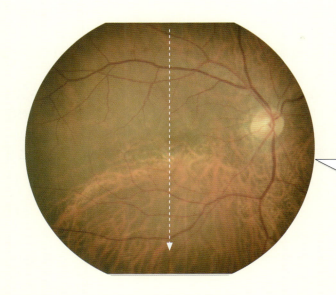

Check
傾斜乳頭ははっきりしないが，下方に後部ぶどう腫があり，その上縁が中心窩にかかっている。

黄斑浮腫あり

上方　　　　　　　　　　　　　　　　　下方

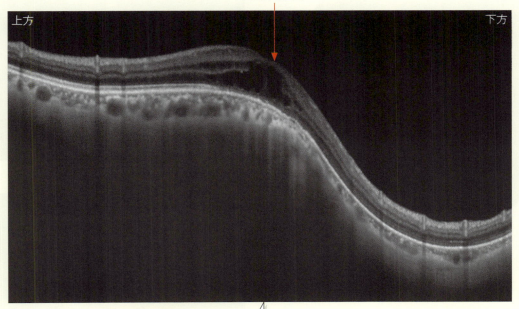

Check
黄斑浮腫がみられる。後部ぶどう腫の上縁で脈絡膜は極端に菲薄化しており，傾斜乳頭症候群とほぼ同様のOCTを呈している。

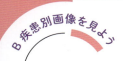

XI. 強度近視, 傾斜乳頭症候群
intrachoroidal cavitation

疾患の概要

- 強度近視眼の視神経乳頭周囲にみられる、限局した白色〜橙色病変である。
- OCTでは視神経乳頭に隣接した領域の脈絡膜内に低反射の空隙をとらえることができる。脈絡膜管腔構造は認めない。
- 乳頭周囲の網脈絡膜萎縮巣内に裂隙がみられ、intrachoroidal cavitation（ICC）と硝子体腔が連続性することがある。
- ICC自体は特に症状を呈さず治療法もないが、緑内障を合併していることが多く、視野検査やOCTによる病態評価が必要である。
- 非強度近視眼や黄斑部にみられることもある。

典型例　ICC（65歳, 女性）

強度近視の精査目的に受診。右眼視力は（1.2）。

視神経乳頭の下方〜鼻側に橙色病変

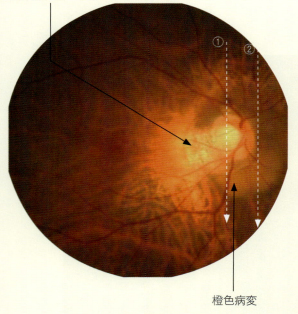

橙色病変

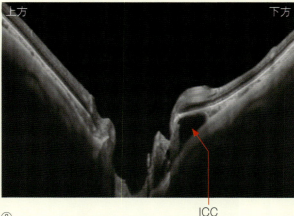

ICC

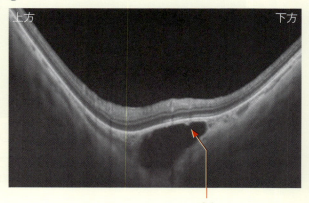

ICC

Check
- 視神経乳頭下方の脈絡膜層に空隙がみられる。
- 同部位に血管構造はみられない。

OCTA（脈絡膜浅層） 6 × 6mm

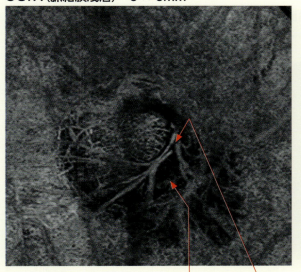
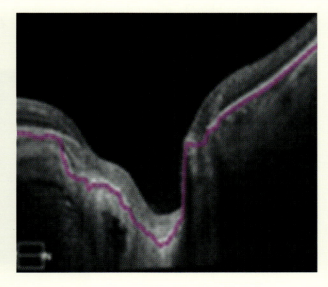

ICC 内は choriocapillaris の血流がみられない

網膜血管の projection artifact

Check
脈絡膜浅層の OCTA では ICC の病変部位で脈絡毛細血管板の血流がみられず，低信号となっている。

***en face* OCT (whole eye) 6 × 6mm**

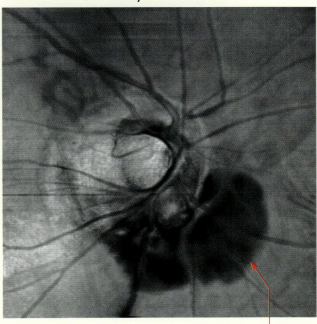

ICC の範囲が明瞭

バリエーション1　コーヌス内の裂隙を伴うICC（67歳，女性）

視神経乳頭周囲の橙色病変精査目的に受診。右眼視力は（0.9）。

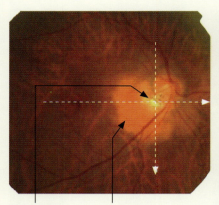

乳頭小窩様の欠損　橙色病変

Check
視神経乳頭周囲にコーヌス，乳頭小窩様の欠損部位，および乳頭に隣接した耳側～下方にかけての橙色病変がみられる。

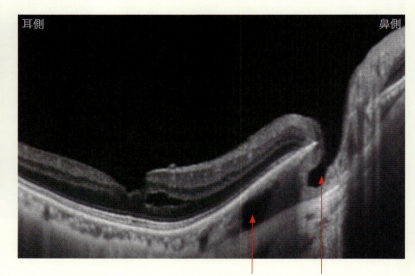

ICC　コーヌス内の裂隙

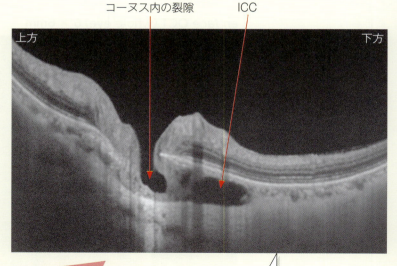

コーヌス内の裂隙　ICC

Check
・乳頭小窩様の欠損部位を切る断面のOCTでみられる，硝子体から脈絡膜に至る裂隙。
・橙色病変部位は脈絡膜内に血管構造を持たない空隙（ICC）としてとらえられる。

ICC（60歳，女性）

強度近視で経過観察中。右眼視力は（1.0）

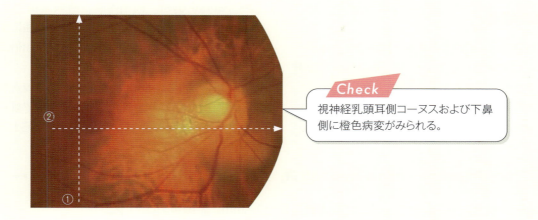

Check 視神経乳頭耳側コーヌスおよび下鼻側に橙色病変がみられる。

①

Check 黄斑部下方に中心窩を含まないSRDがある。

SRD

②

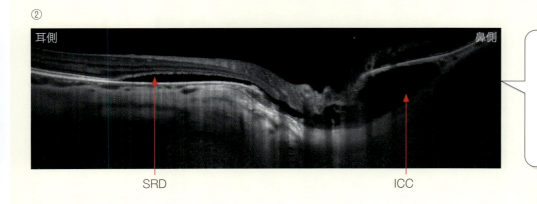

Check
・橙色病変に一致して脈絡膜内に低反射腔。
・低反射腔は視神経乳頭下方のコーヌス部でSRDと連続している。

SRD　　ICC

295

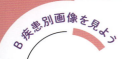

XI. 強度近視，傾斜乳頭症候群
強度近視に合併する網膜血管周囲異常

疾患の概要

- 強度近視眼では，眼軸延長に伴う網膜の後方伸展と硝子体による網膜の前方牽引のために網膜血管周囲にさまざまな形態異常をきたす。
- 網膜血管部が隆起した paravascular micro fold，網膜血管周囲に網膜内間隙ができる paravascular retinal cyst，網膜内層が断裂欠損を生じる paravascular lamellar hole，血管周囲に生じた近視性網膜分離である paravascular retinoschisis などの所見がある。
- 網膜血管周囲に retinal break が生じ網膜剥離となるケースがある。強度近視眼の網膜剥離で裂孔不明な場合は，血管周囲の詳細な検査が勧められる。

典型例 1　paravascular retinal cyst（66歳，男性）

右眼の視力低下を自覚し受診。右眼眼軸長は 29.6mm。右眼視力は（1.2）。

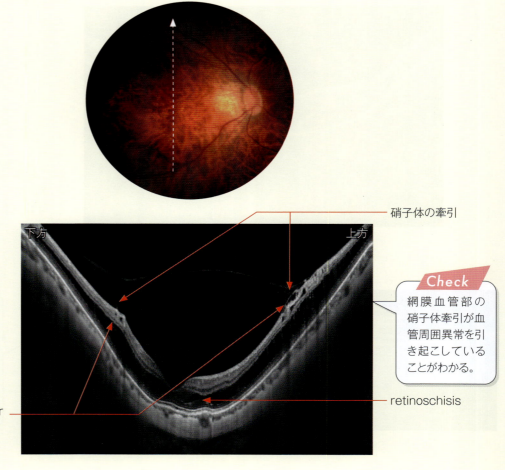

硝子体の牽引

Check
網膜血管部の硝子体牽引が血管周囲異常を引き起こしていることがわかる。

retinoschisis

paravascular retinal cyst

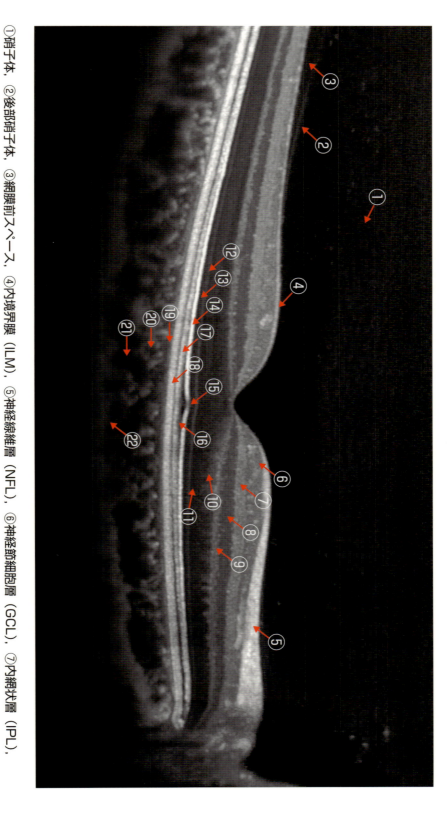

①硝子体、②後部硝子体、③網膜前スペース、④内境界膜（ILM）、⑤神経線維層（NFL）、⑥神経節細胞層（GCL）、⑦内網状層（IPL）、⑧内顆粒層（INL）、⑨外網状層（OPL）、⑩ヘンレの神経線維、⑪外顆粒層（ONL）、⑫外境界膜（ELM）、⑬ミオイド領域、⑭エリプソイド領域（EZ）、⑮foveal bulge、⑯視細胞外節（OS）、⑰錐体−網膜色素上皮嵌合（IZ）、⑱網膜色素上皮／ブルフ膜複合体、⑲脈絡毛細血管板、⑳ザトラー層、㉑ハーラー層、㉒脈絡強膜接合

略語一覧

略語	フルスペル	日本語訳
AMD	age-related macular degeneration	加齢黄斑変性
AZOOR	acute zonal occult outer retinopathy	急性帯状潜在性網膜外層症
BRAO	branch retinal artery occlusion	網膜動脈分枝閉塞症
BRVO	branch retinal vein occlusion	網膜静脈分枝閉塞症
CME	cystoid macular edema	囊胞様黄斑浮腫
CNV	choroidal neovascularization	脈絡膜新生血管
CRAO	central retinal artery occlusion	網膜中心動脈閉塞症
CRVO	central retinal vein occlusion	網膜中心静脈閉塞症
CSC	central serous chorioretinopathy	中心性漿液性脈絡網膜症
DME	diabetic macular edema	糖尿病黄斑浮腫
ELM	external limiting membrane	外境界膜
ERM	epiretinal membrane	網膜上膜（網膜前膜, 黄斑上膜, 黄斑前膜）
EZ	ellipsoid zone	
FAZ	foveal avascular zone	中心窩無血管域
GCL	ganglion cell layer	神経節細胞層
GON	glaucomatous optic neuropathy	緑内障性視神経症
ILM	internal limiting membrane	内境界膜
INL	inner nuclear layer	内顆粒層
IPL	inner plexiform layer	内網状層
IZ	interdigitation zone	
MEWDS	multiple evanescent white dot syndrome	多発消失性白点症候群
MNV	macular neovascularization	黄斑新生血管
nAMD	neovascular age-related macular degeneration	新生血管型加齢黄斑変性
（R）NFL	（retinal）nerve fiber layer	（網膜）神経線維層
NFLD	nerve fiber layer defect	神経線維層欠損
ONL	outer nuclear layer	外顆粒層
OPL	outer plexiform layer	外網状層
PCV	polypoidal choroidal vasculopathy	ポリープ状脈絡膜血管症
PDT	photodynamic therapy	光線力学（的）療法
PED	pigment epithelial detachment	（網膜）色素上皮剥離
PIC	punctate inner choroidopathy	点状脈絡膜内層症
PVD	posterior vitreous detachment	後部硝子体剥離
RGC	retinal ganglion cell	網膜神経節細胞
RPE	retinal pigment epithelium	網膜色素上皮
SHRM	subretinal hyperreflective material	
SRD	serous retinal detachment	漿液性網膜剥離
VEGF	vascular endothelial growth factor	血管内皮増殖因子

| 典型例2 | paravascular retinoschisis, paravascular lamellar hole（66歳, 女性） |

両眼強度近視。右眼眼軸長は30.0mm。右眼視力は(1.2)。

▶初診時

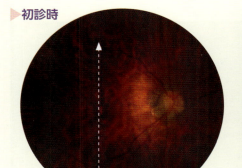
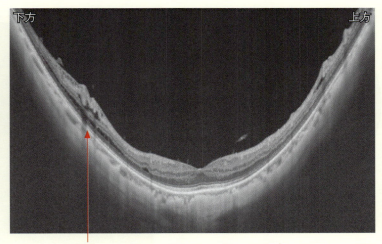

paravascular retinoschisis

経過
視機能に問題なく経過観察とした。

▶初診から4年後
右眼視力は(1.2)を維持している。

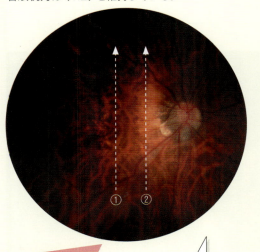
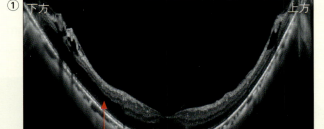

paravascular retinoschisis の範囲拡大
paravascular lamellar hole

Check
・paravascular retinoschisis が，経時的に黄斑部へ向かって拡大した。
・既報では，paravascular retinoschisis の拡大から黄斑部 retinoschisis へ発展する可能性が示唆されている。

典型例3　paravascular micro fold, retinoschisis（53歳，女性）

両眼強度近視。左眼眼軸長は27.7mm。左眼視力は（1.2）。

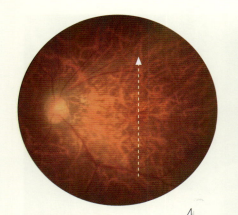
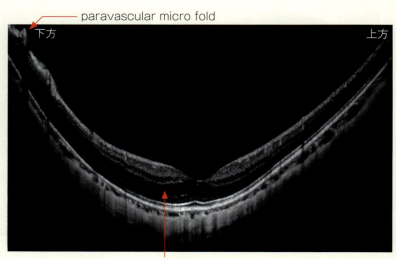

paravascular micro fold
下方　上方
retinoschisis

Check
網膜血管周囲異常の検出には，垂直断が有用。

バリエーション1　網膜血管周囲のretinal breakから生じた網膜剝離（84歳，女性）

右眼視力低下を自覚し受診。右眼軸長は32.3mm。右眼視力は（0.15）。

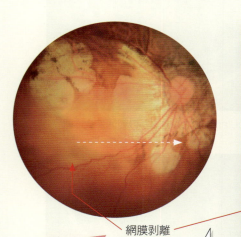
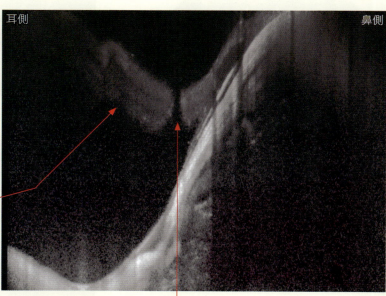

耳側　鼻側
網膜剝離
retinal break

Check
・周辺部に裂孔は明らかでなく，後極のretinal breakが原因と考えられた。
・強度近視眼の網膜剝離では，血管周囲の詳細な裂孔検索が望ましい。

バリエーション2　ERM に合併した paravascular retinal cyst（61歳，女性）

主訴は左眼の歪視。左眼の眼軸長は 22.8mm。左眼視力は（0.6）。

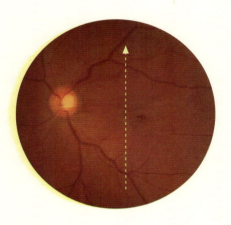

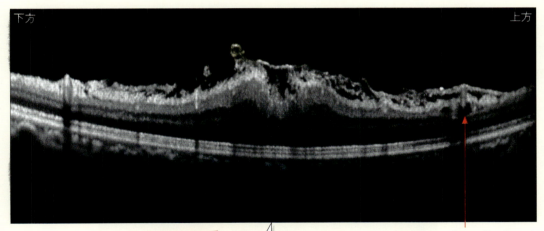

Check　ERM でも強度近視類似の網膜血管周囲病変がみられる。

paravascular retinal cyst

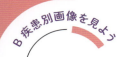

XII. 裂孔原性網膜剥離
裂孔原性網膜剥離

疾患の概要

- 裂孔原性網膜剥離は，網膜に裂孔が生じ，そこから網膜の裏側に液化した硝子体が流れ込み，感覚網膜がRPEから剥がれた状態である。
- 症状として，初期は飛蚊症や光視症，中期以降は剥がれた範囲に対応する視野異常を自覚する。黄斑部まで剥離すると，急激に視力が低下する。
- 好発年齢は中高年（50〜60歳代）である。若年者の網膜剥離は進行が遅く，近視の強い人に多い傾向がある。

- 加療は手術である。若年者でPVDが起きていない，周辺の萎縮円孔による症例は，強膜内陥術を行い，中高年でPVDがすでに起きていたり，裂孔が大きい，もしくは後極に近い症例では，硝子体手術を行うことが多い。どちらの術式でも，黄斑部剥離のないうちに手術を施行し，網膜の復位が得られれば良好な術後視力を期待できるが，黄斑部剥離の期間が長かった症例では網膜の復位が得られても術後視力は不良である。

| 典型例 | 裂孔原性網膜剥離（72歳，男性） |

一昨日より飛蚊症，下方からの視野異常，視力低下を自覚。右眼視力は（1.0）。

▶治療前

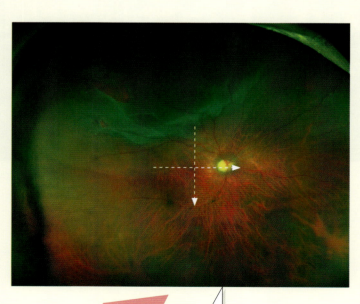

Check
耳上側周辺部に原因裂孔のある網膜剥離。

300

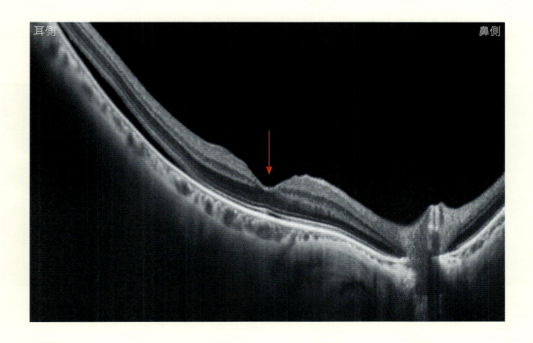

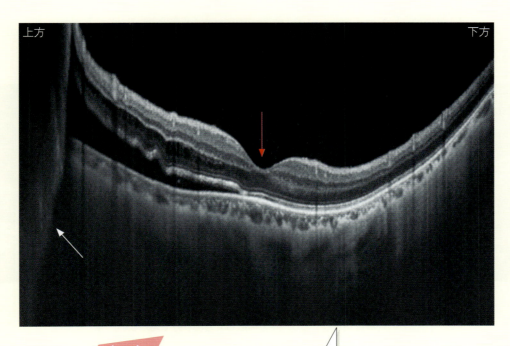

Check
・剥離の進行が黄斑部の直前までであるため（→），視力は（1.0）と保たれている。
・上方は丈の高い剥離でミラーイメージとなり，上方網膜が映り込んでいる。（→）

| 治療 | 硝子体手術（水晶体再建術＋硝子体切除＋ガスタンポナーデ）を施行した。 |

▶**治療から 10 日後**

ガスによる網膜の反転イメージ

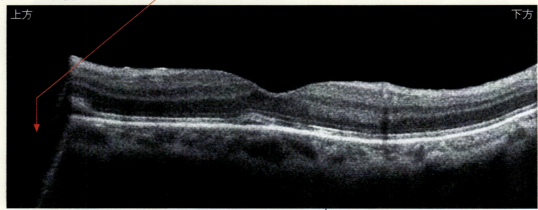

Check
・上方にガスによる鏡面。網膜は復位している。
・剥離していた上方は，ELM が一部，不整である。

▶**治療から 3 カ月後**
右眼視力は（1.5）。

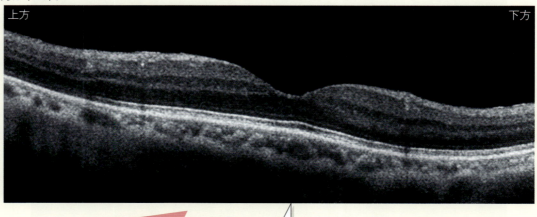

Check
上方の網膜は復位しており，外層構造も上方と下方で差がない。

バリエーション1　術後の視力が不良な裂孔原性網膜剥離（52歳，女性）

10日前から視野異常，視力低下を自覚。右眼視力は（0.05）。

▶治療前

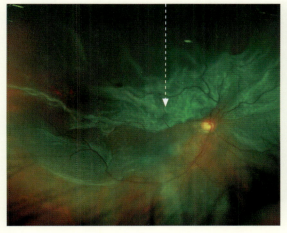

剥離して波打った網膜

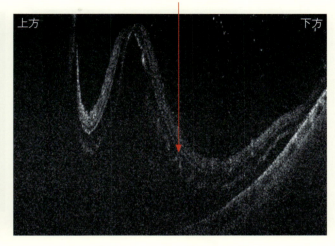

治療
硝子体手術（水晶体再建術，ガスタンポナーデ併用）を施行した。

▶治療から4カ月後
右眼視力は（0.5）。

裂孔周囲の網膜凝固斑

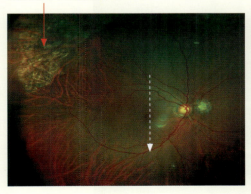

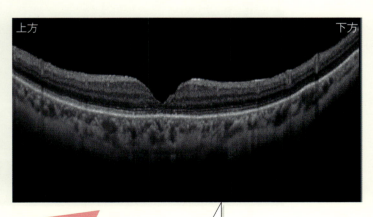

Check
網膜剥離の期間が長かったためか，中心窩の網膜が菲薄化しており，視力の改善は乏しかった。

303

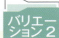

バリエーション2　家族性滲出性硝子体網膜症に続発した裂孔原性網膜剥離（17歳，男性）

1カ月前から，徐々に進行する視野異常と視力低下を自覚。未熟児の既往はなし。
右眼視力は(0.8)。

▶治療前

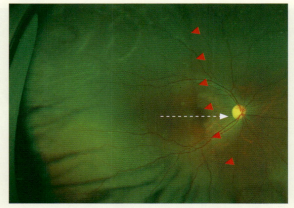

網膜剥離の鼻側端（▲）

Check
耳側，周辺部に裂孔があり，黄斑部を含む耳側には網膜剥離。

FA

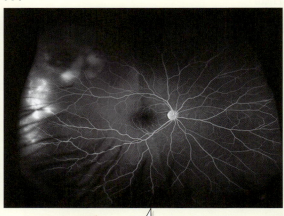

Check
耳側周辺部に無血管野，多分岐の血管があり，同部から旺盛な蛍光漏出。家族性滲出性硝子体網膜症と診断される。

剥離して波打った網膜

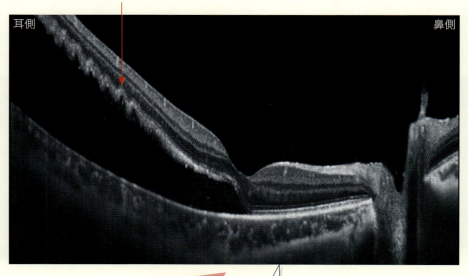

Check
黄斑部から耳側の剥離範囲では，網膜外層が波打って不整である。

304

| 治療 | 強膜内陥術＋強膜冷凍凝固を施行した。

▶治療から 1 カ月後

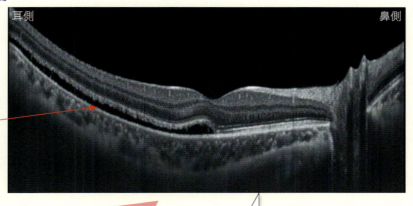

網膜裏面の高反射帯（視細胞外節の伸長）

Check 術後，網膜は復位傾向であるが，浅い剥離が残存している。

▶治療から 6 カ月後

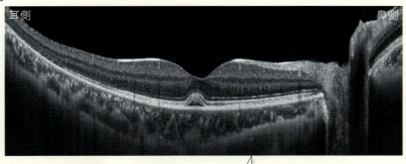

Check 網膜下液はほぼ消失している。黄斑部から耳側の剥離範囲で不整であった網膜外層構造が改善し，EZ，ELM ともに連続性を認める。

▶治療から 24 カ月後
右眼視力は（1.5）。

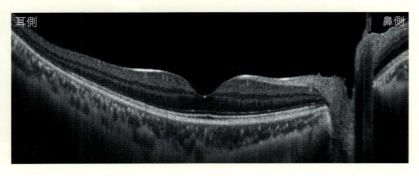

305

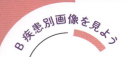

XIII. 遺伝性網膜変性
網膜色素変性

疾患の概要

- 網膜色素変性は，視細胞とRPEが障害される遺伝性進行性疾患である．発症頻度は4,000～8,000例に1人といわれ，これまでにさまざまな原因遺伝子が発見されているが，孤発例も多く認められている．
- 初発症状は夜盲で，続いて視野狭窄を生じる．典型例では中心視野が保たれることが多いが，臨床像はさまざまで進行も個人差が大きい．
- 典型例では周辺部の網膜に骨小体様色素沈着，ごま塩状網膜，網膜血管狭小化，視神経乳頭の蝋様萎縮などがみられる．
- ERGでは初期より振幅の低下や消失がみられる．
- 進行は緩徐だが有効な治療法は確立していない．
- OCTは網膜外層の状態を直接観察可能であり，診断・経過観察に重要．近年OCTAを用いた研究で網膜内層の毛細血管血流が疎であることが報告された．

典型例　網膜色素変性（78歳，女性）

視力低下を自覚し受診．両眼視力は（0.7）．

右眼　　　　　　　　　　　左眼

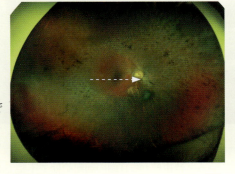
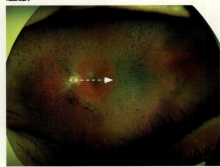

後極部を除いて網膜は粗造で骨小体様色素沈着がみられる．網膜血管の狭細化が著明で，一部白線化している．

眼底自発蛍光
右眼　　　　　　　　　　　左眼

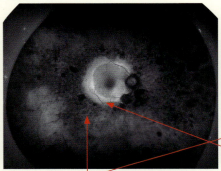
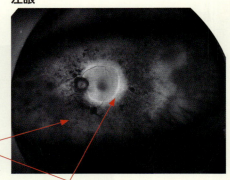

周辺の変性部は低蛍光　　　　後極にはリング状の過蛍光

ERG

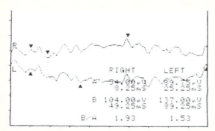

両眼とも消失型。

GP
右眼

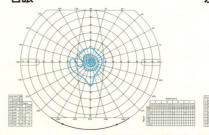

左眼

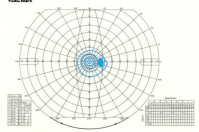

両眼とも著明な求心性視野障害。

右眼

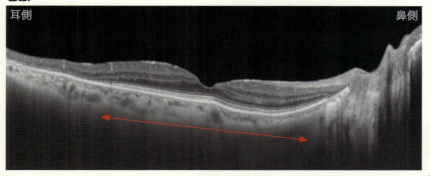

左眼

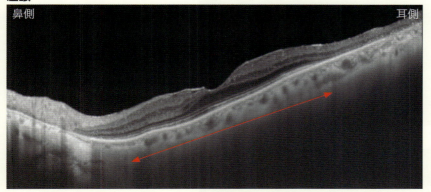

> **Check**
> ・中心窩付近は網膜外層が保たれている（↔）。
> ・周辺部は ELM, EZ, IZ が消失。ONL は菲薄化。

> **Check**
> 固視不良で画質が悪いが，毛細血管が疎であることはわかる。

OCTA（網膜表層）3 × 3mm

右眼

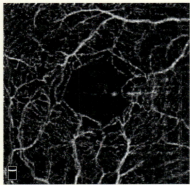

左眼

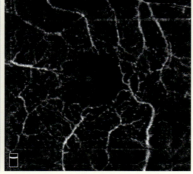

> **Check**
> ・正常部とRPE障害の境界が眼底自発蛍光でのリング状の過蛍光部分と一致している。
> ・OCTでは進行に伴いEZが不明瞭化し，やがて消失する。さらに障害が進行するとONLの菲薄化が起きる。
> ・OCTAでは網膜血流も疎であることがわかる。

バリエーション 1　無色素性網膜色素変性（67 歳，男性）

原因不明の視力低下。両眼視力は（0.5）。

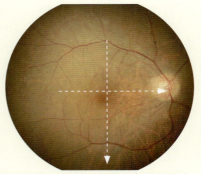

黄斑周辺の網膜は粗造な色調で骨小体様色素沈着はみられない。

眼底自発蛍光

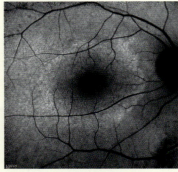

黄斑部にリング状の過蛍光。

ERG

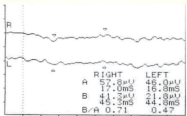

両眼ともに消失型。

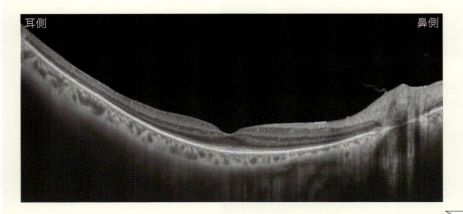

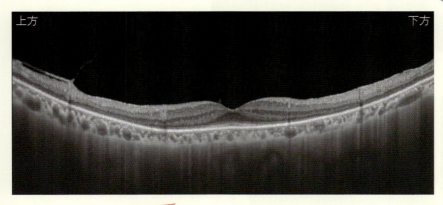

Check
・中心窩 EZ が不明瞭，その周辺では消失。
・ONL も中心窩以外は菲薄化。

Check
典型的な色素沈着がないために診断に苦慮する場合があるが，OCT，眼底自発蛍光，視野検査，ERG による特徴的な所見がみられ診断は可能。

308

バリエーション2 黄斑浮腫を合併した網膜色素変性（72歳，男性）

両眼視力は（0.3）。

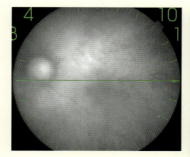

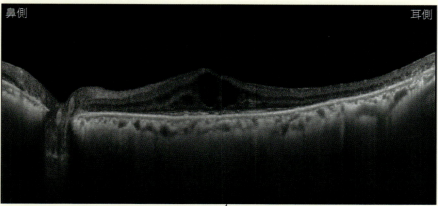

Check
・中心窩付近のみ網膜外層が保たれている。
・網膜内に浮腫が観察される。

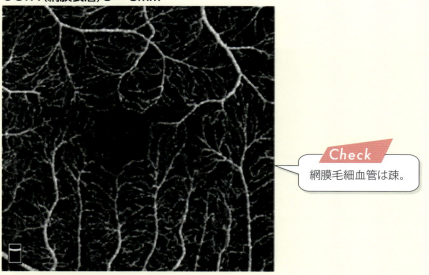

Check
網膜毛細血管は疎。

Check
・網膜色素変性患者でしばしば網膜浮腫を生じることがあるが，原因は不明である。
・OCTAで網膜内層の血流が疎であることも1つの原因と考えられている。

バリエーション3 網膜色素変性のため定期通院中（59歳，男性）

左眼視力は（0.7）。

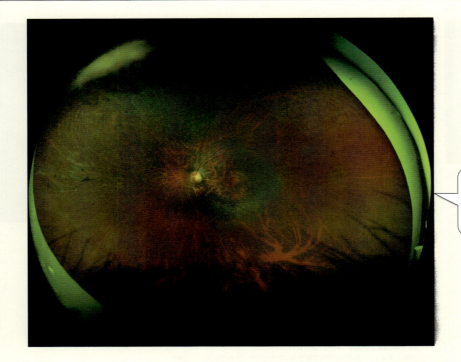

Check 周辺は粗造な色調だが骨小体様色素沈着はわずか。

眼底自発蛍光

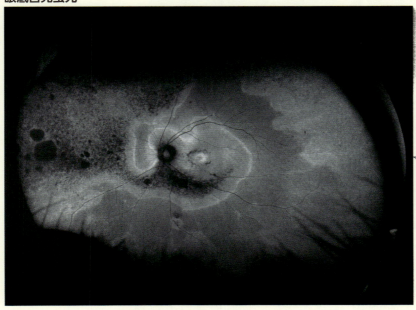

Check 周辺の変性部は低蛍光，後極にリング状の過蛍光。

310

OCTA パノラマ

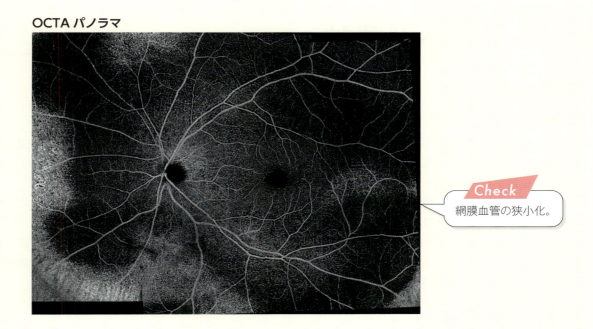

Check 網膜血管の狭小化。

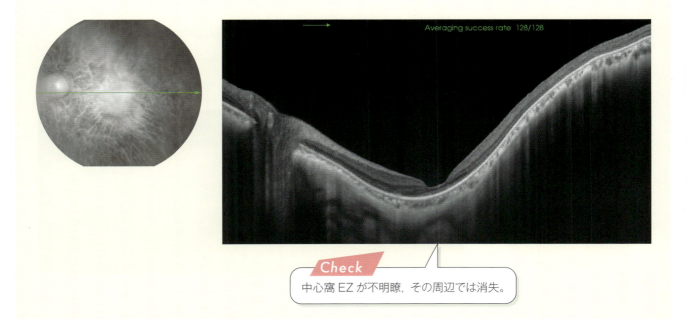

Check 中心窩 EZ が不明瞭，その周辺では消失。

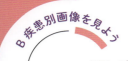

XIII. 遺伝性網膜変性
先天網膜分離症

疾患の概要

- 先天網膜分離症（XLRS）は，発症率が 5,000～25,000 人に 1 人の比較的まれな網膜変性疾患である。遺伝形式は伴性劣性遺伝で，原因遺伝子は Xp22.2 に位置する RS1 遺伝子である。
- 車軸状皺襞を伴う中心窩網膜分離（foveal retinoschisis）が特徴的である。学童期に視力低下を指摘されても，弱視や原因不明の視力障害と診断されることもあり注意が必要である。
- 周辺部の網膜分離や網膜剥離を生じることがある。それにより虚血をきたし，血管新生緑内障を発症することがあり注意を要する。
- OCT では，INL および OPL に嚢胞が描出される。嚢胞は柱状の組織によって仕切られているが，これは Müller 細胞と考えられる。
- 先天網膜分離症の中心窩網膜分離に対しての治療は確立されていない。
- 約半数の症例では周辺部にも網膜分離が確認される。一部内層円孔，外層円孔が生じて，網膜剥離に進展することもある。

典型例　先天網膜分離症（20 歳，男性）

眼底検査で黄斑部変性がみられ，11 歳時に近医で若年網膜分離症と診断された。最近視力低下し受診。視力：右眼（0.8），左眼（0.5）。

右眼

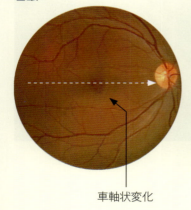

車軸状変化

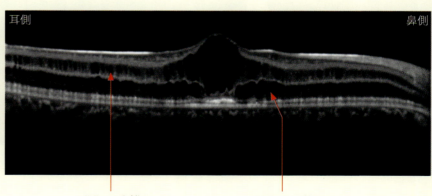

耳側　　　　　　　　　　　　　　　　　　　　　　　　鼻側

INL の分離　　　　　　OPL の分離

Check
- 眼底検査では車軸状の黄斑部嚢胞様変化がみられ，OCT では中心窩網膜分離があり先天網膜分離症の所見である。
- EZ は保たれている。

左眼

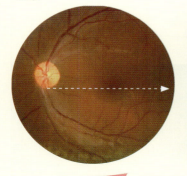
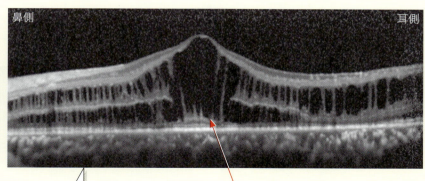

鼻側　　　　　　　　　　　　　　　　　　　　耳側

EZ の不明瞭化

Check
・両眼ともに INL・OPL に網膜分離がみられ，中心窩の OPL には大きな囊胞が形成されている。
・分離の丈が高く，EZ はやや不明瞭となっている。

右眼

F-10　レトロモード撮影

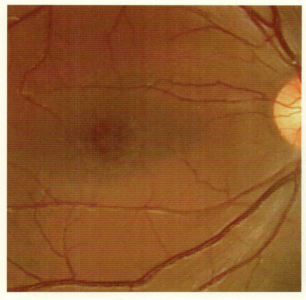
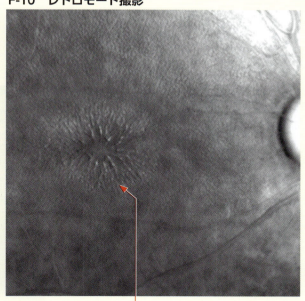

指紋様の陰影

Check
共焦点走査型レーザー検眼鏡（F-10 ニデック社）のレトロモードで撮影すると，網膜分離所見に一致した範囲で指紋様の陰影が観察できる。

バリエーション1　先天網膜分離症（19歳，男性）

両眼の視力低下で受診。視力：右眼（0.3），左眼（0.4）。

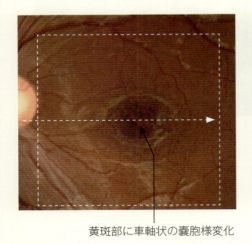

黄斑部に車軸状の囊胞様変化

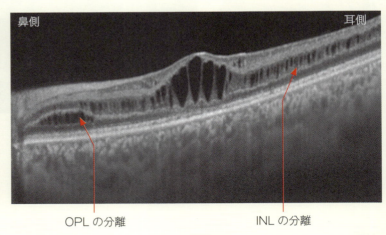

OPLの分離　　　INLの分離

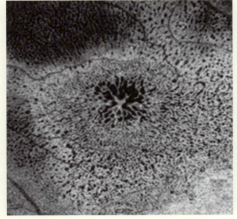

en face OCT (IPL-OPL間) 6×6mm

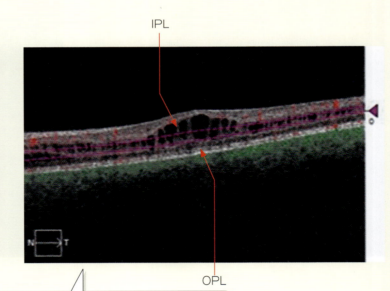

IPL　OPL

Check
- INL・OPLに網膜分離がみられる。
- 黄斑部6×6mmの3D scanでIPL-OPL間の en face OCT を再構成すると，分離が広範に分布していることがわかる。

バリエーション2　先天網膜分離症（22歳，男性）

1年に1回の経過観察中。左眼視力は(0.6)。

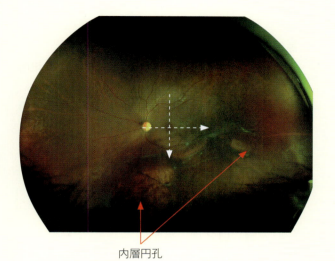

内層円孔

Check
中心窩〜下方を中心に網膜分離がみられる。一部は内層円孔となっている。

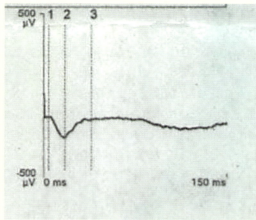

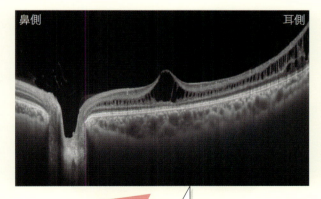

Check
中心窩の網膜分離は，耳側周辺部にまで続いている。

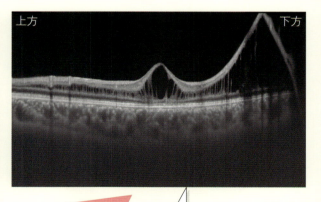

Check
網膜分離は下方まで連続しており，一部はOCTの通常の描出範囲に収まらずミラーイメージを呈している。

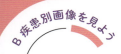

XIII. 遺伝性網膜変性
卵黄状黄斑ジストロフィ（Best 病）

● 疾患の概要

- 卵黄状黄斑ジストロフィは Best 病ともよばれ，黄斑部に特徴的な所見を呈する黄斑ジストロフィの 1 つ．
- 常染色体顕性遺伝（優性遺伝）で若年発症が多いが，成人発症卵黄様黄斑ジストロフィ（adult onset foveomacular vitelliform dystrophy）も報告されている．
- 原因遺伝子は bestrophin 遺伝子．
- 卵黄期，炒り卵期，偽前房蓄膿期，萎縮期と黄斑所見は変化する．
- 特徴的な黄色病変はリポフスチンの蓄積による影響で，眼底自発蛍光では過蛍光を呈する．
- EOG が診断に有用で，RPE の障害のため，L/D 比の低下を示す．

典型例 卵黄状黄斑ジストロフィ（右眼），MNV 合併例（左眼）（12 歳，男児）

学校検診で左眼の視力低下を指摘され前医受診．視力：右眼（1.2），左眼（1.0）で，両眼に卵黄状病巣がみられた．
Best 病の診断で経過観察中，右眼の卵黄状病巣は変わりなく，視力も（1.2）で落ち着いていたが，左眼は視力低下の進行（0.3）と SRD がみられ，MNV の合併も疑われた．

黄斑部に卵黄状の黄色円形病変が観察でき，卵黄期の病期である．

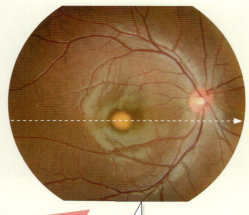

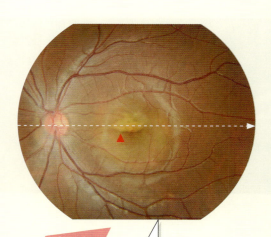

Check 黄斑部の卵黄状の黄色隆起病変は，Best 病の典型的な所見である．

Check 黄斑部に限局的な黄白色病変（▲）と SRD による類円形の色調変化．

眼底自発蛍光
卵黄様所見と一致して過蛍光となる。

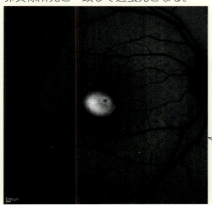

限局的な黄白色病変と一致して過蛍光がみられる（▲）。SRDの辺縁は過蛍光で，内部はRPEが萎縮し，低蛍光である。

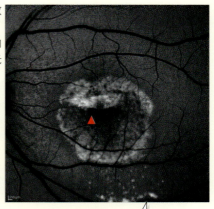

Check
卵黄期ではリポフスチンの蓄積により強い過蛍光を呈する。

Check
卵黄期では過蛍光を呈するが，萎縮期になると低蛍光を呈する。

右眼
耳側　　　　　　網膜下に高輝度の沈着物　　　　　　鼻側

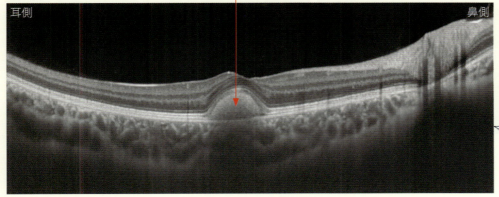

Check
沈着物は網膜下であり，RPEのラインは保たれている。

左眼
鼻側　　　　　　　　　　　　　　　　　　耳側

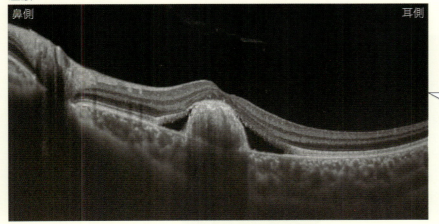

Check
・中心窩下にPEDがみられ，内部反射は高輝度である。RPEの境界は不整でPED上に高輝度の沈着物とその周囲にSRDがみられる。
・MNVの合併がなくても，病期によってはSRDがみられることがある。

バリエーション1　CSCと間違われやすいBest病

検診で眼底異常を指摘され受診。両眼視力は(1.2)。

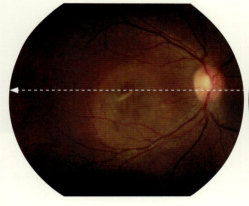
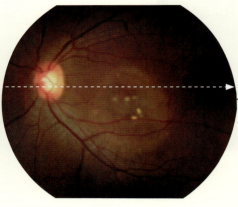

Check
・両眼の黄斑部に黄色沈着物がみられる。
・病変内は一部萎縮。

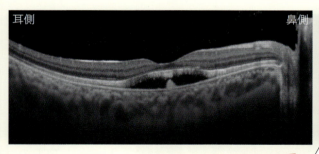
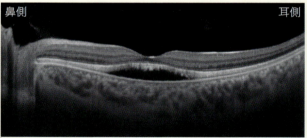

Check
黄斑部にはSRD様所見。

眼底自発蛍光

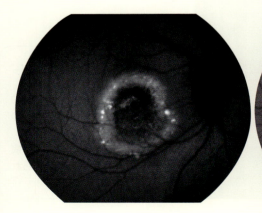
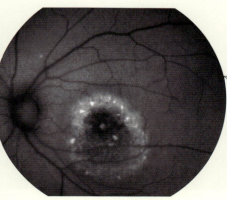

Check
病変の辺縁に沿って過蛍光、病変内にはRPE萎縮による低蛍光もみられる。

成人発症卵黄様黄斑ジストロフィ（79歳, 男性）

検診で黄斑変性を指摘され受診。左眼視力は（0.4）。

黄斑部に黄色隆起病変がみられ,
均一ではなく上方はくずれている

眼底自発蛍光

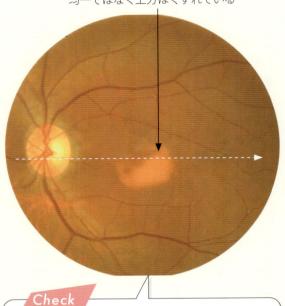
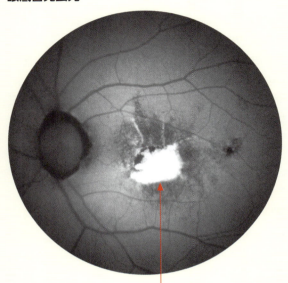

病変部にほぼ一致して過蛍光を呈している

Check
・黄斑部に黄色隆起病変がみられ,眼底自発蛍光で黄色病変が過蛍光を呈している。
・成人発症卵黄様黄斑ジストロフィと診断した。

網膜下に高反射帯が観察できる。
RPEラインの不整はみられない

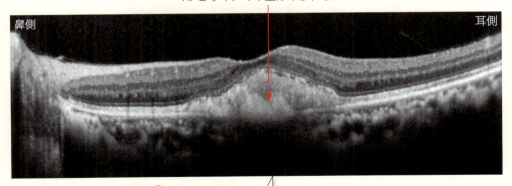

Check
・網膜下に高反射帯が観察できるが,網膜の各層は比較的保たれている。
・高反射帯の後方にはRPEのラインが直線状に観察できる。

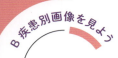

XIII. 遺伝性網膜変性
Stargardt 病

疾患の概要

- Stargardt 病は，両眼に萎縮病巣とそれを取り囲む黄色斑（flecks）を特徴とする。
- 常染色体劣性遺伝の遺伝形式を示し，ABCA4 をはじめとした 4 種類の遺伝子異常が知られている。
- RPE 内にリポフスチンが蓄積することにより RPE が萎縮する。
- リポフスチンの蓄積により，眼底自発蛍光で過蛍光を示す。
- FA では，dark choroid とよばれる背景低蛍光を認める。
- peripapillary sparing と呼ばれる視神経乳頭周囲の網膜および RPE が温存される所見がみられる。

典型例　Stargardt 病（23 歳，女性）

半年前からの視力低下を主訴に受診。視力：右眼（0.6），左眼（0.7）。

▶ 初診時

多発する黄色斑（flecks）

黄斑萎縮

Check 多発する黄色斑（flecks）と黄斑萎縮。

FA ← 背景蛍光は暗い(dark choroid)　　　**眼底自発蛍光**　peripapillary sparing

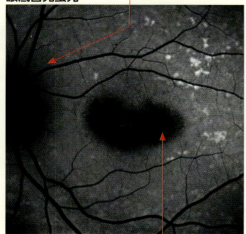

萎縮病変は低蛍光

Check
- dark choroid で背景蛍光が通常より暗くみえる。
- 黄斑の萎縮部は過蛍光，黄色斑は異常蛍光を示す。

Check
- 黄斑部の萎縮病変は低蛍光に，リポフスチンが沈着した網膜全体は少し過蛍光になる。
- 黄色斑の部分は異常蛍光となる。
- 視神経乳頭周囲の網膜および RPE が温存される。いわゆる peripapillary sparing は診断的価値が高い。

peripapillary sparing の部分は EZ が保たれている

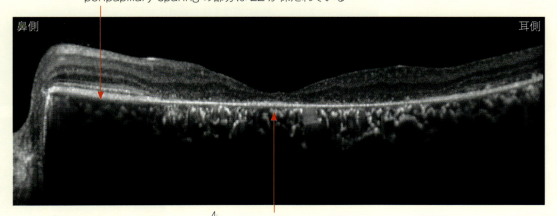

EZ，ONL が消失している

Check
- 中心窩は，菲薄化し EZ，ONL は消失している。
- RPE が障害されている部分では，脈絡膜血管の信号強度が強くなっている。
- 萎縮が強い部分では RPE は消失し薄い高信号の層が残る。これが Bruch 膜であると考えられている。

▶**初診から 4 年後**
左眼視力は(0.7)。

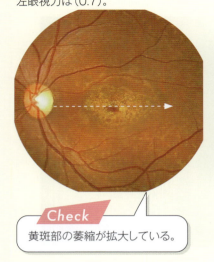

Check
黄斑部の萎縮が拡大している。

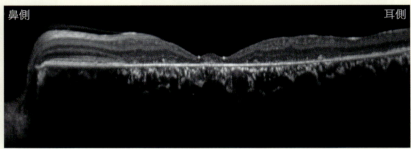

▶**初診から 5 年後**
眼底自発蛍光

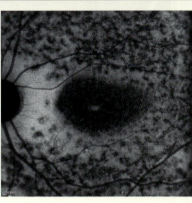

▶**初診から 20 年後**
左眼視力は(0.15)。

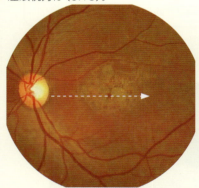

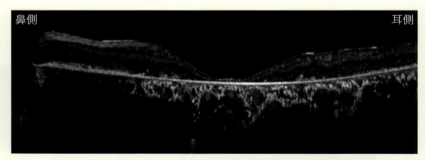

眼底自発蛍光

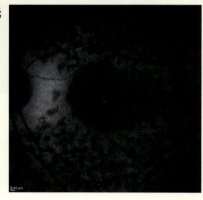

黄斑部の萎縮は拡大し，周辺部の黄色斑は消失し同部位が萎縮している。進行例でも視神経乳頭近傍の網膜の健常領域が残存していることが特徴である。

バリエーション 1 広範な網膜変性のある Stargardt 病（64 歳，男性）

健診で黄斑部異常を指摘され，精査加療目的に紹介。視力：右眼（1.0），左眼（1.0）。

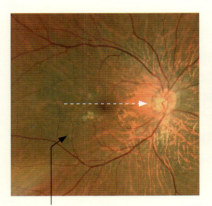

黄斑部の萎縮を認める

FA

背景光が暗く dark choroid である

眼底自発蛍光

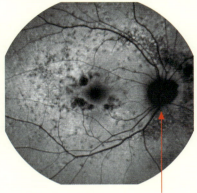

peripapillary sparing がはっきりわかる

Check
・広範な網膜変性を示す症例である。
・後極部に変性がひろく認められるが，視神経乳頭周囲は比較的正常に近い色調をしている。

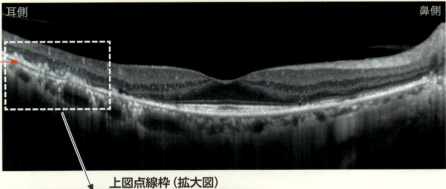

耳側　　　　　　　　　　　　　　　　　　鼻側

上図点線枠（拡大図）

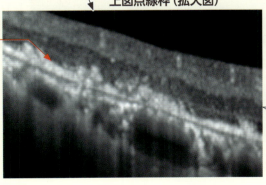

EZ の断裂
RPE 層の
肥厚，凹凸不整

Check
・眼底所見に一致して広い範囲で RPE，網膜外層が消失している。
・視神経乳頭近傍では RPE が残存しており，網膜各層の構造が残存している。

323

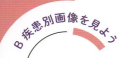

XIII. 遺伝性網膜変性
occult macular dystrophy

疾患の概要

- occult macular dystrophy (OMD) は三宅らによって報告された疾患で，三宅病ともよばれ，両眼の進行性の視力低下をきたす黄斑ジストロフィの一種である．
- 診断には ERG と OCT が有用である．
- 全視野刺激の ERG では異常を示さないが，黄斑部の局所 ERG あるいは多局所 ERG で異常を示す．
- 以前は検眼鏡や FA などでの明らかな異常がないため，オカルト（不顕性）という意味合いの病名がついたが，近年は OCT の進歩により EZ の不整や，IZ の欠損などの網膜外層障害が生じることが知られている．
- 弱視，心因性視覚障害，視神経疾患などとの鑑別に注意が必要である．

典型例 1　OMD（28 歳，女性）

原因不明の視神経疾患疑いで紹介受診．視力：右眼（0.7），左眼（0.4）．

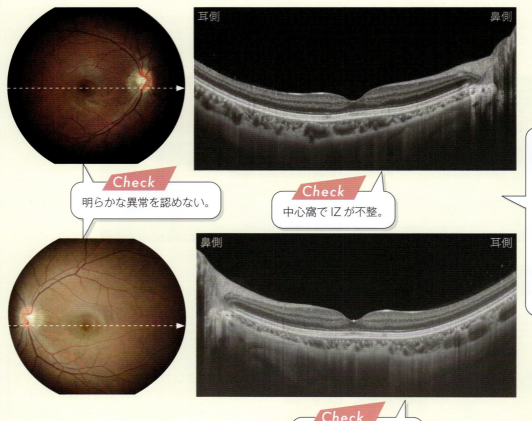

Check 明らかな異常を認めない．

Check 中心窩で IZ が不整．

Check foveal bulge はさまざまな黄斑疾患における視力と関連があり，本症例も一見 OCT は正常にみえるが，foveal bulge が消失しており，正常ではない．

Check foveal bulge の消失．

多局所 ERG
右眼

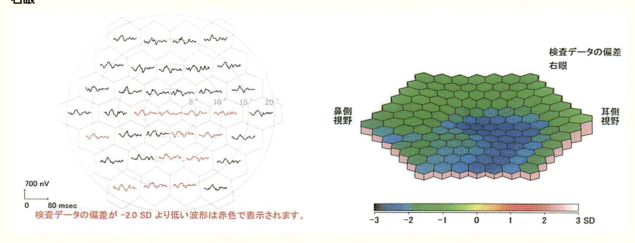

左眼

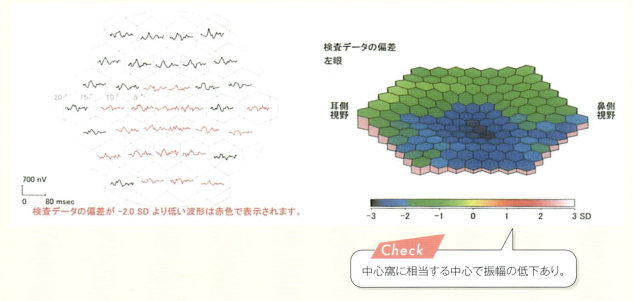

Check: 中心窩に相当する中心で振幅の低下あり。

| 典型例 2 | OMD（67 歳，女性） |

6 年前から右眼優位の両眼中心暗点を自覚し，いくつかの眼科を受診したが，原因不明であった。
視力：右眼（0.8），左眼（1.2）。

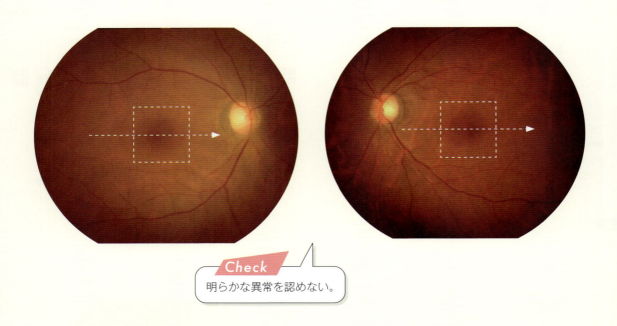

Check 明らかな異常を認めない。

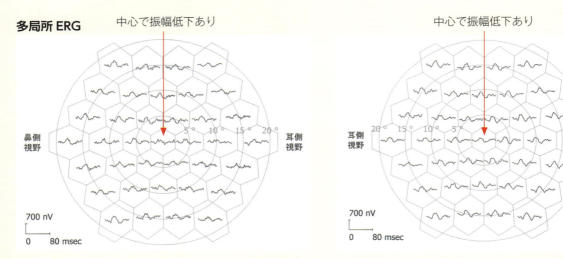

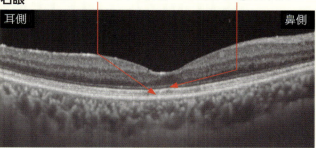

右眼　中心窩の IZ がやや不鮮明　foveal bulge が消失
耳側　　　　　　　　　　　　　　　　　　　　　　鼻側

> **Check**
> IZ は中心窩においては RPE に接近して局在し，中心窩外のほうが明瞭に描出しやすい。そのため中心窩における IZ の所見のみで評価，判断するには注意が必要である。

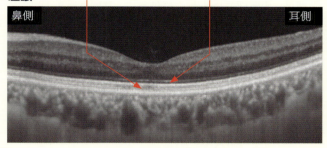

左眼　中心窩の IZ がやや不鮮明　foveal bulge が消失
鼻側　　　　　　　　　　　　　　　　　　　　　　耳側

OCTA 3×3mm 右眼

| 網膜表層 | 網膜深層 | 網膜外層 | 脈絡毛細血管板 |

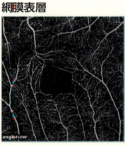 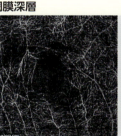 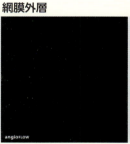 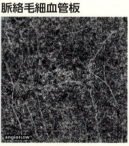

左眼

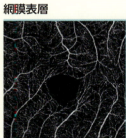 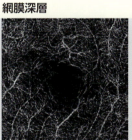  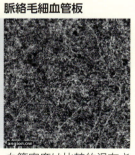

FAZ の拡大がみられる
網膜表層の血管密度の低下がみられる

血管密度は比較的温存されている

> **Check**
> ・OCTA における FAZ の拡大は OMD に特徴的な所見かどうかは，明らかでない。
> ・OMD の診断において重要なのは多局所 ERG と OCT ではあるが，参考所見として，近年 OCTA では SCP と DCP の菲薄化および血管密度の低下がみられること，また脈絡毛細血管板の血流は比較的温存されていることが報告されている。

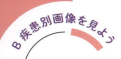

XIV. 網膜外層病変
急性帯状潜在性網膜外層症

疾患の概要

- 急性帯状潜在性網膜外層症（AZOOR）は，1992年にGassが提唱した疾患概念である。
- 若年の女性に多く，光視症，視野異常，視力低下をきたす。
- 通常，眼底所見は正常とされるが，長期経過例ではRPE萎縮がみられることがある。
- 多局所ERGでは，視野異常と一致する部位の振幅が低下している。
- MEWDS，AMN，PICなどはAZOORと臨床症状が類似しており，同じスペクトラム上にある類縁疾患と考えられAZOOR complexとよばれる。
- わが国では2019年に診断ガイドラインが策定された。
- 視野異常はあるが眼底やFAはほぼ正常所見を示すことから，視神経疾患や頭蓋内疾患との鑑別が重要な網膜疾患とされてきた。
- 診断にはERGや多局所ERGが必要であったが，OCTで網膜外層の形態異常を検出できることがわかり，AZOORと診断される症例が増加してきた。

典型例　AZOOR（24歳，女性）

左視野異常を自覚し受診。左眼視力は（1.5 ×－4.50D）。

▶初診時

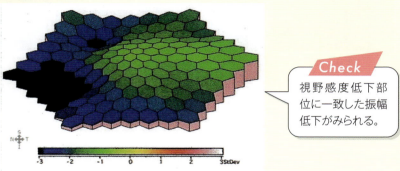

Check 検眼鏡的には眼底に異常なかった。

HFA 30-2

Check 視野感度低下がみられる。

多局所ERG

Check 視野感度低下部位に一致した振幅低下がみられる。

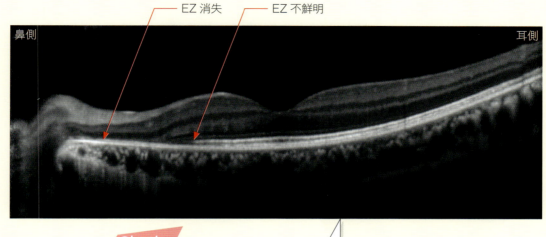

EZ 消失　　EZ 不鮮明

鼻側　　耳側

Check
視野と多局所 ERG の異常部位に一致して EZ は不鮮明になっており，一部消失している。

▶ 初診から 1 年後

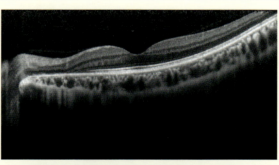

▶ 初診から 2 年後

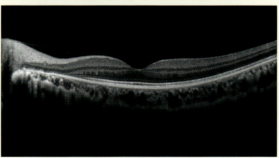

▶ 初診から 3 年後

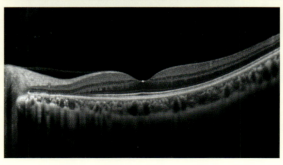

バリエーション1　AZOOR（31歳，男性）

左眼の視野がグレーにみえると自覚し受診。左眼視力は（1.5 × S−3.50D cyl−2.00D A 175°）。

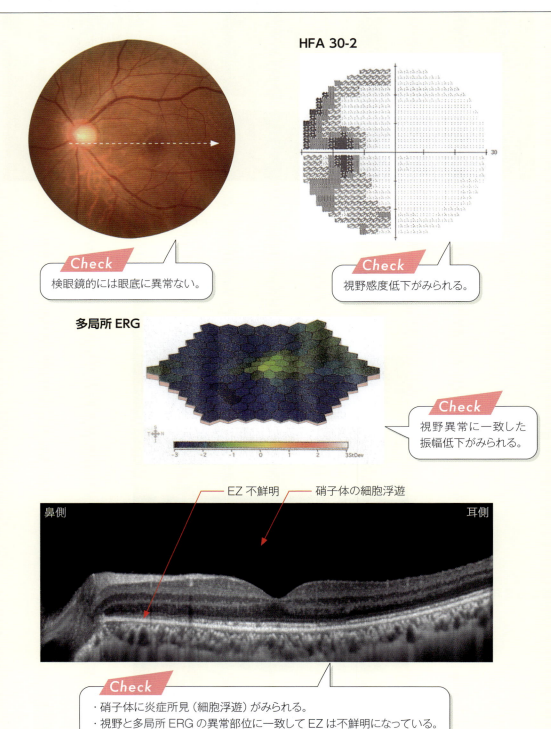

HFA 30-2

Check 検眼鏡的には眼底に異常ない。

Check 視野感度低下がみられる。

多局所ERG

Check 視野異常に一致した振幅低下がみられる。

EZ不鮮明　　硝子体の細胞浮遊

鼻側　　　　　　　　　　　　　　耳側

Check
・硝子体に炎症所見（細胞浮遊）がみられる。
・視野と多局所ERGの異常部位に一致してEZは不鮮明になっている。

AZOOR 長期経過例（61 歳，女性）

3 年前から見えにくさを感じ受診。右眼視力は（0.8 × S + 1.50D）。

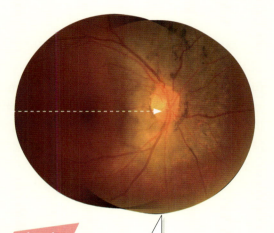

Check
視神経乳頭周囲に RPE の萎縮と骨小体様色素沈着がみられる。

HFA 30-2

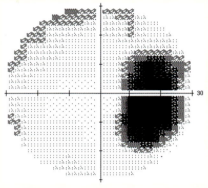

Check
Mariotte 盲点の拡大がみられる。

多局所 ERG

Check
視野異常に一致した振幅低下がみられる。

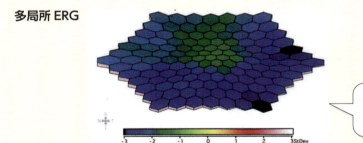

EZ 消失

耳側　　　鼻側

Check
・視野と多局所 ERG の異常部位に一致して EZ が消失している。
・AZOOR の多くは検眼鏡的に異常がみられないが，長期に経過した例では RPE の萎縮がみられることがある。

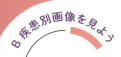

XIV. 網膜外層病変
多発消失性白点症候群

疾患の概要

- 多発消失性白点症候群（MEWDS）は，1984年にJampolらによって報告された眼底に一過性の白点が多発する原因不明の網膜外層疾患である。
- 近視眼の女性に好発し，ほとんどが片眼性であるが，両眼に発症することもある。自覚症状は霧視，光視症，Mariotte盲点拡大，視野欠損などである。
- 眼底には後極部を中心に多発する点状白色病変がみられる。通常，白点は急速に消失し受診時には消失していることもある。
- 中心窩に黄白色調の顆粒状変化を認めることがあり，特徴的な所見の1つである。
- 白色病変に一致して，眼底自発蛍光では過蛍光となり明瞭に描出される。FAでは早期からの過蛍光を，IAでは後期に明瞭な低蛍光がみられる。また，多局所ERGでは黄斑部の著明な振幅低下を認めることがある。
- 網膜外層障害に伴って視機能障害を生じるAZOOR complexの1つである。

典型例　MEWDS（34歳，女性）

右眼に視野異常を自覚し受診。右眼視力は（0.7 × S − 10.00D cyl − 1.50D A 15°）。

▶初診時

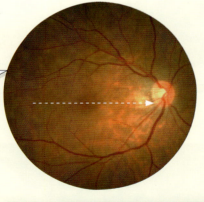

Check 眼底後極から周辺部にかけて円形の白色病変。

FA 早期

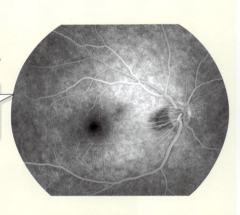

Check 白色斑に一致したFAでの過蛍光。

IA 後期

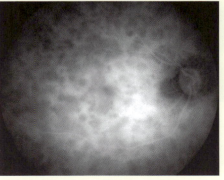

Check 斑状の低蛍光領域

眼底自発蛍光

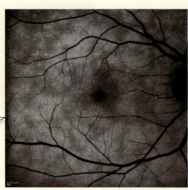

Check 白色病変に一致した過蛍光斑。

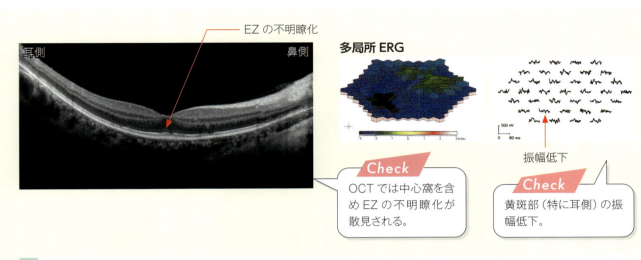

EZ の不明瞭化

多局所 ERG

振幅低下

Check OCT では中心窩を含め EZ の不明瞭化が散見される。

Check 黄斑部（特に耳側）の振幅低下。

経過　無治療経過観察。

▶初診から 3 カ月後
右眼視力は（1.2）と回復した。

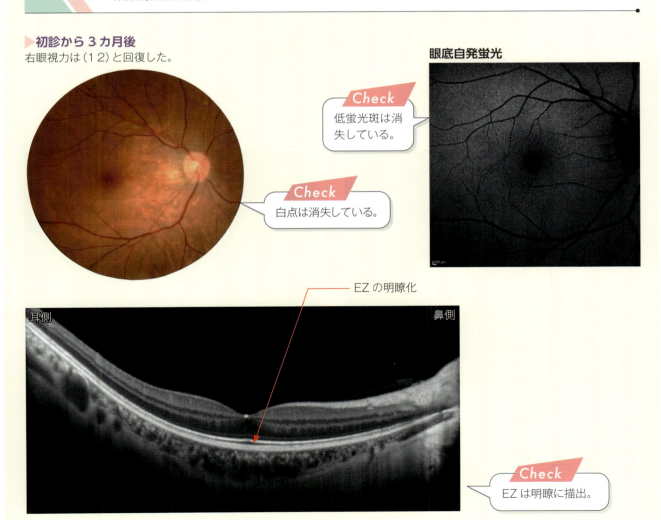

眼底自発蛍光

Check 低蛍光斑は消失している。

Check 白点は消失している。

EZ の明瞭化

Check EZ は明瞭に描出。

333

バリエーション1　MEWDS（36歳，女性）

3日前から右眼視力低下を自覚して受診。右眼視力は(0.6×−8.5D)。

▶ 初診時

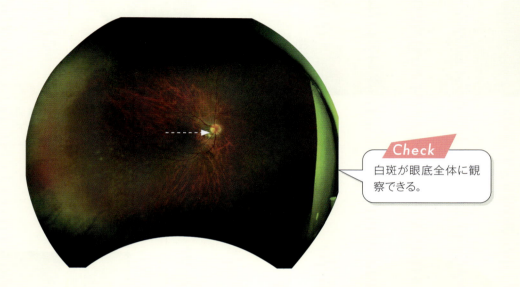

Check
白斑が眼底全体に観察できる。

FA 早期
白斑部は過蛍光。

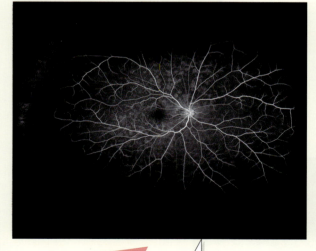

Check
視神経乳頭からや末梢網膜血管からも蛍光漏出がみられることがある。

IA 後期
低蛍光斑。

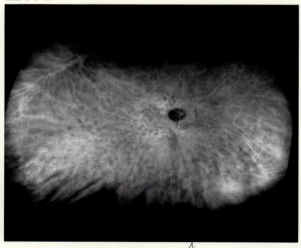

Check
IAの低蛍光は後期によくみられる。

眼底自発蛍光

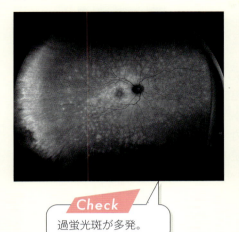

Check
過蛍光斑が多発。

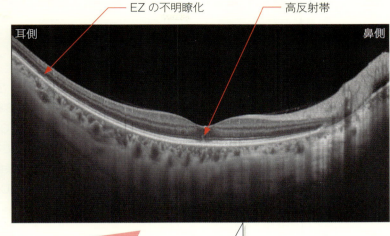

― EZ の不明瞭化　― 高反射帯

耳側　　　　　　　　　　　　　　　　　鼻側

Check
・典型的所見として中心窩領域の顆粒状変化がある。
・顆粒状変化に一致して中心窩に高反射帯がみられる。

▶ **初診から 2 カ月後**
視力は (1.0) まで回復。

眼底自発蛍光

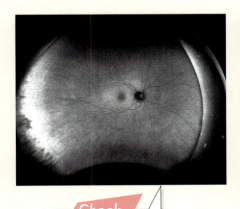

Check
過蛍光斑が消失。

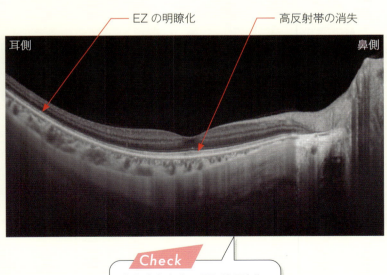

― EZ の明瞭化　― 高反射帯の消失

耳側　　　　　　　　　　　　　　　　　鼻側

Check
中心窩を含めて EZ が明瞭化。

XVI. 網膜外層病変
punctate inner choroidopathy

疾患の概要

- punctate inner choroidopathy (PIC) は 1984 年に Watzke によって初めて報告された。
- 若年女性の近視眼に好発。
- 症状は霧視や光視症，暗点を自覚することもある。
- 眼底は白点が後極部に多発し，一部色素沈着を伴う萎縮病巣となる。
- 自覚症状は片眼性が多いが，白点または萎縮病巣は一般に両眼性である。
- CNV を 30〜40％と高率に合併する。
- 同様の萎縮病巣を残す疾患に multifocal choroiditis (MFC) があるが，これはぶどう膜炎に伴い後極部だけでなく周辺部にも萎縮病巣を残すのが特徴で，同系統の疾患と考えられている。
- また PIC や MEWDS，AZOOR などを AZOOR-complex と呼び，同一スペクトラム疾患とする考えもある。

典型例　PIC（43歳，女性）

半年前からの右眼の視野の違和感を自覚し受診。視力：右眼（1.2），左眼（1.2）。

▶初診時

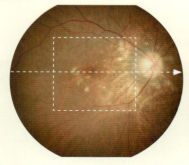
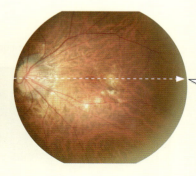

Check
- 両眼性に色素沈着を伴う白点が散在している。
- 眼底に白点を呈する疾患はいくつかあるが，PIC は色素性瘢痕を伴うことが特徴的である。

HVF
右眼

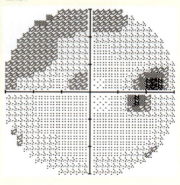

左眼

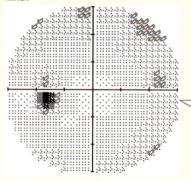

Check
右眼の Mariotte 盲点の拡大と中心視野を含む不規則な感度低下がみられる。

右眼 FA
早期

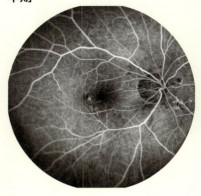

後期

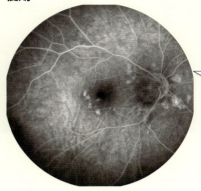

> **Check**
> ・早期，後期ともに白点病巣は過蛍光であるが，色素沈着部は早期に低蛍光を示す。
> ・眼底自発蛍光のびまん性過蛍光部は FA でも過蛍光となる。

右眼 IA
早期

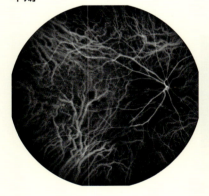

後期

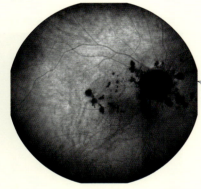

> **Check**
> 早期，後期ともに白点病巣は低蛍光となる。

眼底自発蛍光
右眼

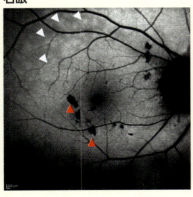

左眼

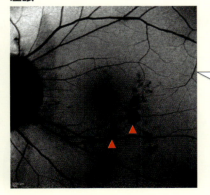

> **Check**
> ・両眼性に白点および色素性瘢痕と一致して低蛍光がみられる（▲）。
> ・それらとは別に右眼では視神経乳頭周囲〜黄斑にかけてびまん性の斑状過蛍光がみられる（△）。
> ・PIC の萎縮病巣は眼底自発蛍光で低蛍光を呈するが，急性期にはこのような過蛍光斑が生じることがある。
> ・これらは MEWDS や AZOOR でも生じることがあり，類似した病態が生じている可能性がある。

337

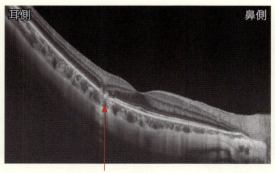
耳側　　　　　　　　　　鼻側

一部 RPE 萎縮がみられる

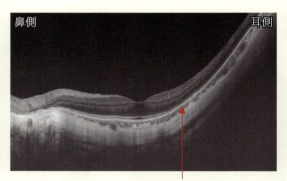
鼻側　　　　　　　　　　耳側

網膜外層障害

> **Check**
> PIC では EZ の不整などの網膜外層障害だけでなく，色素性萎縮部位で RPE の変性や欠損が生じ，そこに網膜が引き込まれたような所見を呈することもある。

OCTA（網膜外層）6 × 6mm

OCTA（脈絡毛細血管板）6 × 6mm

> **Check**
> 網膜外層および脈絡毛細血管板に CNV はみられない。

経過　初診から 3 カ月後，視野障害の自覚は徐々に改善がみられたが，急な視力低下を自覚し受診。右眼視力は (0.8)。

▶ 初診から 3 カ月後

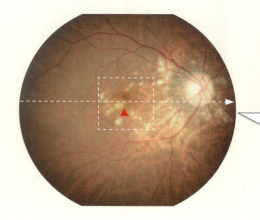

> **Check**
> 中心窩近傍に淡い白色の滲出斑を疑う所見（▲）が出現。

FA
早期　　　　　　　　　　　　　後期

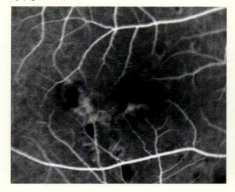
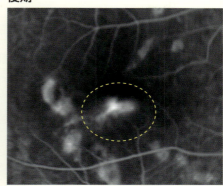

Check
2型CNVがみられる。

耳側　　　　　　　　　　　　　　　　　　　　　　　　　鼻側

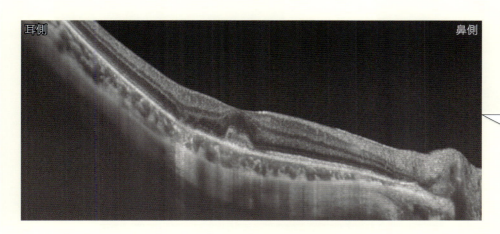

Check
初診時にはみられなかった滲出性変化が中心窩にみられる。

OCTA（網膜外層）3×3mm　　　OCTA（B-scan）

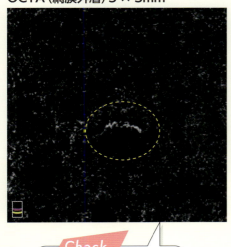
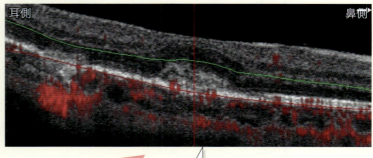

Check
網膜外層にCNVが描出。

Check
・PICでは30～40％でCNVを合併し、CNVのタイプは2型CNVであることが多い。
・本症例では抗VEGF薬硝子体内注射を行った。

バリエーション1　CNV合併例（33歳，女性）

もともとPICの診断で経過観察されていたが，急な左眼の視力低下で予約外受診。左眼視力は（0.4）。

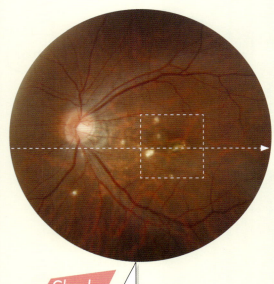

Check　白点の散在と中心窩下は色素沈着と滲出がみられる。

眼底自発蛍光

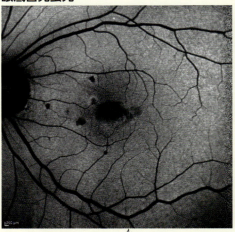

Check　白点および色素性瘢痕と一致した低蛍光所見と，中心窩下は滲出によるブロックで低蛍光がみられる。

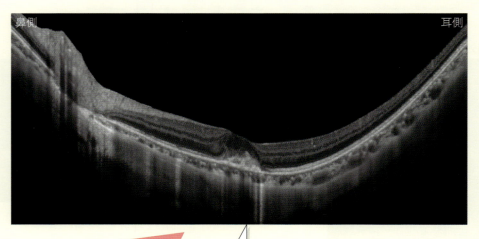

Check　中心窩下に高輝度反射物質の沈着がみられ，CNVに伴う滲出性変化が疑われる。

OCTA（網膜外層）3 × 3mm

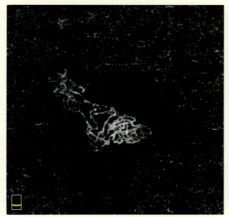

OCTA（脈絡毛細血管板）3 × 3mm

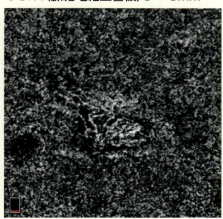

OCTA（B-scan）

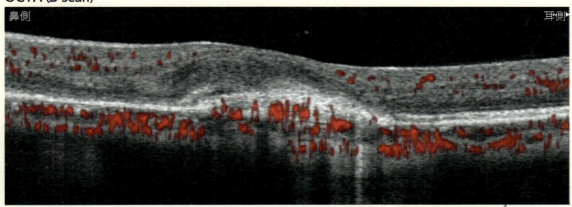

Check
・本症例では CNV 発症時に FA，IA を行っていない。
・OCTA のみで CNV の発症は明らかであるため、ご本人とも相談し、造影検査なしで抗 VEGF 薬硝子体内注射を行った。

Check
網膜外層および脈絡毛細血管板に大きな CNV を疑う所見があり，OCTA（B-scan）でも血流シグナルがみられる

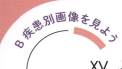

XV. ぶどう膜炎
原田病

疾患の概要

- 原田病（Vogt-Koyanagi-Harada disease；VKH）はわが国の3大ぶどう膜炎の1つであり，全身のメラノサイトに対する自己免疫疾患である。難聴，皮膚症状，白髪・白眉等の眼外症状を呈する。
- 脈絡膜のメラノサイトに対する炎症が眼病変の主体であり，典型例では虹彩炎や眼底後極部に多房性のSRDを生じる。
- FAでは初期から多発性の点状漏出が確認され，後期になると滲出性網膜剥離内への蛍光色素の貯留や視神経乳頭からの蛍光漏出がみられる。
- IAでは脈絡膜の炎症により，初期から脈絡膜血管の描出不良や斑状低蛍光を呈する。
- OCTでは隔壁で区切られた特徴的な網膜剥離がみられる。また急性期に著しい脈絡膜肥厚がみられ，治療により速やかに脈絡膜厚は減少する。
- 初期治療の遅れなどの理由により炎症が遷延した場合には眼底全体の色素脱失を生じ，夕焼け状眼底を呈する。

典型例1　原田病（44歳，男性）

1週間前に感冒あり。2日前から右眼の歪視と視力低下で受診。右眼視力は（0.3）。

▶治療前

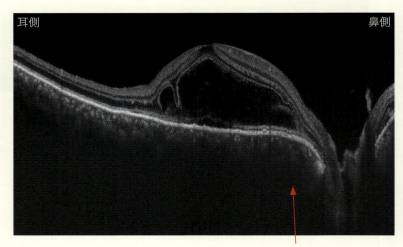

Check
後極部全体に多発性・多房性の滲出性網膜剥離が観察される。

脈絡膜が肥厚し描出されにくい

Check
- 眼底後極部を中心に滲出性網膜剥離が観察されるが，CSCなどの網膜剥離とは異なり区画分けされている。これは炎症により析出したフィブリンによるものと考えられる。
- RPEのラインが波打つように不整になっており，脈絡膜側はほとんど描出されていない。

FA　　　　　　　　　　　　IA

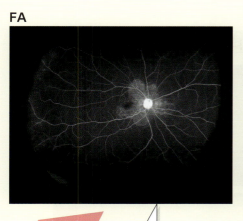

斑状低蛍光

脈絡膜血管の描出不良

Check 漏出点が多発しており，蛍光貯留がみられる。

治療 ステロイドパルス療法を施行した。

▶治療から1週後

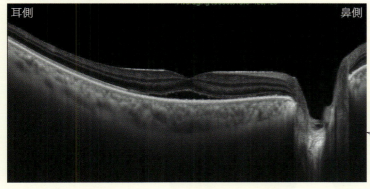

耳側　　　　　　　　　　　　鼻側

Check
・脈絡膜は薄くなり，構造が鮮明になっている。
・網膜剥離も減少している。

▶治療から1カ月後

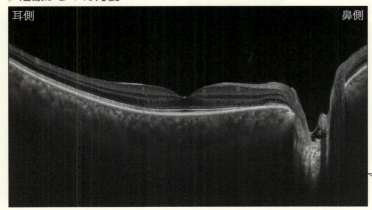

耳側　　　　　　　　　　　　鼻側

Check
・脈絡膜は薄く維持され，網膜剥離は消失。

| 典型例2 | 夕焼け状眼底を呈した原田病（49歳，男性） |

2週間前から両眼の視力低下を自覚し受診。視力：右眼（0.7），左眼（1.0）。

▶治療前

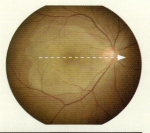
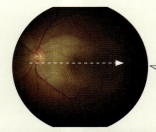

Check 両眼に多発する滲出性網膜剝離。

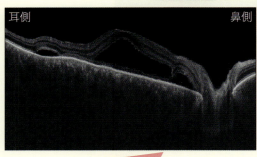
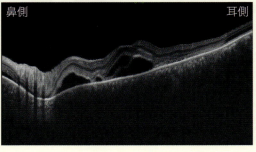

Check
・隔壁で区画分けされた網膜剝離と脈絡膜の肥厚。
・RPEのラインが波打つように不整となり，脈絡膜側はほとんど描出されていない。

| 治療 | ステロイドパルス療法を施行。 |

▶治療から1週後

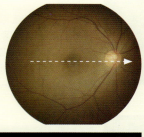
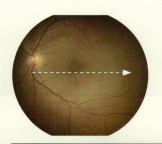

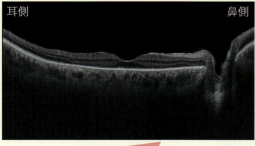
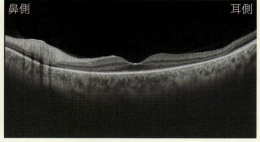

Check 網膜剝離は消失。脈絡膜も薄くなり鮮明に描出され，RPEラインの不整も消失。

▶治療から3年後

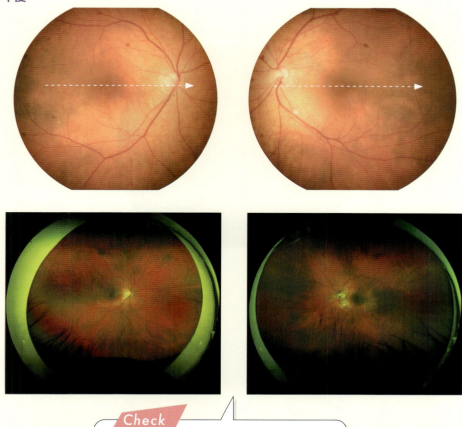

> **Check**
> ・両眼とも夕焼け状眼底を呈している。
> ・乳頭周囲の輪状脱色素やDalen-Fuchs斑。

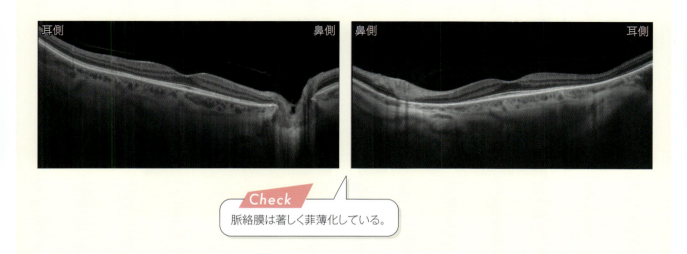

> **Check**
> 脈絡膜は著しく菲薄化している。

345

バリエーション1 VKH既往眼に発症したCNV（65歳，男性）

45年前にVKHの治療歴あり。1カ月前から左眼の視力低下を自覚し受診。左眼視力は（1.0）。

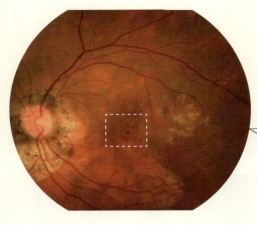

Check
・夕焼け状眼底を呈している。
・黄斑部には網膜出血とSRD。

FA
蛍光漏出がみられる。

早期

後期

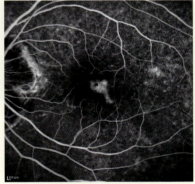
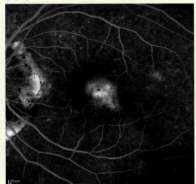

OCTA（網膜外層～脈絡毛細血管板）3×3mm

OCTA (B-scan)

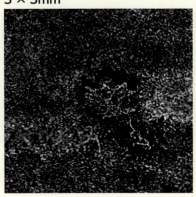
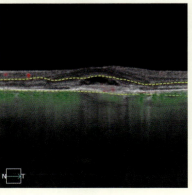

Check
RPE上にCNV（2型）が描出されている。

（福島県立医科大学　向井　亮先生のご厚意による）

乳頭浮腫型原田病（77歳，男性）

両眼の眼痛と視力低下を主訴に受診。左眼視力は(0.5)。

▶ 初診時

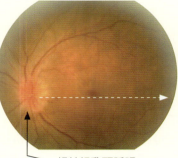

視神経乳頭腫脹

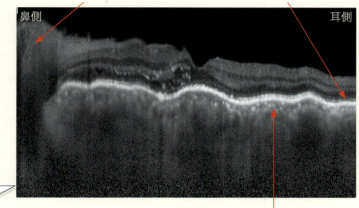

視神経乳頭浮腫　RPEラインの不整

鼻側　耳側

EDI-OCTで脈絡膜は肥厚し，中心窩下脈絡膜厚は約450μm

Check
- 網膜剥離は伴っていないが，視神経乳頭浮腫がみられる。
- RPEラインの不整が観察され，脈絡膜の肥厚もみられる。

治療
ステロイドパルス療法を施行した。

▶ 治療から10日後

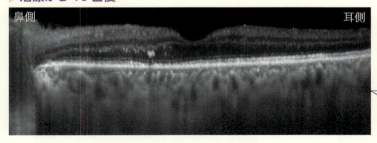

鼻側　耳側

RPEの不整消失。EDI-OCTで脈絡膜も薄くなり，中心窩下脈絡膜厚は280μm

Check
- RPEの不整は消失し，脈絡膜も薄くなり厚さも評価可能である。

▶ 治療から3カ月後

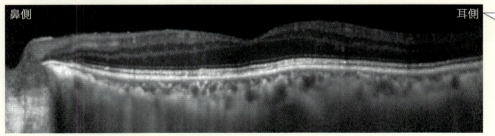

鼻側　耳側

Check
網膜所見はほぼ正常化している。

Check
乳頭浮腫型原田病と視神経炎との鑑別に，OCTでの脈絡膜評価が有用。

網膜所見はほぼ正常化。EDI-OCTで中心窩下脈絡膜厚は230μm

XV. ぶどう膜炎
梅毒

疾患の概要

- 梅毒（Syphilis）はスピロヘータ属の1つ Treponema pallidum（TP）の感染による全身感染症, 性感染症である。近年世界的に急増しており, 日本でも2021年以降患者数は増加に転じ, 2022年からは1万人を超える罹患が報告されている。改正感染症法が定める5類感染症であり, 梅毒と診断した場合には7日以内に最寄りの保健所へ届け出が必要である。
- 3週間の潜伏期の後, 第1期（3週〜3カ月）として初期硬結, 陰部・口唇・乳房への小丘疹（硬性下疳）, バラ疹, リンパ節腫脹に始まる。第2期（3カ月〜3年）で扁平コンジローマ, 髄膜炎, 脳炎, 眼梅毒, 第3期（3〜4年）でゴム腫, 心血管梅毒, 第4期（10〜15年）で変性梅毒, 進行性麻痺, 脊髄癆と皮膚・腎臓・心血管・神経系へと多くの臓器に浸潤していく。
- 先天梅毒では虹彩炎・涙嚢炎・網脈絡膜炎がみられ, 学童期には角膜実質炎が生じ, 後天梅毒ではぶどう膜炎（虹彩毛様体炎, 網膜血管炎, 硝子体炎）, 硝子体混濁, 硝子体炎, 視神経炎など, 多彩な臨床像を示す。梅毒性ぶどう膜炎は第2期以降, 視神経萎縮は第4期以降にみられることが多い。

典型例1　梅毒性ぶどう膜炎（68歳, 男性）

左眼の耳側に暗点を感じ, その後1週間程で中心まで見づらくなってきたために, 受診。左眼視力は（0.2）。初診時の採血にてRPR陽性, TP-Abが陽性となり, 梅毒性ぶどう膜炎の診断となった。

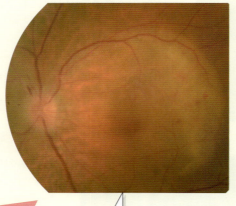

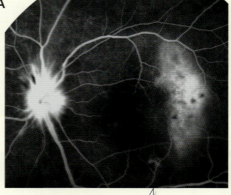
FA

Check
- 視神経乳頭腫脹, 黄斑部耳側には黄白色病巣, 網膜出血を伴っている。
- 黄色病巣の部位はSRDが生じており, acute syphilitic posterior placoid chorioretinitis（ASPPC）とよばれる。
- 傍視神経乳頭上の動脈上に出血を認め, 静脈の拡張も著明である。

Check
- 視神経乳頭からの蛍光漏出が著明である。眼底耳側の黄白色病巣の部位に一致した蛍光貯留。
- 動静脈周囲への蛍光漏出もみられる。

視神経乳頭

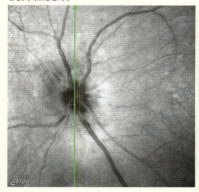
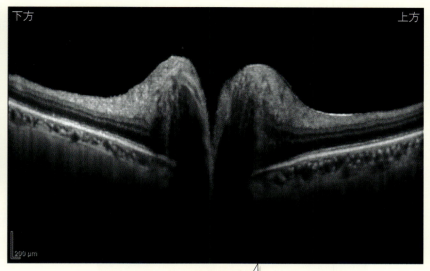

Check
視神経乳頭腫脹。

黄斑部

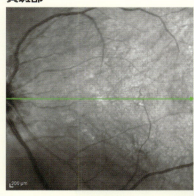
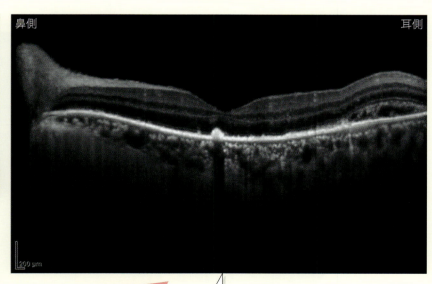

Check
・後極部の視細胞層全体にわたり，EZ が消失している。
・中心窩下には RPE のラインが瘤状に隆起している。
・ASPPC の部位では SRD がみられる。

| 典型例2 | 梅毒性ぶどう膜炎（41歳，男性） |

右眼の中心部のぼやけを自覚し，3日後近医を受診したところ，右眼の視神経の発赤，CMEを指摘され，受診。右眼視力は(0.1)。初診時の採血にてRPR陽性，TP-Abが陽性となり，梅毒性ぶどう膜炎の診断となった。

▶治療前

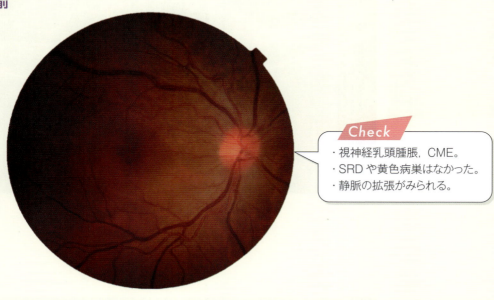

Check
・視神経乳頭腫脹，CME。
・SRDや黄色病巣はなかった。
・静脈の拡張がみられる。

FA

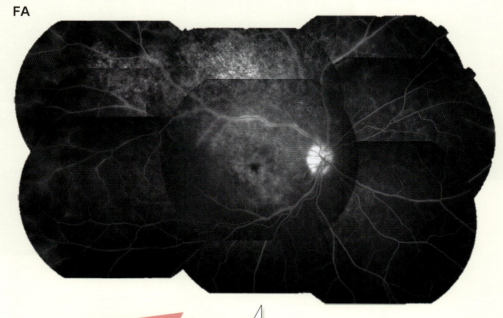

Check
視神経乳頭からの蛍光漏出。後極上方の静脈周囲炎，後極から中間周辺部にかけてのびまん性蛍光漏出がみられる。

視神経乳頭

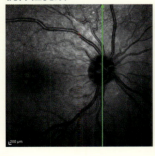
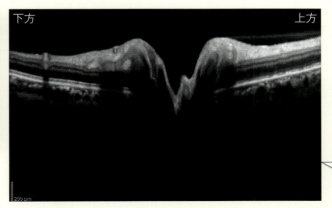

Check
視神経乳頭腫脹。

黄斑部

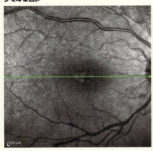
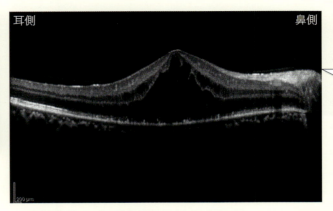

Check
・後極部の黄斑部にCMEがみられる。
・EZはCMEの領域においては消失している。
・OCTだけからは眼梅毒の診断は困難なことも多い。

治療　ペニシリンG（400万単位/1日を1日6回）15日間の治療が行われた。

▶治療から5カ月後
後極部の黄斑では，視細胞外層もきれいに修復されている。視力も（1.5）まで回復した。

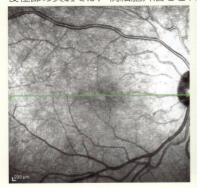
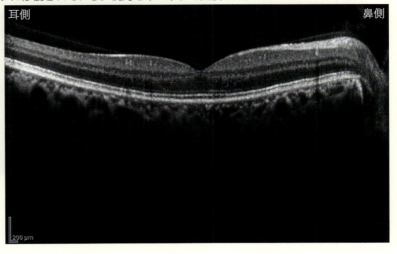

バリエーション 1　梅毒性網膜血管炎（41 歳，男性）

左眼かすみを自覚し，近医受診。MEWDS と診断されたが改善なく当科紹介。左眼視力は (0.8)。

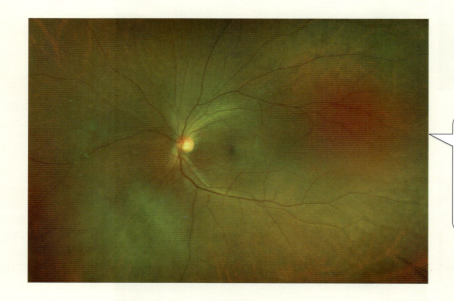

Check
・黄斑部上方に黄色斑があり，その周囲の網膜に一部白斑がみられる。
・黄斑部は一見正常であった。

FA 早期

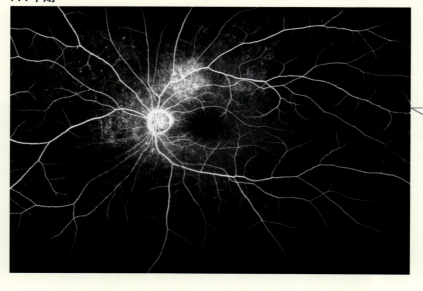

Check
・黄斑上方に 2 乳頭径大の過蛍光とその周囲毛細血管からの蛍光漏出がある。
・視神経乳頭からの蛍光漏出もある。

眼底自発蛍光

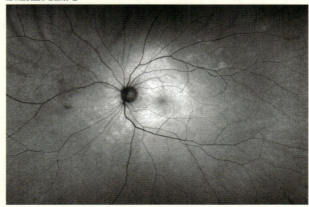

Check
黄斑部を中心に過蛍光を呈し、上耳側や下鼻側では斑状過蛍光がみられる。

水平断

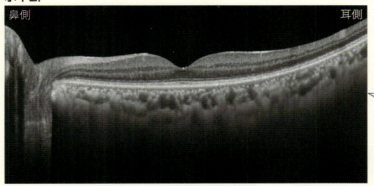

Check
・全体的にEZの描出がやや不明瞭。
・硝子体内に炎症を示唆する点状高反射が観察される。

垂直断

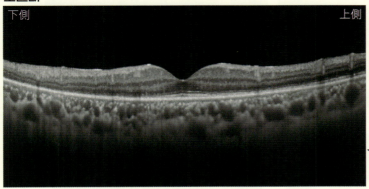

Check
上方のEZは描出されていない。

Check
上記所見からMEWDSではなく、ぶどう膜炎が疑われ、採血を実施したところ、TPおよびRPRともに陽性であり、梅毒性ぶどう膜炎と診断された。

353

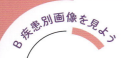

XV. ぶどう膜炎
その他のぶどう膜炎

疾患の概要

- ぶどう膜炎の原因は多岐にわたりその所見はさまざまである。
- Behçet病は再発性口腔内アフタ性潰瘍, 皮膚症状, 眼症状, 外陰部潰瘍を主症状とする疾患で, 網膜の閉塞性血管炎をきたす。FAでは蛍光漏出が著明でしばしばCMEを生じる。
- サルコイドーシスは全身性の肉芽腫性炎症疾患で, わが国で最も多いぶどう膜炎である。眼底所見としては網膜血管周囲炎, レーザー瘢痕様周辺部網脈絡膜萎縮, 硝子体混濁を生じる。視神経乳頭や脈絡膜に肉芽腫を呈することもある。しばしば網膜上膜や黄斑浮腫をきたす。
- サイトメガロウイルス網膜炎はサイトメガロウイルスへの初感染またはウイルス再活性化により生じる日和見感染症で, 重症例では網膜全層壊死をきたす。初期には白斑が眼底に散見される程度で, その時点で治療が開始されれば特に問題にならない場合も多いが, 急激に進行する場合には急性網膜壊死と鑑別が困難になることもある。

典型例 1　Behçet病（15歳, 女児）

両眼の虹彩毛様体炎で受診。視力：右眼（0.9），左眼（1.0）。

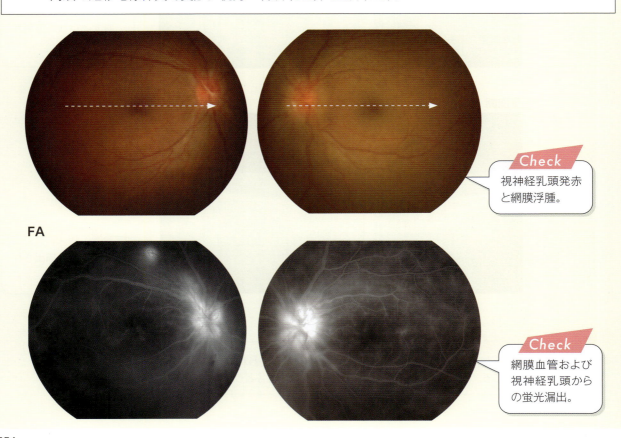

Check 視神経乳頭発赤と網膜浮腫。

FA

Check 網膜血管および視神経乳頭からの蛍光漏出。

FA　　　右眼の上方　　　　　　　　　左眼の上方

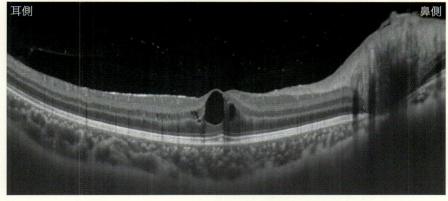

> **Check**
> ・周辺部網膜血管からのシダ状蛍光漏出。
> ・口内炎および皮膚症状に加え，FA によるシダ状蛍光漏出もあり Behçet 病と診断された。

右眼

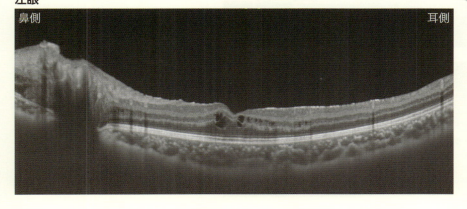

左眼

> **Check**
> ・黄斑浮腫と視神経乳頭腫脹。
> ・硝子体内に炎症細胞がみられる。
> ・OCT では視神経乳頭腫脹や黄斑浮腫を評価できるが，硝子体内の炎症細胞も観察されている。

355

| 典型例2 | サルコイドーシス（76歳，女性） |

呼吸器科でサルコイドーシスと診断され受診。視力：右眼（0.5），左眼（0.7）。

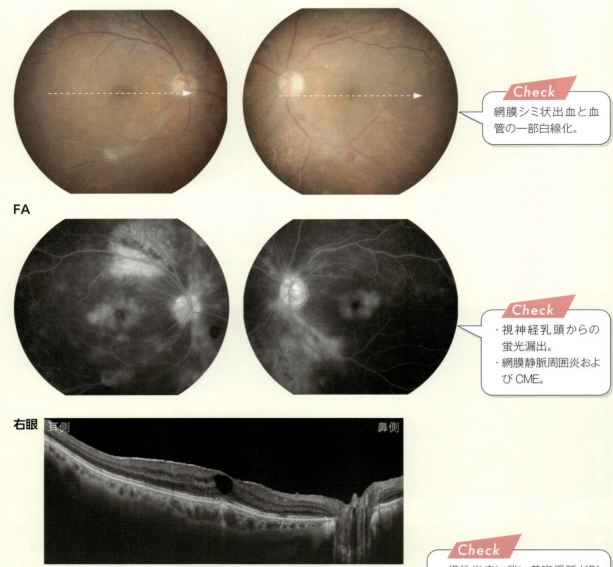

Check
網膜シミ状出血と血管の一部白線化。

FA

Check
・視神経乳頭からの蛍光漏出。
・網膜静脈周囲炎およびCME。

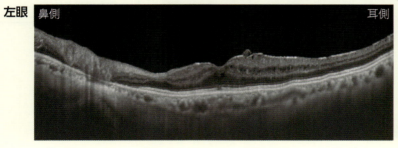

Check
・慢性炎症に伴い黄斑浮腫が形成されており，OCTでもCMEが確認できる。
・また網膜表層にはERMが形成されている。

典型例3　サイトメガロウイルス網膜炎（64歳, 男性）

腎移植後で免疫抑制薬使用中，両眼の霧視を主訴に受診。右眼視力は（1.2）。

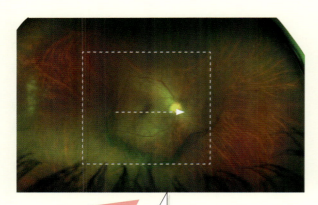

Check
硝子体混濁と周辺部網膜血管一部白線化。

FA

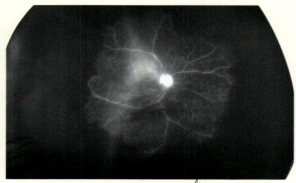

Check
広範な無灌流領域。

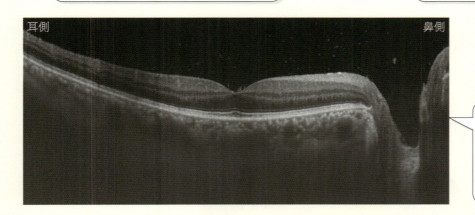

耳側　　　　　　　　　　　　　　　　　　　　　鼻側

Check
霧視はあるが，視力もよくOCTでも浮腫などは観察されない。ただし，硝子体混濁を反映して硝子体内の炎症細胞が描出されている。

OCTAのモンタージュ画像

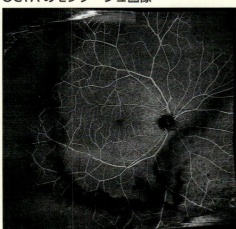

Check
・耳側の無灌流領域は造影検査と一致していた。
・FAでは周辺部が予想以上に障害されていたが，OCTAのパノラマ撮影でも同様の所見が得られた。

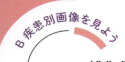

XVI. 眼内腫瘍
脈絡膜血管腫

疾患の概要

- 脈絡膜血管腫は脈絡膜に生じる先天性血管性過誤腫であり，限局性（circumscribed）とびまん性（diffuse）に分類される。
- 限局性病変は眼底後極部の橙色ドーム状を呈し，腫瘍が増大してもマッシュルーム状になることはまれである。平均腫瘍厚は約 3mm で多くは 6mm 以内である。
- びまん性病変はトマトケチャップ状の赤みを呈し，Sturge-Weber 症候群に関連して発症することが多い。逆に Sturge-Weber 症候群の約 40％に脈絡膜血管腫を合併する。
- 限局性・びまん性ともに 30 〜 40％の症例に SRD を合併し，網膜剥離が遷延しやすいため，不可逆的視力低下をきたす症例が多い。
- 視力低下をきたす場合には治療の適応となるが，限局性病変に対してはレーザー光凝固術，経瞳孔温熱療法，近年では PDT の報告が多い。
- びまん性病変の場合や，胞状網膜剥離を伴う限局性病変の場合には，放射線治療を行うこともある。

典型例 1　限局性脈絡膜血管腫（39 歳，男性）

検診で指摘され受診。右眼視力は（1.2）。

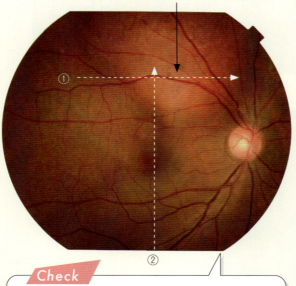

黄斑上側に橙赤色の脈絡膜腫瘤

Check
腫瘍表面は RPE 障害による脱色素斑や色素凝集斑が散在することもある。

IA

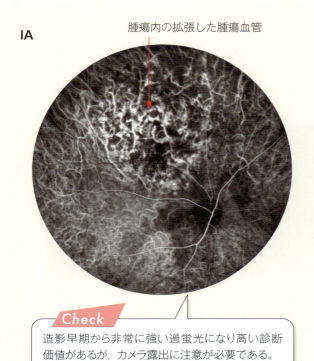
腫瘍内の拡張した腫瘍血管

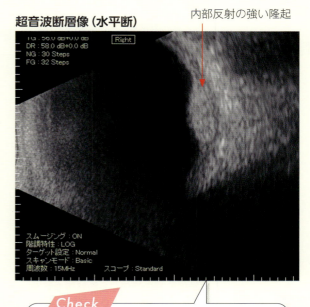
超音波断層像（水平断）
内部反射の強い隆起

Check 造影早期から非常に強い過蛍光になり高い診断価値があるが，カメラ露出に注意が必要である。

Check 血管の集簇を反映して，内部が均一の高反射隆起性病変となる。

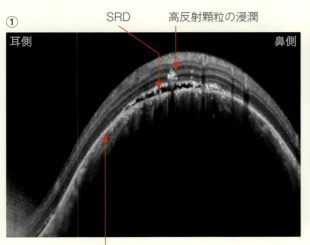
① 耳側　SRD　高反射顆粒の浸潤　鼻側
RPE と CC の障害

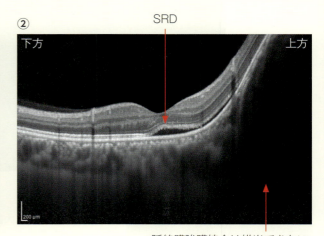
② 下方　SRD　上方
脈絡膜強膜接合は描出できない

Check
・測定光が血管壁で反射するため血管腫辺縁は高反射となる。
・びまん性病変・限局性病変ともに 30〜40％で SRD を合併し，ほかには網膜浮腫，網膜分離，黄斑浮腫，EZ の断裂などを伴う。

359

> **典型例2** Sturge-Weber症候群に伴うびまん性脈絡膜血管腫（41歳，女性）
>
> 幼少期に左顔面血管腫に対し皮膚移植，左眼緑内障手術を行った既往がある。左眼視力は(0.6)。

続発緑内障のため視神経乳頭陥凹が拡大している。

視神経乳頭陥凹の拡大

腫瘍全体が早期から過蛍光となるが，境界は不鮮明。

IA

過蛍光

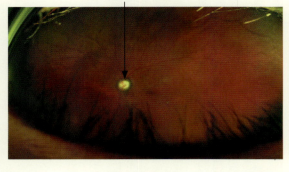
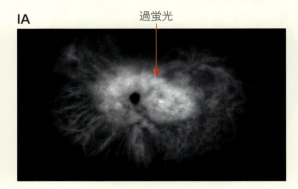

視神経乳頭の近傍から脈絡膜血管腫が厚く，全貌はとらえられない

鼻側　耳側

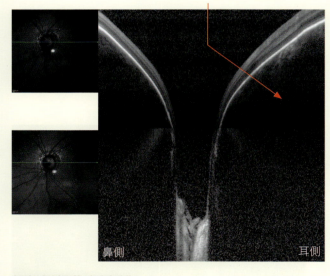
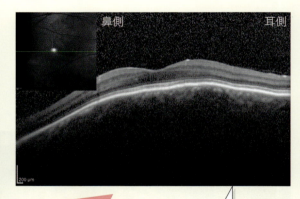

Check
SRDや網膜浮腫はないが，脈絡膜は肥厚したように描出され，その厚みは正確には評価できない。

超音波断層像（垂直断）

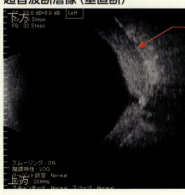

乳頭の上方に内部高反射の均一な腫瘍

Check
・腫瘍が広範囲にわたる場合はOCTで病変の全貌をとらえられないため，Bモード超音波検査やMRI検査などが有用である。
・造影剤を用いたCTやMRIでも著明に造影される。

限局性脈絡膜血管腫（54歳，男性）

2カ月前からの左眼下方の歪視あり受診。左眼視力は(0.6)。

乳頭上方に4乳頭径大の橙色隆起病変

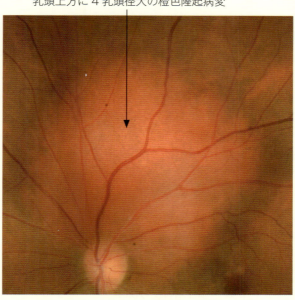

IA（早期）

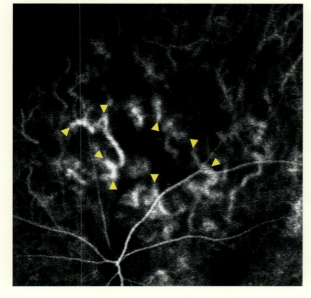

OCTA（脈絡膜）9×9mm

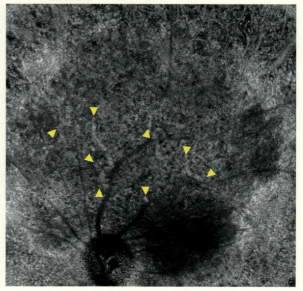

Check
IA早期で描出される腫瘍内血管の一部はOCTAでも描出されることがある（▲は同じ血管）。

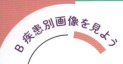

XVI. 眼内腫瘍
脈絡膜悪性黒色腫

疾患の概要

- 脈絡膜悪性黒色腫は，脈絡膜メラノサイトの悪性腫瘍であり，成人の原発性眼内悪性腫瘍のなかでは最も高頻度である。
- 脈絡膜悪性黒色腫に特徴的なマッシュルーム状の形態は18%であり，ほかにドーム状が79%，びまん性発育が3%である。メラニン色素の多寡による色調の違い，出血や網膜剥離などの続発病変を含めると，鑑別すべき疾患は多い。
- 診断は主に，眼底検査と超音波断層検査で行い，加えてCT，MRI，^{123}I-IMPシンチグラム24時間像，PET検査で診断の根拠や病変の局在を特定するのがよい。
- 10年遠隔転移率は，腫瘍厚が3mm以下で12%，3.1〜8.0mmで26%，8.1mm以上で49%，転移の好発部位は肝93%，肺24%，骨16%である。生命予後を改善させるには早期診断・早期治療が唯一の手段である。
- 脈絡膜母斑との鑑別は重要であり，TFSOM-DIM（表）やMOLESといった過去の膨大なデータを基に抽出された悪性化・増大化のリスク因子が有用である。

表 脈絡膜母斑の悪性黒色腫への転化を予測するリスク因子

5年間で母斑が悪性黒色腫に成長する確率は，リスク因子なしで1%，1個で11%，2個で22%，3個で34%，4個で51%，5個で55%，6個すべてで推定不能であった。

覚え方	リスク因子	必要検査
To	Thickness > 2mm	Bモード超音波検査
Find	Fluid subretinal	OCT
Small	Symptoms vision loss	視力検査
Ocular	Orange pigment	眼底自発蛍光
Melanoma	Melanoma hollow	Bモード超音波検査
Doing **I**maging	DIaMeter > 5mm	眼底写真

(Shields CL, et al: Choroidal nevus imaging features in 3806 cases and risk factors for transformation into melanoma in 2355 cases. Retina 2019; 39: 1840-1851. より引用一部改変)

典型例1　脈絡膜悪性黒色腫（35歳，男性）

左眼の鼻側の視野異常を自覚し受診。左眼視力は（1.2）。

腫瘍上にオレンジ色素（Orange pigment）がある。

FA
RPEの組織染が著明で，一部点状の過蛍光を呈する。

IA
腫瘍は低蛍光を示し，局在が鮮明。

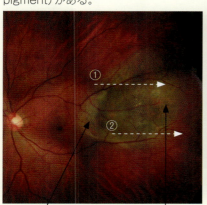
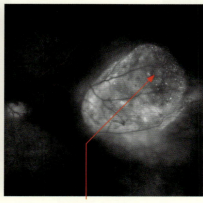
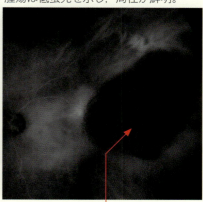

SRDや網膜内浮腫　　左眼黄斑耳側の色素性腫瘍　　一部点状の過蛍光　　低蛍光

> **Check**
> カラー・FA・IA：腫瘍厚が厚い場合が多く，腫瘍辺縁と頂点でそれぞれピントを合わせた撮影が必要である。

① ②

網膜内への浸潤

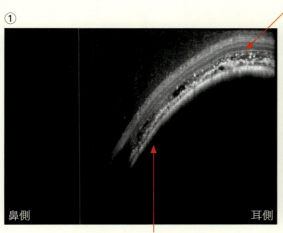

鼻側　　　　　耳側　　　　　鼻側　　　　　　　　　耳側

RPE～脈絡毛細血管板障害が強い　　腫瘍内の観察は不能　　SRD

> **Check**
> ・腫瘍厚が3mmを超えるとOCTで病変の全貌をとらえられない。OCTでは黄斑部と腫瘍の辺縁・頂点を各々撮影する。
> ・腫瘍の全貌の把握にはBモード超音波検査やCT，MRI検査などが有用である。

超音波断層像
ドーム状腫瘤の径は 13mm，厚み 5mm。
腫瘍内部は低反射で choroidal excavation を伴う。

OCTA（網膜）9 × 9mm

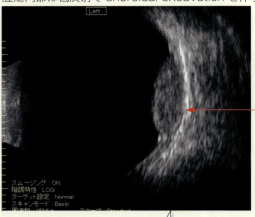
低反射で choroidal
excavation を伴う

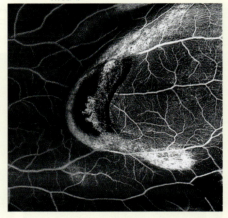

Check
・腫瘍の形状をとらえるのに有用である。特にマッシュルーム型は，腫瘍が Bruch 膜を貫いて増殖した際にみられ診断価値は高い。
・随伴する SRD もとらえることができる。

OCTA（脈絡毛細血管板）9 × 9mm　　OCTA（脈絡膜）9 × 9mm
projection artifact による網膜血管の描出

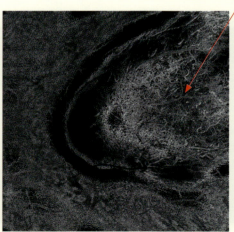
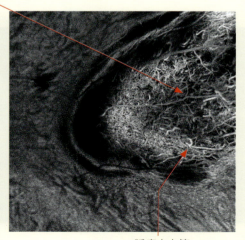

腫瘍内血管

Check
・隆起性病変のためセグメンテーションエラーが起きやすい。
・腫瘍上に RPE 障害を伴うことも多く，transmission effect により腫瘍内血管が描出されることもある。

典型例2　脈絡膜悪性黒色腫（62歳，女性）

左眼の光視症を自覚し受診。BRVOに対しレーザー治療歴あり。左眼視力は(0.2)。

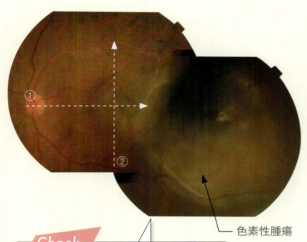

色素性腫瘍

Check
色素性腫瘍であるがRPEの変化や滲出により色調が変化している。

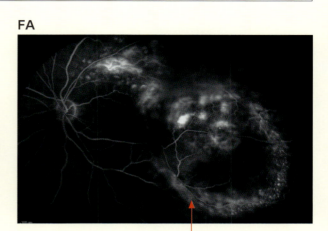

FA

腫瘍辺縁のSRD，網膜内浮腫に一致する過蛍光

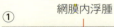

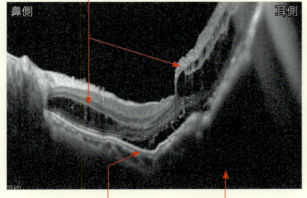

網膜内浮腫

SRD　脈絡膜強膜接合が観察されない

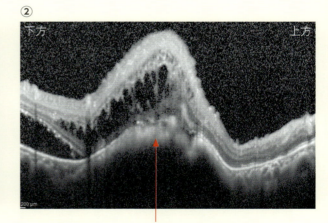

腫瘍辺縁が不整で，網膜外層の障害が著明

Check
SRDは悪性黒色腫のほとんどの症例で観察されるが，黄斑部の母斑であっても約30％で観察される。

365

バリエーション1 脈絡膜悪性黒色腫と鑑別が必要な脈絡膜母斑（30歳，女性）

未熟児網膜症で冷凍凝固の既往がある。経過観察中に脈絡膜腫瘤病変を指摘され紹介。左眼視力は（0.6）。

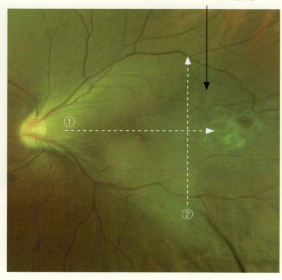

黄斑耳側に4乳頭径大の色素性腫瘍

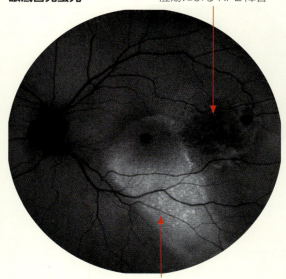

眼底自発蛍光　腫瘍によるRPE障害

遷延したSRDによるRPE障害

Check 腫瘍の局在だけでなく，随伴する所見の程度や範囲が推定できる。

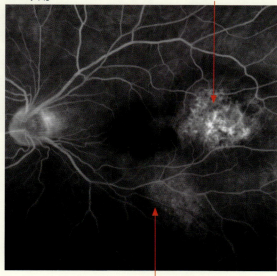

FA早期　腫瘍上RPE障害による過蛍光

遷延したSRDによるRPE障害

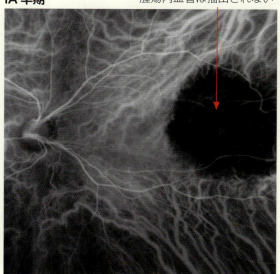

IA早期　腫瘍内血管は描出されない

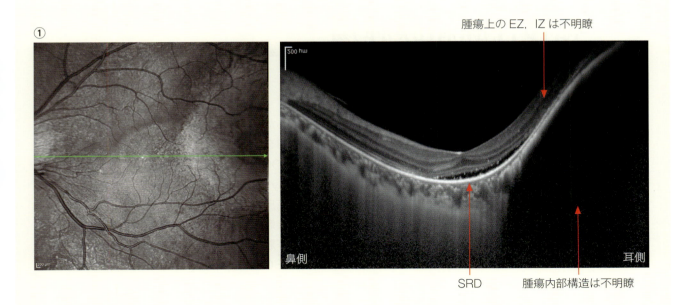

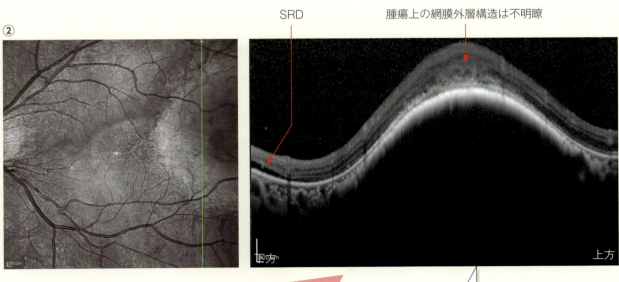

> **Check**
> ・ドーム状の隆起の場合，OCTで母斑と悪性黒色腫を鑑別するのは難しい。
> ・この症例は腫瘍厚2.9mm，SRDあり，視力低下あり，Orange pigmentなし，Melanoma hollowなし，腫瘍径6.5mmで，6項目中4項目のリスク因子を認めたが，8年間増大なく経過した。

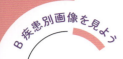

XVI. 眼内腫瘍
転移性脈絡膜腫瘍

疾患の概要

- 眼内への転移性腫瘍は，脈絡膜（90％），毛様体（2％），虹彩（8％），まれに網膜，視神経乳頭，硝子体，水晶体嚢。
- 原発巣は乳癌（37％），肺癌（27％），腎臓癌（4％），消化管癌（4％），皮膚黒色腫（2％），肺カルチノイド（2％），前立腺癌（2％），甲状腺癌（1％），膵臓癌（1％），その他（3％）。
- 約1/3の症例は原発腫瘍が未診断。眼科受診を契機に診断される腫瘍は肺癌と乳癌が半数以上。全身検索で原発巣が特定されない原発不明癌あり。

- 1眼あたりの病変は平均1.7個，基底径11.6mm，厚さ3.2mmで，多発と平低が特徴。網膜下液（72％），OCTで脈絡膜腫瘍表面の"でこぼこ lumpy bumpy"所見（64％），Bモード超音波検査による内部高反射（80％）が診断上重要。
- 鑑別疾患は多岐にわたり，特に無色素性脈絡膜母斑および悪性黒色腫，限局性脈絡膜血管腫，脈絡膜骨腫，CSC，後部強膜炎および uveal effusion など。

典型例 **乳癌治療中の両側脈絡膜転移（40歳代，女性）**

15カ月前に乳癌の診断をうけ，1カ月前に肺，リンパ節，骨転移を発症し全身化学療法中。前日から右眼視野異常を自覚し眼科受診。初診時視力：右眼（0.9），左眼（1.2）。

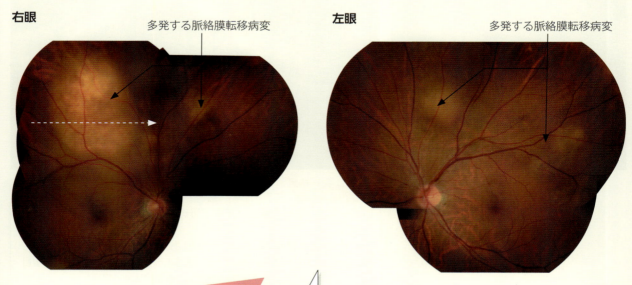

右眼　　多発する脈絡膜転移病変　　左眼　　多発する脈絡膜転移病変

Check
多発し融合傾向ある黄白色の脈絡膜病変。網膜剥離を伴う。病変には急峻な隆起なし。

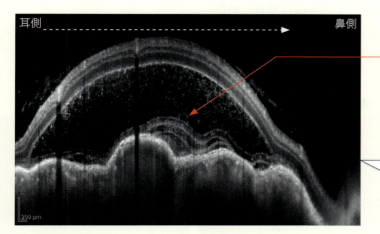

― RPE組織障害の強い粘稠性の高い網膜下液

Check
・病変頂点部の平坦化。
・基本的に脆く虚血環境のため多くは3mm前後の厚みで基底が広い。
・病変内の観察不可。

OCTA (whole eye) 15 × 15mm と OCTA (B-scan)

右眼

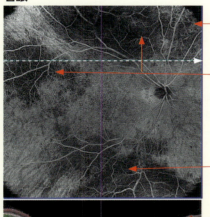

まれに病変上の血管増生

脈絡膜転移病変は信号ブロック

眼底検査所見よりも大きく多発し融合

病変内は血流信号が低く虚血環境

左眼

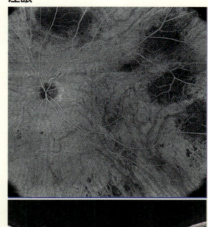

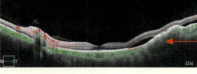

病変内は血流信号が低く虚血環境

Check
・OCT観察光の透過性は不良。
・en face OCTで病変部は低反射に描出され，境界不明瞭な大きな基底と癒合性発育が確認可能。
・病変の隆起は病変内の虚血環境により不整（lumpy bumpy）で強い組織障害のため網膜下液は高粘稠度。

Check
読影ポイント
・両眼性多発性融合性の黄白色から灰白色脈絡膜腫瘤。
・腫瘤の厚みは3mm前後で表面はドーム状もしくは不整。
・網膜剥離は必発で，網膜下液の性状は組織破壊が高度であれば高粘稠度。
・初期の転移は脈絡毛細血管板に生じると考えられ，脈絡毛細血管板とRPEが最も障害。en face OCTでも脈絡毛細血管板の欠損。
・通常は腫瘤の内部は観察困難であることが多く，小さな腫瘤では低反射無構造で，腫瘤内は低血流。

369

バリエーション1　眼科受診を契機に肺癌が診断された例（60歳代，男性）

悪性腫瘍歴なし。2週間前に右眼の中心部が黄色く見えたため，前医を初診した。AMDを疑われ当科を紹介された。初診時視力：右眼（0.7），左眼（1.2）。右眼に転移性脈絡膜腫瘍を疑う病変が単発していた。

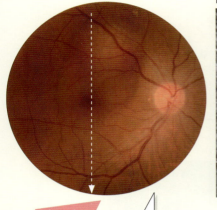

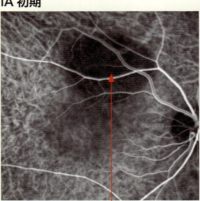

IA 初期　蛍光ブロック

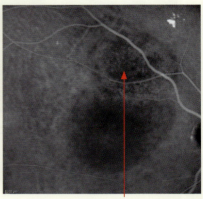

IA 中期　組織染

Check　右眼黄斑の上方に単発する黄白色の脈絡膜病変。網膜剥離があり，網膜下液の性状は漿液性。

Check　IAでは初期に蛍光ブロック，中期以後に組織染を呈する典型所見。初期にIA過蛍光を呈する脈絡膜血管腫との決定的な鑑別点。

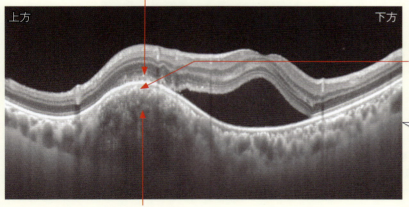

上方　　　　　下方
小さな病変でも網膜外層障害とRPE障害
脈絡毛細血管板の障害あり
小さな腫瘤は内部信号観察可能
高反射で不均一　特に浅層の脈絡膜脈管構造破壊が強い

Check　OCTとOCTA：SS-OCTで脈絡膜全層に病変あり，特に浅層に密で高反射を呈し，正常脈絡膜との境界は不明瞭。脈絡毛細血管板とRPE障害から網膜外層に及び，小さな病変の割に組織障害が強い印象。

Check　読影ポイント
・悪性腫瘍既往歴のない片眼性無色素性単発性脈絡膜腫瘤は転移性脈絡膜腫瘍を鑑別。
・脈絡膜全層性病変であり，特に網膜外層，RPE，脈絡毛細血管板に組織障害あり。
・IAで初期に低蛍光を示すことは限局性脈絡膜血管腫との大きな鑑別点。後期には組織染。

バリエーション2　オレンジ色を呈した皮膚悪性黒色腫による転移性脈絡膜腫瘍（60歳代，女性）

皮膚悪性黒色腫の全身転移に対して化学療法中，増悪する変視と光視のため眼科に紹介された。右眼黄斑上方に色素性脈絡膜腫瘍があり，網膜剥離を伴っている。現病歴から悪性黒色腫の脈絡膜転移が疑われた。初診時視力：右眼（0.2），左眼（1.5）。

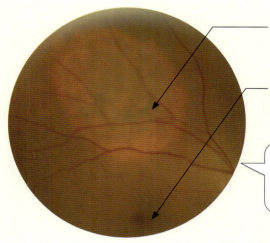

右眼黄斑上方のオレンジ色～不均一な色素を伴った転移性脈絡膜腫瘍　辺縁は明瞭

黄斑部のSRD

Check
右眼黄斑上方に網膜剥離を伴ったオレンジ色で不均一な色素性脈絡膜病変あり。原発性の脈絡膜悪性黒色腫と大きな脈絡膜母斑との鑑別が重要。

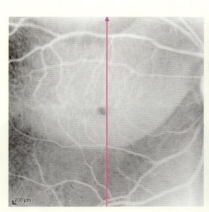
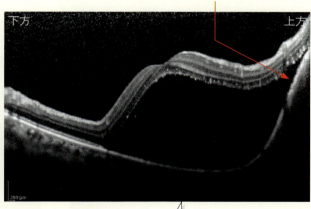

RPEや脈絡毛細血管板の障害が強い

Check
・黄斑に網膜剥離が波及。
・強いRPEや脈絡毛細血管板の障害。
・脈絡膜母斑よりも組織障害が強く生じ，辺縁が不明瞭。

Check
読影ポイント
・オレンジ色を呈する転移性腫瘍は，甲状腺癌，腎細胞癌，カルチノイド腫瘍および皮膚悪性黒色腫など。
・他部位悪性腫瘍既往がある例でも，原発性脈絡膜腫瘍との鑑別は重要。同じ大きさの脈絡膜悪性黒色腫や脈絡膜母斑に比して転移性は脈絡毛細血管板の障害が強い傾向。

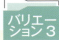

バリエーション3 全身性高悪性度悪性リンパ腫が眼内のみに転移再発した例（70歳代，男性）

精索原発びまん性大細胞型B細胞リンパ腫の全身治療が1年前に終了し，完全寛解していた。4カ月前から左眼の視力低下が進行し近医で白内障手術を施行されたが，視力の改善がなく，術前からみられた網膜の白斑の精査のため紹介された。初診時視力：右眼(0.7)，左眼(0.3)。生検により悪性リンパ腫の転移再発が確定された。

灰白色斑状病巣の癒合。

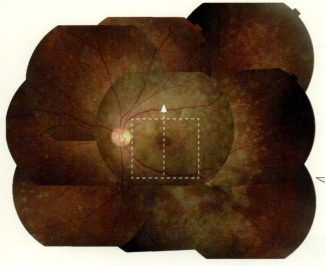

Check
・高悪性度の全身性悪性リンパ腫は網脈絡膜にびまん性浸潤することがあり，本例のように寛解後眼内のみに再発することがある。
・両眼性病変の左眼を提示。眼底後極を中心にRPEレベルの癒合拡大した斑状灰白色病変あり。

眼底自発蛍光
病変は蛍光ブロック。過蛍光部は障害されたRPE。

FA早期
早期から後期まで蛍光漏出なし。RPE変性による過蛍光と中心窩周囲の外層伸長による蛍光ブロック。

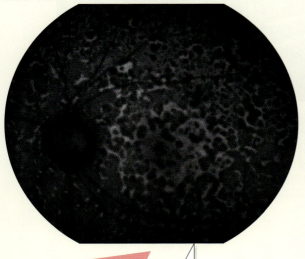

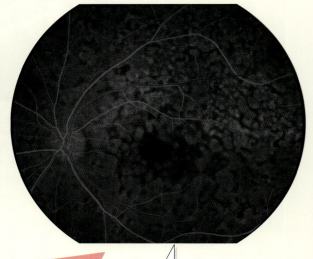

Check
灰白色病変は低蛍光，残存したRPEは障害により過蛍光。

Check
視神経乳頭や網膜血管および病変からの蛍光漏出はなく，眼底自発蛍光と逆転パターンとなり，広範なRPE障害がある。

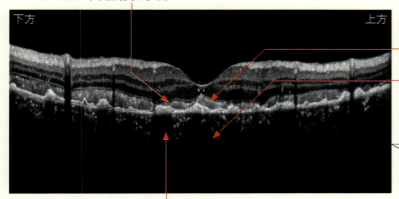

RPE 上に突起病変が多発

下方　　　上方

網膜外層障害

脈絡膜肥厚

光学陰影が生じる

Check 網膜外層の伸長，RPE の突起病変と変性病変がびまん性に広がり，脈絡膜は肥厚。

OCTA（脈絡毛細血管板）6×6mm

OCTA（脈絡毛細血管板）6×6mm

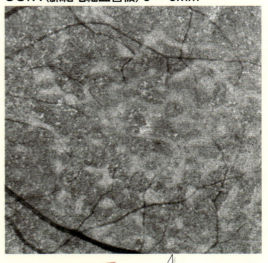

Check 灰白色斑状病変に一致して低下。

Check Structre では OCTA よりも鮮明に灰白色病巣に一致した低反射。

Check OCTA では RPE 変性に一致して脈絡毛細血管板の血流信号が低下。

Check
読影ポイント
・本例の初期病変は white dot syndrome を呈する疾患との鑑別が必要。具体的には地図状脈絡膜炎（GC），多巣性脈絡膜炎（MFC），点状脈絡膜内層症（PIC），急性後部多発性斑状網膜色素上皮症（APMPPE），多発消失性白点症候群（MEWDS）など。
・全身性悪性リンパ腫は長期寛解後も再発リスクがあり，眼内のみの再発もまれではない。腫瘤形成，ぶどう膜炎，血管炎，乳頭炎などいかなる形態でも再発しうる。

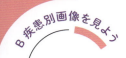

XVI. 眼内腫瘍
脈絡膜骨腫

疾患の概要

- 脈絡膜骨腫は脈絡膜の骨性分離腫であり67％は女性。診断時平均年齢は26歳，79％は片眼性，家族内発症は5％である。
- 白色から橙赤色を呈する境界明瞭の地図状発育を示す皿状病変で，視神経乳頭・黄斑に好発する。
- 脈絡膜全層性の病変であり，骨内に血管を伴い発育する時期，骨化が成熟する時期，および石灰が吸収される時期があり，これらの変化が混在する。
- OCTでは病変はドーム状もしくは起伏を伴った形態で，内部に層状構造と海綿状構造がみられ，海綿状構造には水平または垂直方向の管腔構造がみられる。
- 視力低下の原因はSRD，CNVおよび脱灰に伴う網膜障害である。
- 鑑別疾患は，星状膠細胞腫，網膜芽細胞腫，強膜脈絡膜石灰化，眼球癆および種々の代謝性疾患などによって生じる石灰化病変などである。

典型例　典型所見を呈する片眼性脈絡膜骨腫（40歳代，女性）

左眼の変視を自覚して眼科を受診。左眼視力は(1.2)。

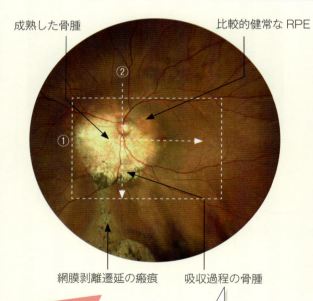

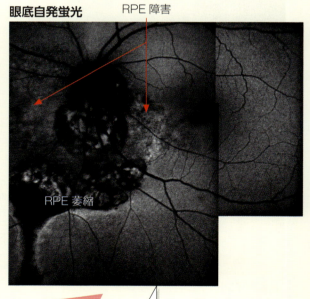

Check
- 左眼視神経乳頭を中心に円形に広がる脈絡膜病変が中心窩に及ぶ。
- 病変から下方に過去に網膜剥離が遷延した瘢痕atrophic tractがある。
- 病変上は起伏に富み，一部に骨吸収が生じている。

Check
さまざまなレベルのRPE障害が混在し，萎縮している部分が広い。

①

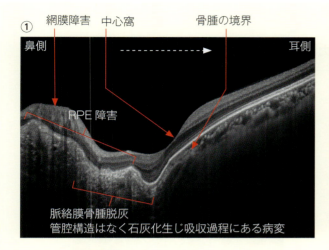

鼻側 — 網膜障害　中心窩　骨腫の境界 — 耳側
RPE障害
脈絡膜骨腫脱灰
管腔構造はなく石灰化生じ吸収過程にある病変

②

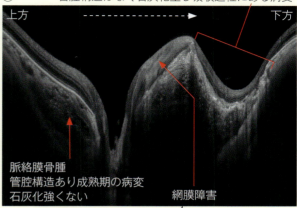

上方 — 脈絡膜骨腫脱灰　管腔構造はなく石灰化生じ吸収過程にある病変 — 下方
脈絡膜骨腫　管腔構造あり成熟期の病変　石灰化強くない
網膜障害

Check
- 病変内に層状構造，管腔構造および反射の強い石灰化部位が混在する。
- 石灰化部位は脱灰のため陥凹がある。

OCTA（網膜表層）12×12mm

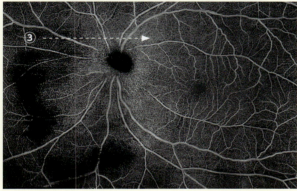

網膜表層の血行は保たれている。明らかな無灌流領域なし。

③

OCTA（B-scan）6×6mm

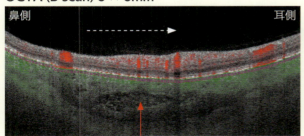

鼻側 — 耳側
管腔構造内に血流信号なし

OCTA（脈絡毛細血管板）12×12mm

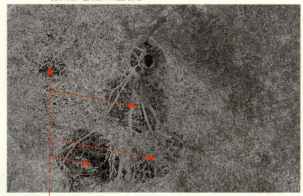

脈絡毛細血管板はRPE萎縮の強い部分で欠失

Check
- OCTAでは，en face OCTで網膜血管の異常はなく，病変の脱灰が強い部位では脈絡毛細血管板の欠損と脈絡膜陥凹がある。
- B-scanでは管腔構造内に明らかな血流信号は検出されない。

Check
読影ポイント
- 骨腫内はOCT検査光の透過がよく，内部の構造を観察可能。
- 骨腫内に層状構造，管腔構造および反射の強い石灰化部位が混在。
- SRD（38%）や網膜剥離遷延の痕跡 atrophic tract あり。
- 病変上のRPE，Bruch膜および脈絡毛細血管板の消失。
- 管腔構造なく石灰化部位は脱灰（decalcification）による陥凹。

バリエーション1 若年者で網膜内血行異常を伴う例（10歳代，女性）

右眼の視力低下を自覚し眼科を受診。右眼視力は（0.7）。

病変周囲に網膜剥離

脈絡膜骨腫

①

②

硬性白斑
網膜血管障害から析出

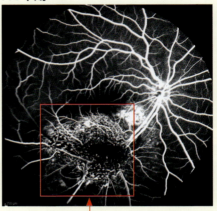
FA 早期

下方アーケード血管の狭窄
網膜深層血管の拡張と吻合異常

Check
・右眼下方アーケード血管を中心に広がる黄白色脈絡膜隆起病変が中心窩に及ぶ。
・網膜剥離が周囲に薄くあり，下方には硬性白斑がある。

Check
下方アーケードの動静脈が不明瞭となり網膜毛細血管の拡張がある。

網膜浮腫と深層血管の拡張

①
耳側　　　　　　　　　　　　　　　　　　　鼻側

Check
・黄斑から急峻な隆起を呈する病変の表面は不整で石灰化による高反射のために内部構造は描出不能であるが，部分的に病変内の管腔構造が確認できる。
・網膜の変性と浮腫が強く生じており，深層網膜内毛細血管の拡張が著明である。

376

②

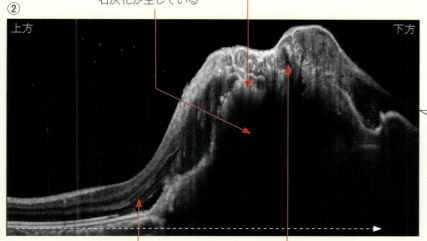

病変内部観察不能　Bruch膜を破る病変
石灰化が生じている

上方　下方

Check
・黄斑から急峻な隆起を呈する病変の表面は不整で石灰化による高反射のために内部構造は描出不能であるが，部分的に病変内の管腔構造が確認できる。
・網膜の変性と浮腫が強く生じており，深層網膜内毛細血管の拡張が著明である。

病変周囲に網膜剥離　網膜浮腫と深層血管の拡張

OCTA（網膜全層）6 × 6mm

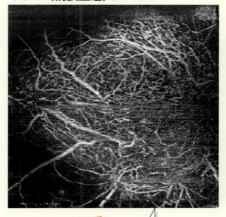

OCTA（B-scan）6 × 6mm（FAの赤の囲み部分）

耳側　鼻側

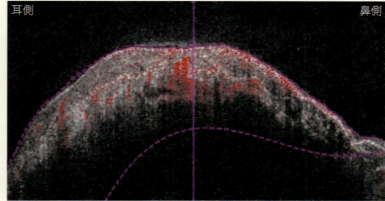

網膜深層の血流信号が増強。骨腫内の血行は描出不能。

Check
en face OCTで，FAと同様にアーケード血管が途切れており，網膜毛細血管の拡張がある。

Check
B-scan像でも網膜深部の血流信号が増強している。

Check

読影ポイント
・若年女性に比較的急峻な隆起と強い石灰化，および網膜血管の障害をきたした脈絡膜骨腫の非典型例。
・石灰化が強く内部構造の観察不能で，一部のみに骨腫に特徴的な管腔構造残存。
・網膜深部毛細血管（retinal deep capillary plexus）の拡張はアーケード血管閉塞による静脈血流のうっ滞によって生じたと推定。
・網膜血流不全が解消されれば所見は安定し，脈絡膜骨腫自体は今後緩徐に脱灰に向かう可能性が高い。

| バリエーション2 | 経時的に脱灰が観察された例（20歳代，女性）|

左眼視力低下を自覚して眼科受診。左眼視力は（0.6）。

▶ 初診時

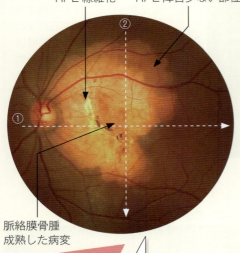

RPE 線維化
RPE 障害少ない部位
脈絡膜骨腫 成熟した病変

①
②

Check
・左眼黄斑部に黄白色脈絡膜病変があり，病変の周辺部は RPE 障害が少なく橙色である。
・中央部に RPE 線維化がある。

Check
層状構造は一部にあるのみで，ほとんどが高反射で均等であり，測定先の透過性が良好な組織。その内部に管腔構造があり，管腔構造内部は高反射顆粒状物質がある。

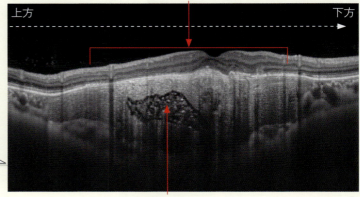

① 鼻側 → 耳側
腫内に管腔構造あり 石灰化少ない
CC，RPE，網膜外層の障害

② 上方 → 下方
CC，RPE，網膜外層の障害
骨腫内に管腔構造あり 石灰化少ない

FA 早期
RPE 障害あり早期過蛍光。

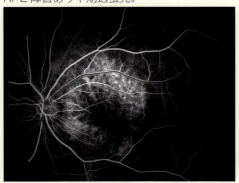

FA 後期
漏出病変なく後期組織染。

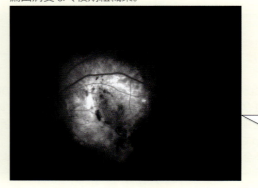

Check
FA 早期に病変全体が過蛍光で，後期には組織染を呈する。

378

▶ 初診から 7 年後

視力は (0.06) に低下。
病変拡大なし。RPE 萎縮進行。

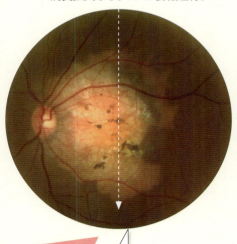

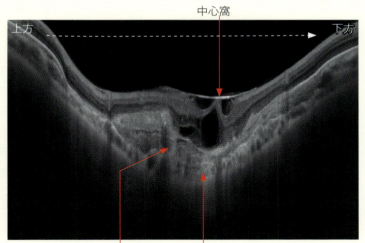

Check
眼底写真では，病変の拡大はないが RPE 萎縮は進行した。

Check
脈絡膜病変に脱灰が生じて厚みが減少している。網膜分離と網膜硝子体境界面症候群が生じている。

Check
読影ポイント
・脈絡膜骨腫には網膜下線維組織 (27%)，CNV (19%) が生じる。
・本例には RPE 線維化があり，中心窩付近の RPE 障害が強い。
・脈絡膜骨腫内の管腔構造が退縮し石灰化すると脱灰 (decalcification) する。
・脱灰が生じると，病変の退縮に伴って網膜下が後方に牽引されて網膜分離が生じる。脈絡膜－強膜境界 (chorio-scleral interface) が明瞭に観察される。

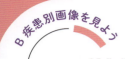

XVI. 眼内腫瘍
眼内悪性リンパ腫

疾患の概要

- 眼内悪性リンパ腫は，眼中枢神経系リンパ腫の眼症として発症する硝子体網膜リンパ腫（vitreoretinal lymphoma；VRL）と，全身リンパ腫の眼内転移や眼窩リンパ腫の眼内浸潤として発症することのある脈絡膜リンパ腫（choroidal lymphoma；CL）に分類される。
- VRLは，眼内のみで発症する原発性硝子体網膜リンパ腫（primary vitreoretinal lymphoma；PVRL）と，眼病変のほかに脳中枢神経系に併発している原発性中枢神経リンパ腫（primary central nervous system lymphoma；PCNSL）に分けられる。PCNSLの約15～25％で眼内病変をきたし，逆にVRLは2～3年で65～90％で中枢神経性に発症する。
- PVRLは，ほとんどがびまん性大細胞型B細胞リンパ腫であるが，まれにT細胞性リンパ腫やNK/T細胞性リンパ腫が存在する。
- 硝子体混濁は91％，網膜下浸潤病変は57％の例でみられるが，網膜血管炎や乳頭腫脹を併発することもあり所見は多彩である。虹彩炎・角膜後面沈着・網膜血管炎など，ぶどう膜炎様所見を呈することから仮面症候群ともよばれ，ステロイド治療が奏効しない場合は本症を疑う必要がある。眼内悪性リンパ腫の頻度は世界的にも増加傾向であり，わが国では全ぶどう膜炎の約3％を占める。
- 診断は硝子体手術による腫瘍細胞の細胞診，フローサイトメトリー，免疫グロブリン遺伝子再構成，眼内液のインターロイキン（IL）-10/IL-6比＞1，眼内液遺伝子検査などを参考する。
- いまだ標準治療は確立されていないが，眼部放射線治療，メトトレキサート硝子体内投与，全身化学療法などを行うことが多い。

典型例1　眼内悪性リンパ腫（網膜下浸潤型）（74歳，女性）

糖尿病のため定期的に眼底観察を行っていたが，上方の網膜に白色病変が出現し，徐々に広がってきたため紹介。左眼視力は(0.05)。

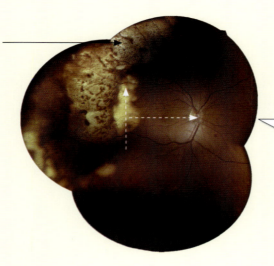

色素斑を伴う黄色隆起性病変

Check
- 臨床病型には硝子体混濁型と網膜下浸潤型があり，両者が混在することもある。
- 網膜下浸潤型では，内部に顆粒状の色素斑を伴う白色から黄色の腫瘤性病変が多発し，癒合・拡大傾向を示し大きな病巣を形成することがある。
- 網膜血管炎や乳頭腫脹を併発することもあり，所見は多彩である。

急峻なRPE下病変

耳側 鼻側

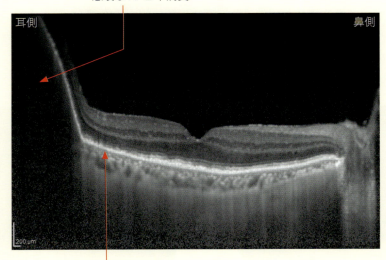

IZが不鮮明

下方 上方

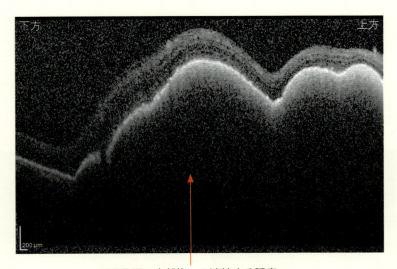

RPE下の内部均一の連続する腫瘤

Check
・RPEとBruch膜の間に病変があることが多い。
・眼底写真では確認できない小さな病変が多数存在することがある。

> **典型例2** 眼内悪性リンパ腫（硝子体混濁型）（89歳，女性）
>
> ステロイド点眼でも改善しない硝子体混濁で受診。視力：右眼（1.0），左眼（0.4）。

オーロラ状硝子体混濁
眼底に腫瘤はない

右眼

左眼

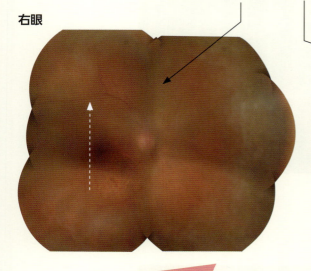
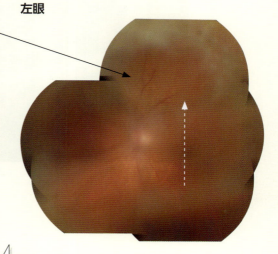

> **Check**
> 硝子体混濁型では，ベール状またはオーロラ状と称される硝子体混濁を呈すのみで，眼底に所見を伴わないこともある。

網膜表面へ突出する陰影あり，
遊出した細胞成分の疑い

右眼　下方　上方

左眼　下方　上方

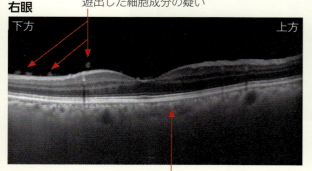
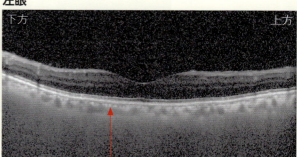

網膜下病変は観察されない

> **Check**
> ・硝子体混濁があるため，OCTの描出が悪いことがある。
> ・眼底写真や造影検査で指摘できない小病変を同定できることもあるため，中心窩のみではなく，幅広くOCTを撮影するのがよい。

バリエーション 1 　硝子体混濁に対する硝子体切除後の眼内悪性リンパ腫（網膜下浸潤型）（68歳，女性）

徐々に悪化する硝子体混濁に対し硝子体切除。経過観察中に白色病変が出現し受診。左眼視力は（1.2）。

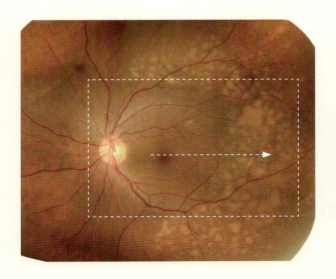

眼底自発蛍光

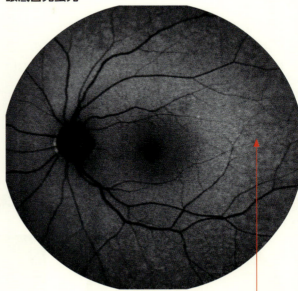

白色病巣に一致して淡い斑状過蛍光を呈する

Check
網膜下病変は淡い斑状過蛍光を呈することがあり，硝子体混濁がある症例でも有用である。

鼻側　耳側

RPE 下病変

Check
眼底写真で指摘できない RPE 下病変も OCT で描出される。

OCTA（脈絡毛細血管板）9×9mm モンタージュ

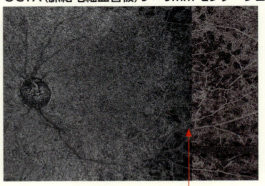

白色病巣に一致して血管の描出が消失している

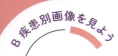

XVII. その他
脈絡膜の菲薄・肥厚

🔴 ポイント

- OCTによる脈絡膜の観察は，2009年のSpaideによるEDI-OCTや長波長光源もつSS-OCTの普及により可能となった。以降，さまざまな疾患において脈絡膜厚に関する検討がされている。

表

脈絡膜	疾　患
菲薄	加齢
	近視
	傾斜乳頭症候群
	reticular pseudodrusen（RPD）
	萎縮型AMD
	網膜色素変性
	age-related choroidal atrophy（ARCA）
肥厚	パキコロイド疾患　PPE，CSC，PCVを含む
	原田病

🔴 脈絡膜菲薄／加齢（若年者と高齢者の比較）

23歳，女性。左眼視力は（1.2 × S − 0.75D）。

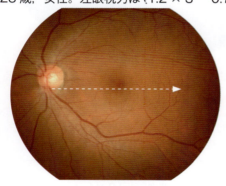
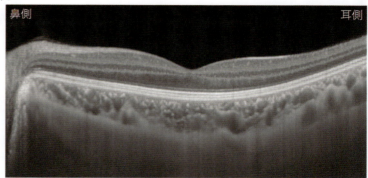

75歳，女性。左眼視力は（1.2 × S − 1.0D）。

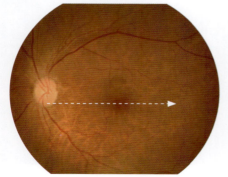
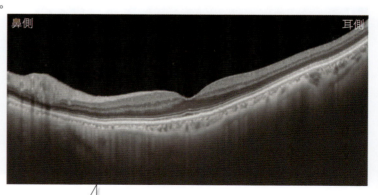

Check
- 屈折は同等だが高齢者では脈絡膜が菲薄化している。
- 加齢により脈絡膜は菲薄することが知られている。これは，加齢によるBruch膜への脂質の沈着やVEGFの関与などが原因と考えられている。

脈絡膜菲薄／近視

45歳，女性。視力：右眼（1.2 × − 11.75D），左眼（1.2 × − 12.25D）。
眼軸長：右眼 30.8mm，左眼 31.2mm。

右眼

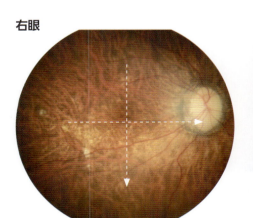

豹紋状眼底

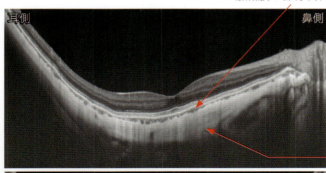

脈絡膜の著明な菲薄化
強膜

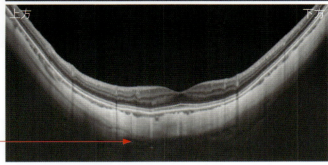

眼窩脂肪

左眼

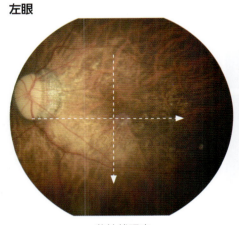

豹紋状眼底

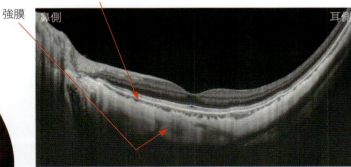

脈絡膜の著明な菲薄化
強膜

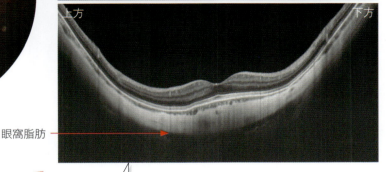

眼窩脂肪

Check
・強度近視では眼軸の延長により脈絡膜の菲薄化が起きる。
・強膜が全層描出され，さらに深部には眼窩脂肪も観察できる。

● **脈絡膜菲薄／傾斜乳頭症候群**

45歳，女性。右眼視力は (0.6 × S － 2.0D)。

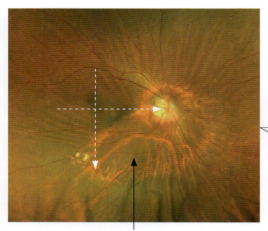

Check 下方に後部ぶどう腫が形成され，同部位で豹紋状眼底がみられる。

下方後部ぶどう腫

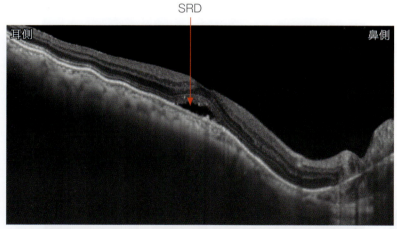

SRD

Check 後部ぶどう腫に一致した部位に脈絡膜の菲薄化があり，SRD部で最も菲薄化がみられる。

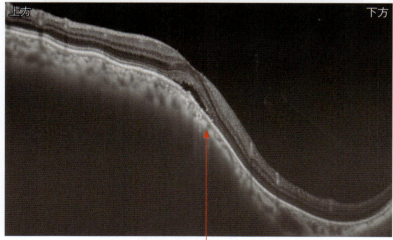

後部ぶどう腫上縁で脈絡膜菲薄化

脈絡膜菲薄／subretinal drusenoid deposit (SDD)

78歳，女性。左眼視力は(0.9 × S − 1.0D)。

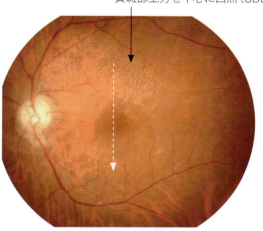

黄斑部上方を中心に白点(SDD)

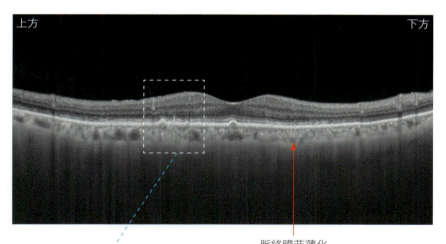

脈絡膜菲薄化

SDD は RPE から突出した高反射

通常の軟性ドルーゼン

> **Check**
> ・RPE から網膜側に突出した高反射，脈絡膜の菲薄化。
> ・SDD は RAP や萎縮型 AMD で高頻度にみられ，関連が指摘されている。

脈絡膜菲薄／萎縮型 AMD

78歳，男性。右眼視力は(0.05 × C − 1.5D)。

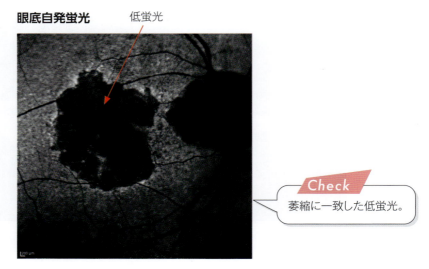

地図状萎縮

Check 黄斑部に網脈絡膜萎縮があり，脈絡膜血管が透見できる。

眼底自発蛍光　低蛍光

Check 萎縮に一致した低蛍光。

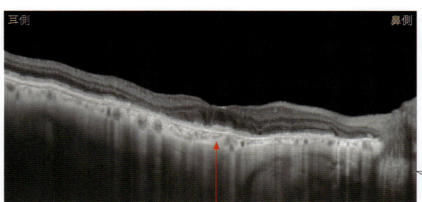

耳側　鼻側

脈絡膜菲薄化

Check 網膜外層および脈絡膜の菲薄化がみられる。

脈絡膜菲薄／網膜色素変性

67歳，男性。右眼視力は（1.2 × S − 1.5D）。

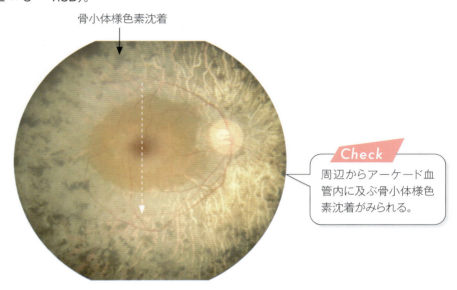

骨小体様色素沈着

Check 周辺からアーケード血管内に及ぶ骨小体様色素沈着がみられる。

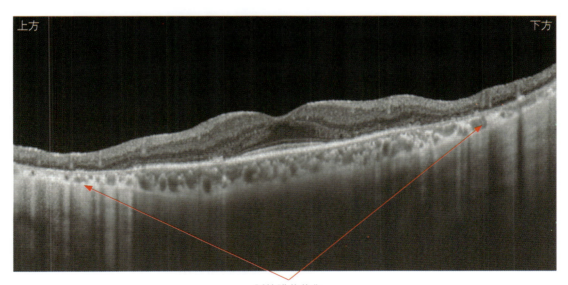

上方　下方

脈絡膜菲薄化

Check 中心窩では網膜外層が保たれているが，その周辺では消失。

脈絡膜菲薄／age-related choroidal atrophy（ARCA）

61歳，男性。右眼視力（1.2 × S − 0.25D），眼軸長 23.5mm。

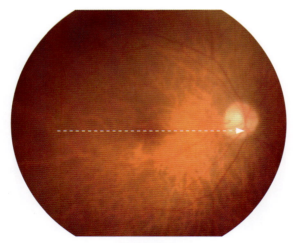

豹紋状眼底

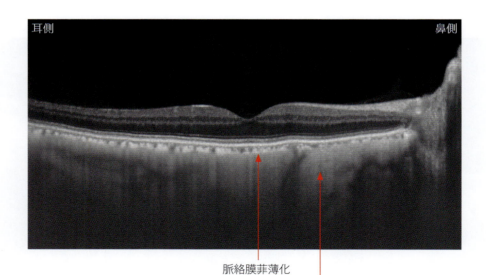

脈絡膜菲薄化

強膜菲薄化はない

> **Check**
> ・ARCA は Spaide が 2009 年に報告した加齢以外の要因なく脈絡膜菲薄化のみが生じる病態である。
> ・著明な脈絡膜の菲薄化のために強膜が描出されているが，強度近視のように菲薄化はしていない。

脈絡膜肥厚／pachychoroid pigment epitheliopathy（PPE）

45歳，男性。右眼視力は（1.2 × S − 5.5D）。

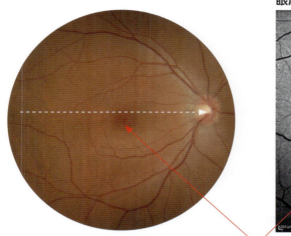

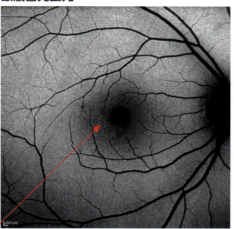

眼底自発蛍光

中心窩に RPE 萎縮

OCTA（脈絡毛細血管板）12 × 12mm

脈絡膜血管の拡張

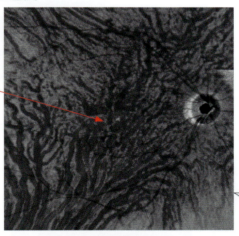

Check
脈絡膜肥厚と脈絡膜血管の拡張がみられる。

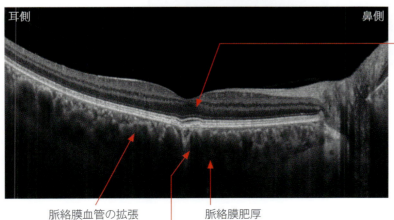

耳側　　　鼻側

軽度の RPE 不整があるが，SRD なし

脈絡膜血管の拡張　　脈絡膜肥厚
focal choroidal excaration

脈絡膜肥厚／CSC

45歳，男性。視力：右眼（0.7 × S − 1.0D），左眼（1.2 × S − 0.5D）。

右眼

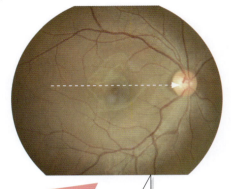

Check
右眼は黄斑部にSRDを認める。

OCTA（脈絡毛細血管板）12 × 12mm

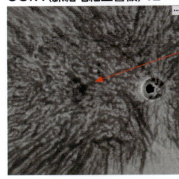

脈絡膜血管の拡張
CSC眼＞僚眼

SRD

Check
・右眼（CSC眼）は左眼（僚眼）に比べ脈絡膜は厚い。
・また浅層の一部と深層の全体で脈絡膜血管が拡張している。

脈絡膜血管の拡張

脈絡膜肥厚　CSC眼＞僚眼

左眼

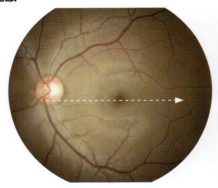

OCTA（脈絡毛細血管板）12 × 12mm

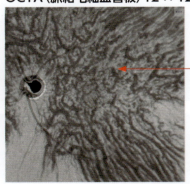

脈絡膜血管の拡張
CSC眼＞僚眼

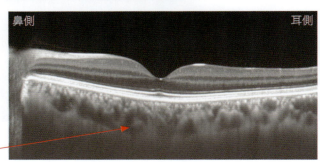

脈絡膜肥厚　CSC眼＞僚眼

脈絡膜肥厚／PCV

69歳，女性。左眼視力は（1.2 × S ＋ 1.0D C − 1.75D）。

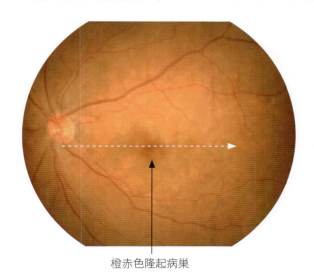

橙赤色隆起病巣

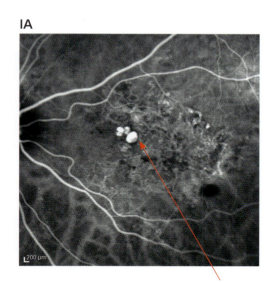

IA

ポリープ状病巣

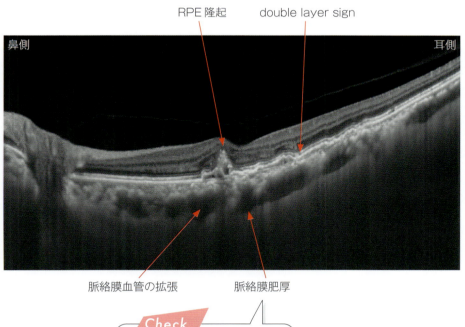

RPE隆起　double layer sign

鼻側　　耳側

脈絡膜血管の拡張　脈絡膜肥厚

Check
脈絡膜肥厚と脈絡膜血管の拡張がみられる。

脈絡膜肥厚／原田病

40歳，男性。3週間前からの歪視を主訴に受診。右眼視力は(0.7 × S + 0.25D)。

▶治療前

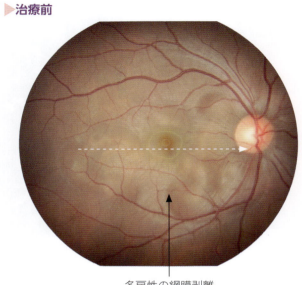

多房性の網膜剥離

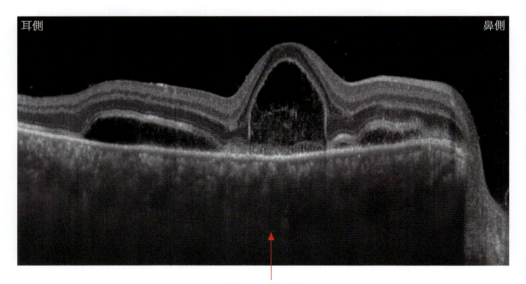

著明な脈絡膜肥厚

治療 ステロイドパルス療法。治療開始後速やかに SRD は改善した。

▶治療から1週間後

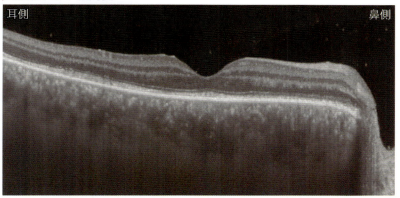

▶治療から1カ月後

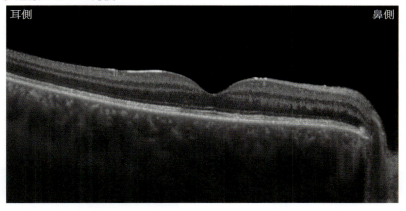

▶治療から3カ月後

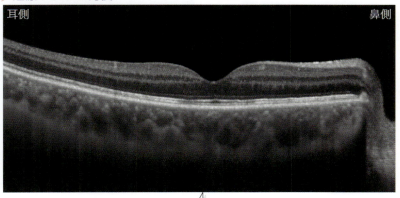

Check ステロイド治療後, 脈絡網膜厚は減少し, 脈絡膜の描出も鮮明化。

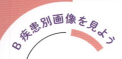

XVII. その他
focal choroidal excavation

疾患の概要

- focal choroidal excavation (FCE) は，OCT で観察される限局性の脈絡膜陥凹である．片眼性で，中心窩および中心窩近傍にみられることが多い．
- 原因は不明である．先天性と後天性のどちらも推察されているが，後天性としては CSC などのパキコロイド関連疾患，脈絡膜炎，網膜ジストロフィとの関連が疑われている．
- 無症状で偶然 OCT にて発見されることが多いが，変視症，中心暗点，視力低下の自覚症状を訴える場合もある．
- 眼底検査では色素異常として認識できることがあるが，特に所見がはっきりしないこともある．FCE 部の RPE 障害を反映し，眼底自発蛍光では低蛍光，FA では window defect による過蛍光を示す場合がある．IA では低蛍光や脈絡膜血管透過性亢進を示すことが多い．
- CNV を合併する例があるため，特に SRD がある場合には OCTA や造影検査を行うことが望ましい．
- 最近では FCE をパキコロイド疾患に含むとする考えもある．

典型例　FCE（34歳，女性）

左眼の霧視を主訴に受診．左眼視力は（0.8）．

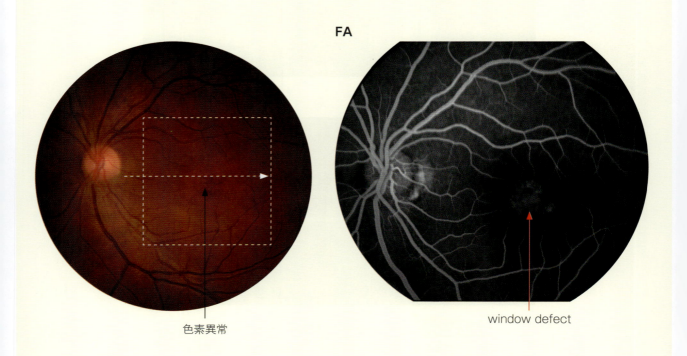

色素異常　　　　　　　FA　　　　　　　window defect

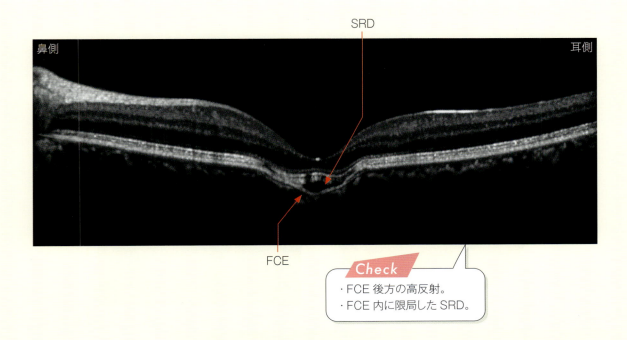

鼻側　　　SRD　　　耳側

FCE

Check
・FCE 後方の高反射。
・FCE 内に限局した SRD。

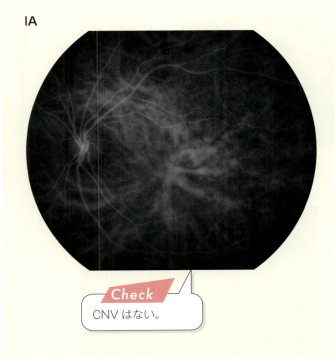

IA

Check
CNV はない。

OCTA (脈絡毛細血管板) 6 × 6mm

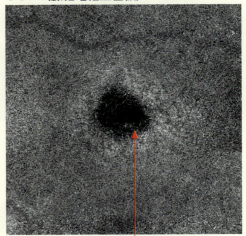

FCE 部位

Check
・セグメンテーションエラーのため，FCE 部のみ網膜外層が示されている。
・FCE 部位の正確な解析には，手動でのセグメンテーションが必要となることも多い。

SRD を伴わない FCE（48 歳，男性）

右眼の中心暗点を自覚し受診。右眼視力は（1.2）。

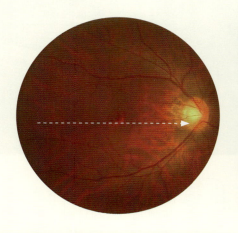

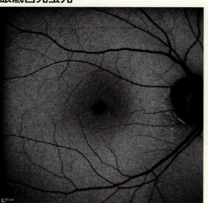

眼底自発蛍光

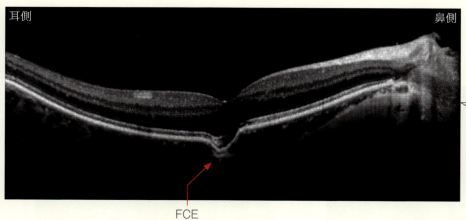

耳側　　　　　　　　　　　　　　　　　　鼻側

FCE

Check
・中心窩にかかる FCE はあるが，SRD はない。
・造影検査でも，漏出や異常血管の描出はない。

FA

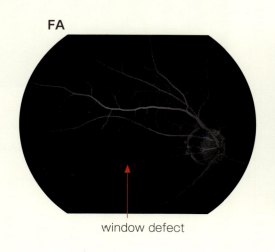

window defect

IA

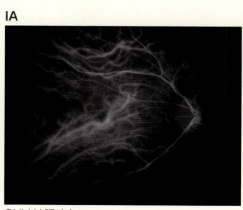

CNV は認めない。

バリエーション2　CSC後にみられたFCE（29歳，女性）

左眼の歪視を自覚し受診。左眼視力は（0.7）。

▶治療前

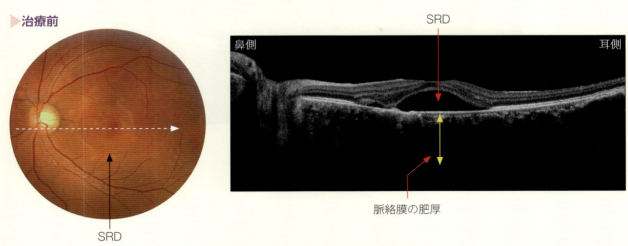

SRD / 脈絡膜の肥厚 / SRD / 鼻側 / 耳側

治療

CSCの診断で漏出点へ網膜光凝固治療を行った。

▶治療から1年後

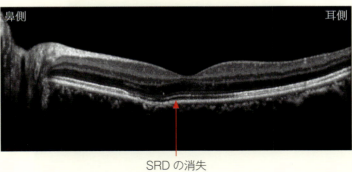

SRDの消失

▶治療から2年後

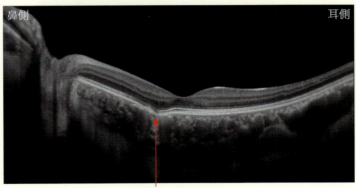

わずかな陥凹

▶治療から 4 年後

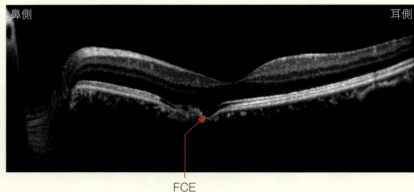

FCE

▶治療から 10 年後

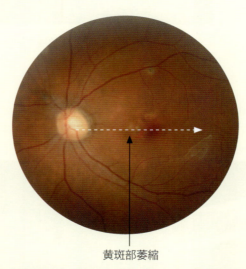

黄斑部萎縮

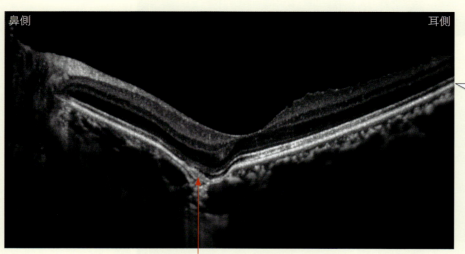

FCE　陥凹がさらに深くなっている

> Check
> ・CSC 後，徐々に FCE が形成された。
> ・経過中に，FCE 部位へ SRD を生じることがあるため注意が必要。
> ・SRD をがある場合には，OCTA や造影検査で CNV の精査を行う。

バリエーション3　CNVを合併したFCE（81歳，女性）

片眼でみたときに左眼中心暗点に気付き受診。左眼視力は（1.0）。

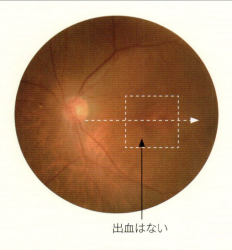

出血はない

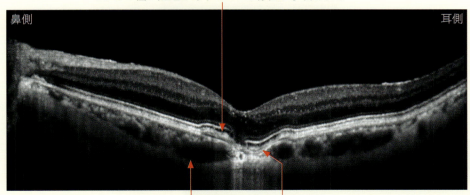

RPEの低い隆起がありCNVの存在が示唆される

鼻側　　　耳側

脈絡膜血管の拡張　　FCE

OCTA（脈絡毛細血管板）3 × 3mm

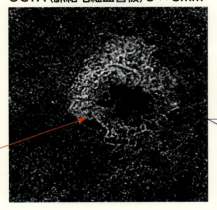

CNV

Check
・OCTAにてCNVが描出された。
・SRDなどの滲出性変化は明らかでなく，慎重に経過観察とした。

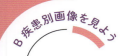

XVII. その他
macular microhole

疾患の概要

- 高解像度のOCTで初めてその存在が認識された疾患群。中心窩にEZ, IZの断裂や欠損がみられる。
- 原因として, 特発性のものから, 網膜硝子体界面疾患による中心窩牽引, AZOORやOMDなどの網膜外層に異常を生じる疾患, 黄斑部毛細血管拡張症type 2, 陳旧性CSC, 日光網膜症, 鈍性外傷などが挙げられており, 必ずしも1つの疾患ではない。
- 自覚症状がない症例を含め視力は保たれていることが多いが, 原因疾患によっては進行し, 視力低下をきたす。

典型1　特発性 macular microhole（59歳, 女性）

真ん中からやや下方が歪んで見えるため近医受診, 原因不明のため当科紹介。右眼視力は（1.0）。

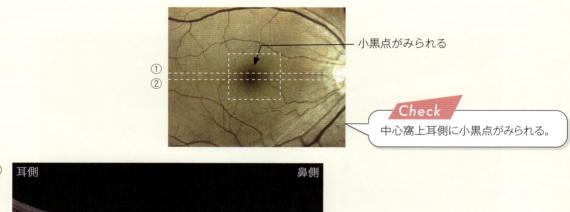

小黒点がみられる

Check 中心窩上耳側に小黒点がみられる。

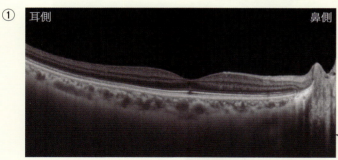

Check 中心窩のわずか上方でEZ, IZが途絶。

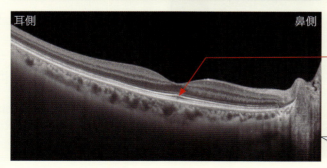

EZ欠損

Check 中心窩を通る断層像では異常はない。

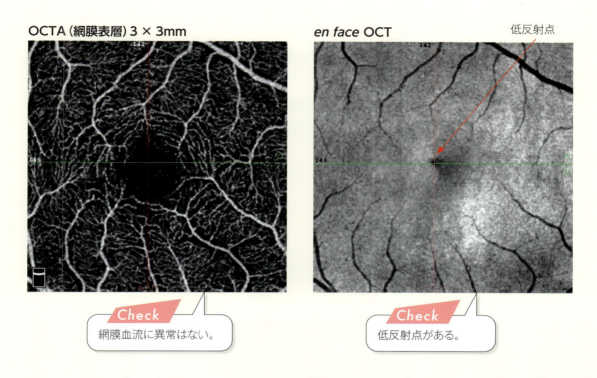

OCTA（網膜表層）3 × 3mm / en face OCT / 低反射点

Check 網膜血流に異常はない。

Check 低反射点がある。

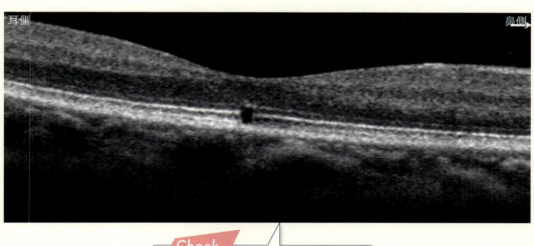

耳側 / 鼻側

Check en face OCT での低反射部位で EZ 欠損。

Check
・OCTA は同時に en face OCT も撮影しているので，形態的異常部位の血流や OCT 断層像が確認できる。
・本症例では en face OCT 低反射点に一致して EZ の欠損が確認でき，それが中心窩のわずかに上耳側にあることがわかる。

| 典型 2 | 網膜硝子体界面疾患の自然軽快による macular microhole（57歳，女性） |

右眼の視力低下を自覚し受診。右眼視力は（0.8）。

▶初診時

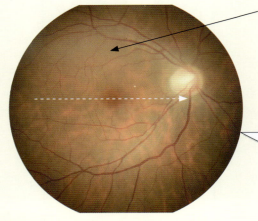

硝子体混濁

Check
・硝子体混濁により，上方血管アーケード周囲の描出がやや不良。
・中心窩反射がやや不鮮明。

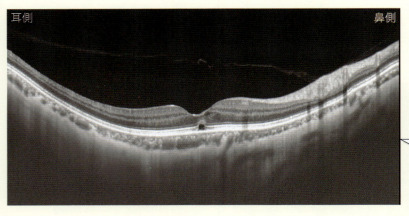

Check
・OCT で EZ，IZ が途絶している。
・一部 OPL に囊胞様変化もみられ，中心窩の網膜表層はやや高反射。
・PVD が生じかけている。

▶初診から6カ月後
右眼視力は（1.2）まで改善。

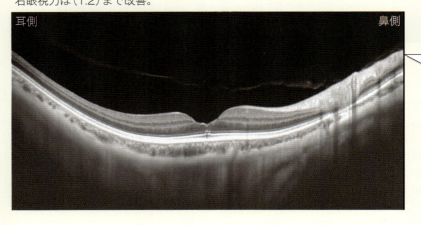

Check
・EZ，IZ の途絶範囲が縮小，囊胞様変化は消失しているが，中心窩の網膜表層の高反射は残存。
・初診時に EZ，IZ の途絶だけでなく，囊胞様変化や表層高反射が観察されたが，6カ月後に中心窩での PVD および所見が改善していることから，黄斑円孔，分層円孔，硝子体黄斑牽引症候群などの網膜硝子体界面疾患の自然軽快の可能性が考えられる。

バリエーション 1 黄斑部毛細血管拡張症 type 2 の症例（71 歳，女性）

真ん中から鼻側の字が見にくいことを主訴に受診。左眼視力は (1.0)。

レッドフリー画像

血管走行に異常はないが，黄斑部耳側の反射が悪い

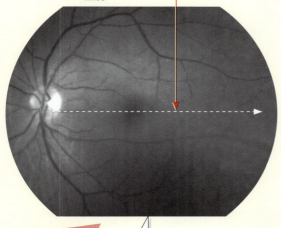

Check
ほぼ正常だが，よく見ると黄斑部耳側が一部白色調に観察される。

FA 後期

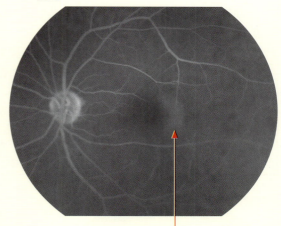

後期像で中心窩耳側に淡い過蛍光がみられる

網膜内層の囊胞様所見　　中心窩耳側に EZ の断裂

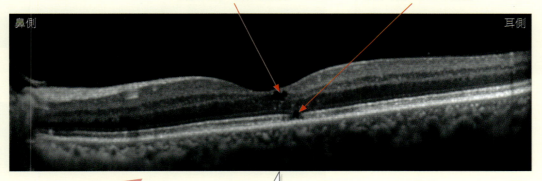

Check
・中心窩耳側に EZ の欠損がみられ，さらに網膜内層に囊胞様所見が観察される。
・FA の所見と合わせ本症例は黄斑部毛細血管拡張症 type 2 の stage 1 と診断した。

405

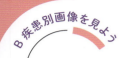

XVII. その他
paracentral acute middle maculopathy

疾患の概要

- paracentral acute middle maculopathy（PAMM）は傍中心窩に網膜白濁を呈し，傍中心暗点が自覚症状となる。
- OCTではINLレベルに限局した高反射像を呈するのが特徴であり，網膜中間層および深層毛細血管網の虚血を示す所見で，経過とともに同部位は萎縮する。
- CRVOや網膜動脈閉塞症などの網膜血管疾患や鎌状赤血球網膜症に合併することが知られている。

典型例　BRAOに伴ったPAMM（46歳，男性）

左眼の下方が急に見えなくなり受診。左眼視力は（1.0）。
既往歴：高血圧，腎不全，血液透析中。

▶初診時

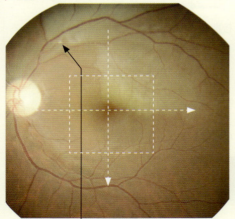

上耳側アーケード血管の塞栓

Check
上耳側アーケード血管に塞栓。その末梢には扇状に広がった網膜白濁がみられる。

Check
網膜動脈閉塞症の網膜白濁病変部位と正常網膜との境界付近ではINLレベルに限局した高反射像が観察されることが多い。

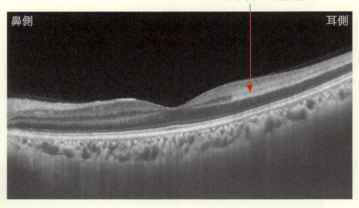

INLに限局した高反射

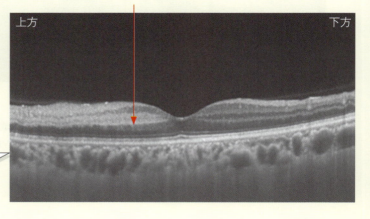

INLに限局した高反射

OCTA（網膜表層）3 × 3mm　　OCTA（網膜深層）3 × 3mm　　*en face* OCT

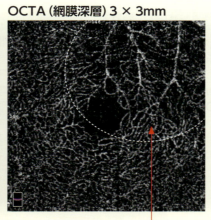

血流シグナルの低下がみられる　　PAMMの病変部位は高反射となる

> **Check**
> PAMM病変の二次元的な広がりを把握するためには，INLでセグメントした *en face* OCTが有用である。

▶ 初診から8カ月後

INLに限局した萎縮　　INLに限局した萎縮

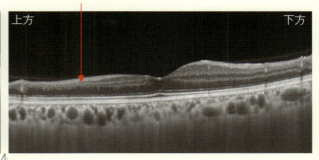

鼻側　　耳側　　上方　　下方

> **Check**
> PAMM病変は経過とともにINLの萎縮を生じる。

OCTA（網膜表層）3 × 3mm

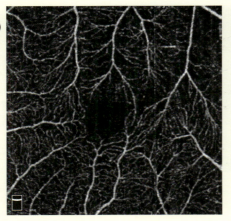

OCTA（網膜深層）3 × 3mm

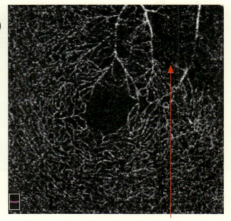

深層毛細血管の脱落が顕著

407

> **バリエーション1** CRAO に伴った PAMM（58歳，男性）
>
> 突然左眼が見えづらくなり，受診。眼球マッサージ等で約4時間後に視力改善し，翌日には左眼視力（1.0）となった症例。

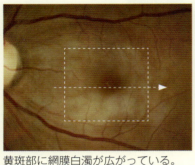
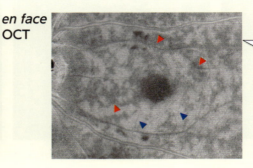

黄斑部に網膜白濁が広がっている。

Check
酸素濃度が低い網膜細静脈周囲（▲）で PAMM が生じ，酸素濃度が高い網膜細動脈周囲（▲）は虚血の影響を免れる perivenular PAMM with periarterial sparing となっている。

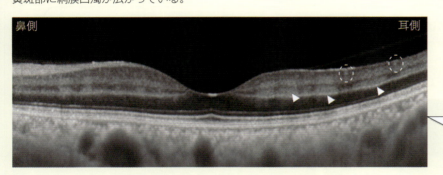

Check
INL の高反射像（△）が連続性ではなく，網膜細動脈（囲み）のところで skip している。

> **バリエーション2** CRVO に伴った PAMM（48歳，男性）
>
> 左眼の見えづらさを自覚し受診。左眼視力は（1.0）。

▶治療前

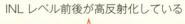

INL レベル前後が高反射化している

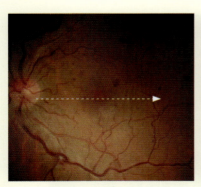
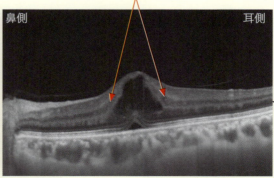

Check
・黄斑浮腫。
・傍中心窩の INL レベルが高反射化している。

> **治療** 抗 VEGF 薬硝子体内注射施行。

▶ **治療から 1 週後**

抗 VEGF 薬硝子体内注射後に，全体では見やすくなったが，中心付近にはまだ見えづらい部位があることに気付いた。

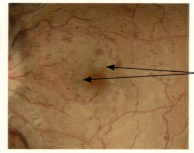

中心窩周囲に網膜白濁

OCTA（網膜表層）3 × 3mm と en face OCT

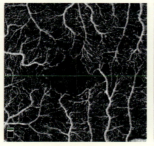
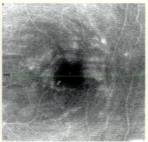

OCTA（網膜深層）3 × 3mm と en face OCT

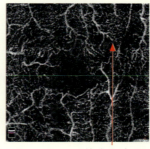
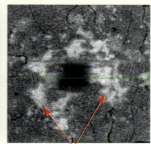

傍中心窩の毛細血管がまだらに脱落している

深層レベルで傍中心窩に高反射巣が存在する

Check
- 表層レベルではほぼ正常眼と同じように血管が描出されている。
- 深層レベルの en face 画像では傍中心窩に高反射巣が広がっている。OCTA では，同部位の毛細血管がまだらに脱落していることがわかる。

Check
中心窩周囲で INL の高反射と菲薄化（○囲み）。

▶ **治療から 6 週間後**

OCTA（網膜表層）3 × 3mm と en face OCT

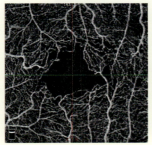
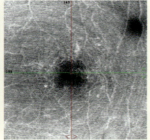

OCTA（網膜深層）3 × 3mm と en face OCT

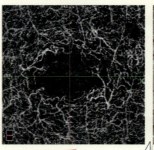
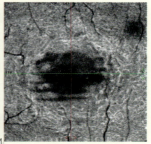

Check
抗 VEGF 薬硝子体内注射 1 週間後と比べ，表層，深層ともに FAZ が拡大している。特に深層レベルで著明である。

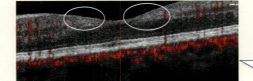

Check
中心窩周囲で INL が菲薄化している（○囲み）。

409

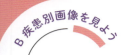

XVII. その他
レーザーによる網膜障害

疾患の概要

- 治療用や実験用レーザー，携帯型レーザーポインターによる誤照射で網膜障害を呈する場合がある。虹彩の脱色素を目的とした美容治療中の網膜障害も報告されている。
- 網膜障害部位は，通常の眼科レーザーによる変化と同様にRPEで熱を発生し，網膜外層・RPE障害をきたす。
- レーザーポインターによる自傷行為が報告されており，疑われる場合には精神科・心療内科との連携が必要である。

典型例 黄斑円孔を生じた舞台照明レーザーの誤照射（38歳，男性）

仕事中にレーザー光が右眼に当たり，中心に小さい暗点を自覚し，受診。右眼視力は（1.2）。

▶初診時

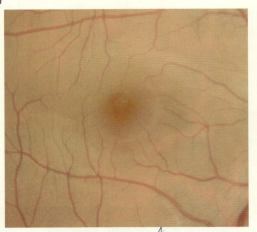

Check 中心窩上方に小さい円形の病変。

眼底自発蛍光

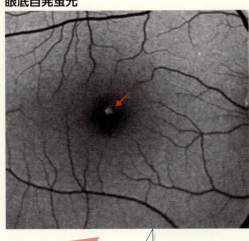

Check 黄斑円孔部位に一致した過蛍光（→）。

中心窩を通る垂直断

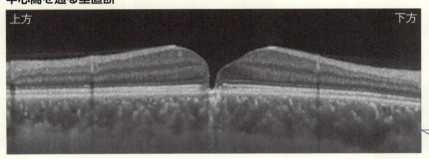

上方　　下方

Check 中心窩に全層円孔。

▶ **初診から2カ月後**

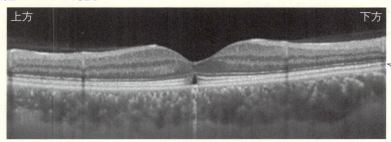

Check EZ, IZ は欠損しているが、自然経過で円孔が閉鎖。

| バリエーション | 虹彩障害合併例（37歳, 男性） |

視力低下を自覚し、受診。右眼視力は(0.1)。

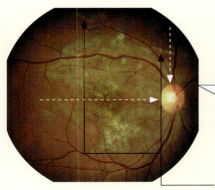

Check 後極部の広範な網膜外層萎縮に加え、線虫様の灰白色病変がみられる。

線虫様の灰白色病変

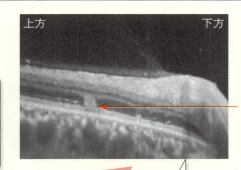

網膜外層の高反射

Check 灰白色病変に一致して網膜外層に高反射。

右眼虹彩写真 瞳孔縁付近の線状虹彩萎縮

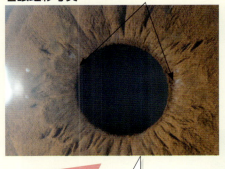

Check 瞳孔縁付近に多数の線状虹彩萎縮。

Check 携帯型レーザーポインターを所持しており、眼底と虹彩所見からそれによる自傷行為が疑われた。

ONL は菲薄化

Check 中心窩の EZ は広範に障害され、ONL は菲薄化。

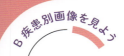

XVII. その他
パクリタキセル網膜症

疾患の概要

- パクリタキセルはタキサン系の抗癌薬であり，主に乳癌に使用されている．頻度および原因は不明であるが，パクリタキセル投与例においてまれに両眼性黄斑浮腫をきたすことが報告されている．
- 投与開始から約2～4カ月で発症し，両眼性に網膜外層浮腫をきたすが，投与中止によって改善する．
- パクリタキセル以外のタキサン系抗癌薬である，ドセタキセルやナブパクリタキセルでも同様の黄斑浮腫の報告がある．

典型例　パクリタキセル網膜症（62歳，女性）

乳癌に対しパクリタキセル投与中．視力：右眼（0.4），左眼（0.9）．

▶ 初診時

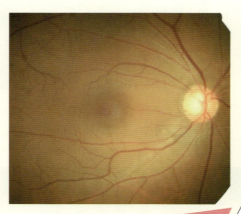
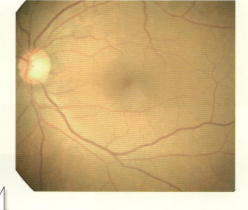

Check 両眼に囊胞様変化．

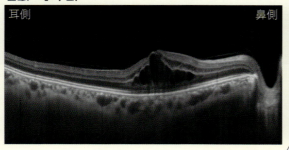
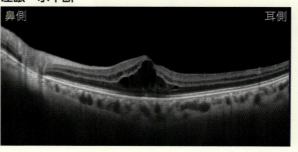

Check 両眼に囊胞様変化．

OCTA（網膜全層）12 × 12mm

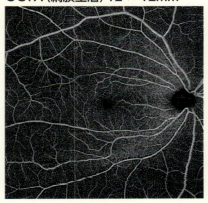
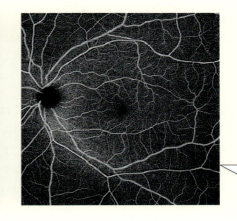

Check 網膜血管自体には蛇行や拡張はみられない。

| 経過 | パクリタキセルの投与を中止した。 |

▶ **初診から 1 カ月後**

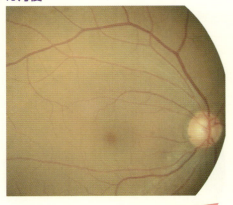
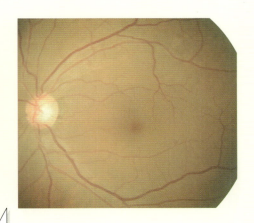

Check 囊胞様変化は改善。

右眼　水平断　　　　　　　　　　　**左眼　水平断**
耳側　　　　　　　　　　　鼻側　鼻側　　　　　　　　　　　耳側

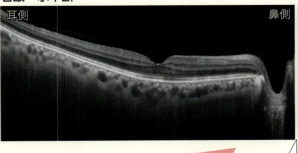
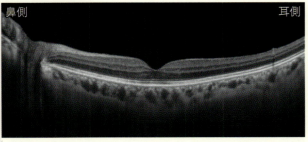

Check 囊胞様変化はほぼ消失し，視力も両眼とも（1.0）に改善。

413

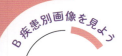

XVII. その他
タモキシフェン網膜症

疾患の概要

- 乳癌治療や転移予防のために使用される抗エストロゲン治療薬による網膜症が報告されている。
- 典型例ではクリスタリン様沈着物が黄斑部周囲の網膜内に生じ、黄斑浮腫や網膜色素沈着などが合併する。
- 以前は高用量投与例での発症が多く報告されたが、近年では低用量投与例でも発症するとされる。低用量投与例では黄斑浮腫よりも視細胞層の障害を生じるとの報告もある。
- 薬剤中止により病状は改善するが、クリスタリン様沈着は残存する。
- 眼底所見とOCT所見が黄斑部毛細血管拡張症type 2に類似しており、鑑別のためにOCTAやFAが行われる。

典型例　タモキシフェン網膜症（88歳，男性）

以前乳癌に対してタモキシフェン使用。視力：右眼（0.3），左眼（0.4）。

▶治療前

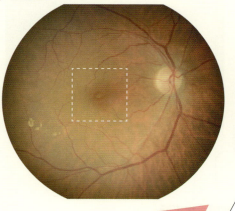
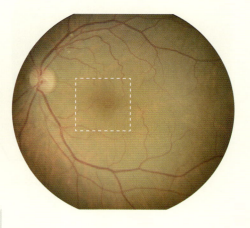

Check 中心窩に白色沈着物がみられる。

右眼　水平断
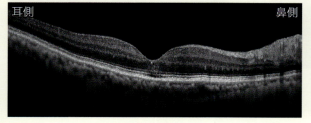

左眼　水平断
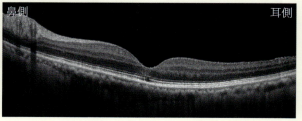

右眼　垂直断
上方　　　　　　　　　　下方

左眼　垂直断
上方　　　　　　　　　　下方

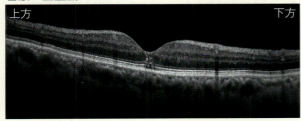
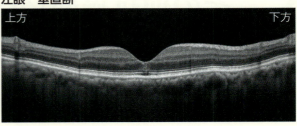

Check 両眼ともクリスタリン様沈着に一致して中心窩網膜表層に高反射帯があり，一部小嚢胞が観察できる。またEZの障害もある。

OCTA　3×3mm　右眼
網膜内層　　　　網膜深層

OCTA　3×3mm　左眼
網膜内層　　　　網膜深層

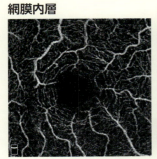
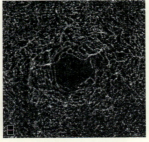
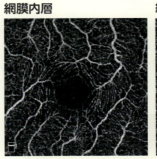
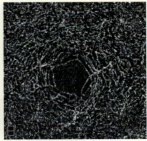

Check OCTAでは一部血管の拡張・蛇行があるが，途絶や閉塞はない。

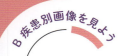

XVII. その他
その他抗癌薬（分子標的薬）による網膜症

疾患の概要

- ニボルマブはヒト型抗programmed cell death 1（PD-1）モノクローナル抗体であり，悪性黒色腫などに対する新しい治療薬として注目されている。
- 抗PD-1抗体薬は分子標的薬の一種だが，その作用機序が異なることから免疫チェックポイント阻害薬とよばれ，生体内の腫瘍免疫を再活性化することにより抗腫瘍効果を得る薬剤である。

- T細胞の免疫増強作用によって悪性黒色腫に対する高い奏効率が得られているが，ぶどう膜炎，視神経乳頭腫脹などの眼内炎症を合併する症例があることが報告されている。
- ニボルマブ以外にも眼合併症が報告されている分子標的薬・免疫チェックポイント阻害薬もあることから全身状態に関する問診も重要である。

典型例　ニボルマブによる視神経乳頭腫脹（76歳，男性）

食道悪性黒色腫に対しニボルマブ投与中。視力：右眼（1.2），左眼（0.5）。

▶治療前

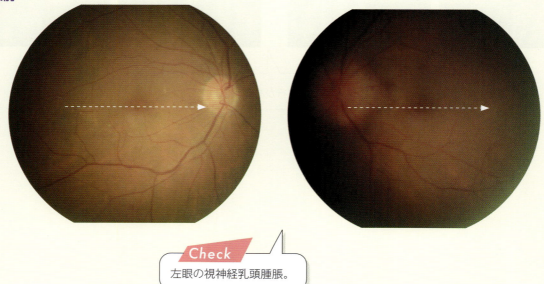

Check 左眼の視神経乳頭腫脹。

右眼 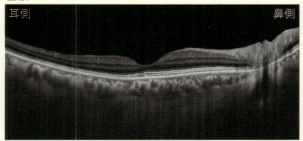 左眼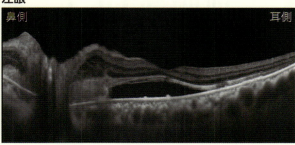

Check
・右眼：中心窩と視神経乳頭間にわずかな網膜下液がみられる。
・左眼：視神経乳頭腫脹と網膜下液がみられる。

治療経過 左眼にステロイド（トリアムシノロン）硝子体内注射（IVTA）（4mg/0.1mL）を実施。IVTA施行4週後には視神経乳頭腫脹は改善，網膜下液は消失。

▶ **治療から4週後**

左眼

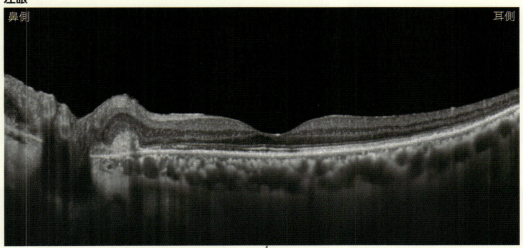

Check
網膜下液の消失とともに，脈絡膜厚の減少がみられており，脈絡膜が病気の本態であることが示唆される。

417

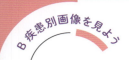

XVII. その他
前眼部 OCT　強膜

疾患の概要

- 前眼部 OCT は主に角膜，白内障，緑内障領域で使用される検査機器であるが，近年，一部の網膜疾患において，特徴的な所見を示すことが明らかになっている。
- CSC においては，正常眼に比べて強膜が肥厚していることが明らかになっており，一部の CSC では脈絡膜上腔の液体貯留（ciliochoroidal effusion）がみられる。
- 原田病や強膜炎などのぶどう膜炎，毛様体剥離，外傷などにおいても，前眼部 OCT を使用することで有用な所見が得られる。
- 本稿では前眼部 OCT CASIA2 を用いた前眼部・強膜の所見について解説する。

正常眼における強膜／CSC 眼の強膜肥厚

- 眼球を撮影する場所と反対方向に注視させ撮影することにより，毛様体，脈絡膜，直筋，強膜を明瞭に描出することが可能である。

51歳，男性。左眼。正常眼。眼軸長 24.14mm。

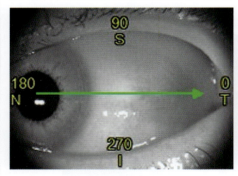

50歳，男性。左眼。CSC 眼。眼軸長 22.59mm。

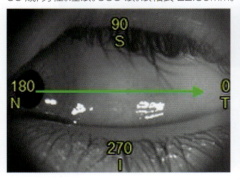
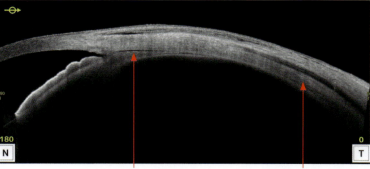

Check
- 外直筋下で強膜厚の正確な測定，比較が可能である。CSC 眼では正常眼と比べて強膜が肥厚している症例が多い。
- 一部の CSC 眼では，脈絡膜上腔の液体貯留（ciliochoroidal effusion）が描出される。

強膜肥厚／慢性 CSC
74歳，男性。左眼視力は（0.4 × S + 3.00D = cyl − 1.25D Ax85°），眼軸長 22.37mm。

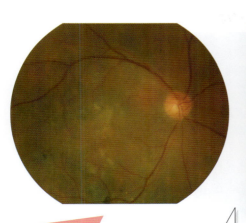

眼底自発蛍光

低蛍光

descending tract

Check
- 眼底自発蛍光にて広範囲の RPE 障害による低蛍光がみられる。
- 2019年に提唱された CSC 国際分類では complex CSC に分類される。

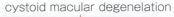

cystoid macular degenelation

上方　　　下方

Check
- 丈の低い SRD が観察でき，cystoid macular degenelation を伴う。
- 中心窩付近の感覚網膜は菲薄化しており，脈絡膜の肥厚と脈絡膜外層血管の拡張がみられる。

SRD
ciliochoroidal effusion

鼻側の前眼部 OCT

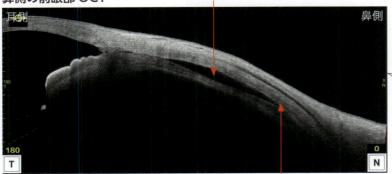

耳側　　　鼻側

Check
- 肥厚した強膜と多量の ciliochoroidal effusion が確認できる。
- CSC 眼における肥厚した強膜や ciliochoroidal effusion の存在は，RPE 萎縮拡大のリスク因子である可能性が示唆されている。

肥厚した強膜

ciliochoroidal effusion／術後低眼圧による CSC

61歳，男性。右眼視力は（1.0）。眼軸長 24.27mm。シリコーンオイル抜去術後。

▶ シリコーンオイル抜去術から 4 日後

眼圧 6mmHg。

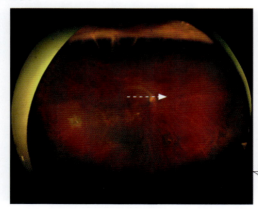

Check: 耳側から下方にかけた網膜剥離。

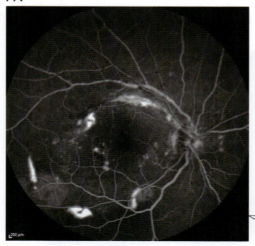

Check: 黄斑部に多発する蛍光漏出。

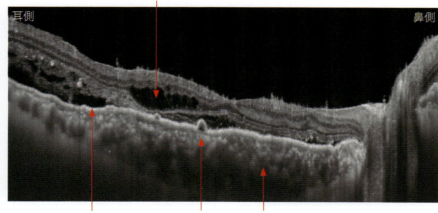

Check: intraretinal fluid を伴う SRD，PED，肥厚した脈絡膜。

鼻側の前眼部 OCT

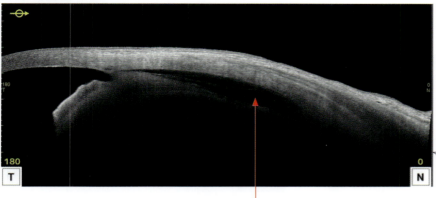

ciliochoroidal effusion

Check: 多量の ciliochoroidal effusion が描出されている。

▶ **シリコーンオイル抜去術から 11 日後**

眼圧 17mmHg。

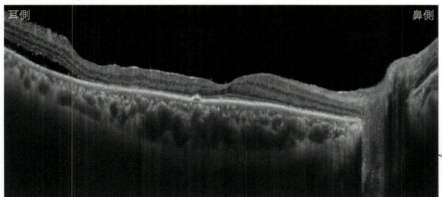

Check: intraretinal fluid は消失し，SRD も改善傾向。

鼻側の前眼部 OCT

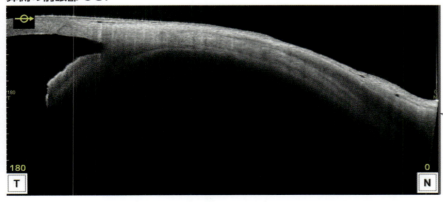

Check:
・ciliochoroidal effusion は消失している。
・PDT 後も，ciliochoroidal effusion が出現することがある。

421

毛様体，脈絡膜の肥厚／原田病

67歳，女性。2週間前からの視力低下，頭痛を主訴に受診。
左眼視力は（0.3 × S ＋ 3.25D ＝ cyl － 1.50D Ax125°）。

▶治療前

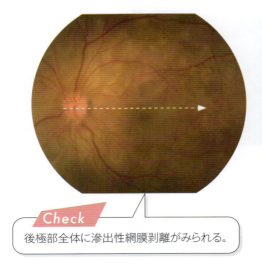

Check 後極部全体に滲出性網膜剥離がみられる。

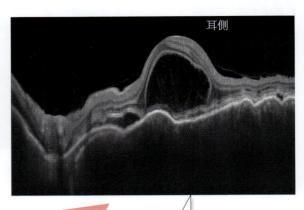

Check 隔壁を伴う網膜剥離，著明な脈絡膜肥厚がみられる。

左眼耳側の前眼部 OCT

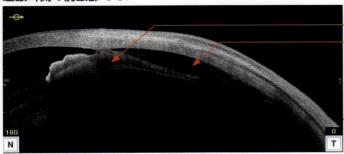

毛様体・脈絡膜の肥厚
低輝度の膜状構造物を伴う ciliochoroidal effusion

Check 肥厚した脈絡膜，毛様体，多量の ciliochoroidal effusion が描出される。

治療 ステロイドパルス療法を施行した。

▶治療から2週後

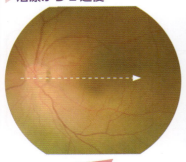
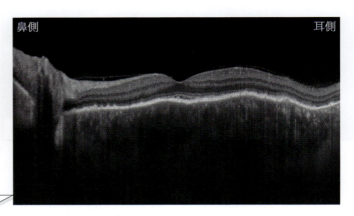

Check 網膜剥離は消失したが，脈絡膜肥厚は残存している。

左眼耳側の前眼部 OCT

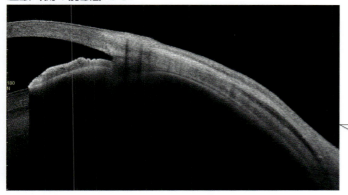

> **Check**
> ・脈絡膜と毛様体は菲薄化し，ciliochoroidal effusion は消失している。
> ・後眼部の脈絡膜と比較して，前眼部の所見は早期に改善する傾向がある。

強膜菲薄化／結節性強膜炎

55歳，男性。1カ月前からの左眼痛，充血を主訴に受診。右眼視力は（1.0 × S － 1.50D ＝ cyl － 1.50D Ax85°）。

▶治療前

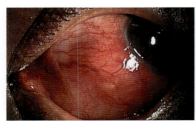

耳下側を中心とした強膜血管の怒張がみられる。

下鼻側の前眼部 OCT
結膜，Tenon 嚢，強膜の肥厚

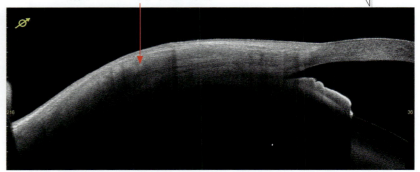

> **Check**
> ・結膜，Tenon 嚢が炎症による肥厚している。
> ・強膜の炎症により Tenon 嚢，脈絡膜との境界が不明瞭になっている。

▶治療 全身検索で結核性強膜炎の診断となり，抗結核薬全身投与と局所ステロイド投与を行った。

▶治療から 6 カ月後

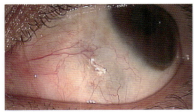

強膜血管の怒張は改善している。強膜は菲薄化し，脈絡膜が透けて見えている。

下鼻側の前眼部 OCT　　強膜の菲薄化

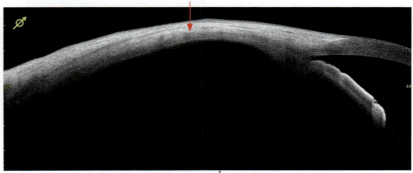

> **Check**
> ・結膜，Tenon 嚢の肥厚は改善している。
> ・炎症による強膜菲薄化がみられる。

毛様体脈絡膜剥離／裂孔原性網膜剥離

57歳，男性。3日前からの急激な左眼視力低下を主訴に受診。左眼視力は（0.03）。眼圧 8mmHg。

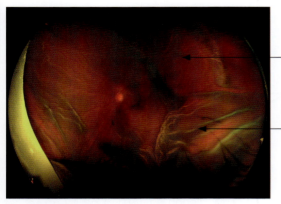

― 巨大裂孔
― 脈絡膜剥離

Check
・耳上側の巨大裂孔による網膜剥離。
・網膜全剥離と耳下側に著明な脈絡膜剥離。

耳側の前眼部 OCT

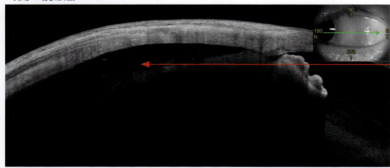

― 毛様体脈絡膜剥離

Check
・前眼部 OCT により脈絡膜剥離の丈，範囲の詳細に観察できる。
・硝子体手術時のポート作成場所や，強膜開窓部位の同定に有用。

下鼻側の前眼部 OCT

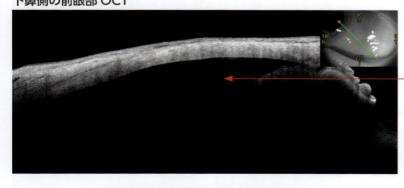

― 毛様体脈絡膜剥離

術中写真

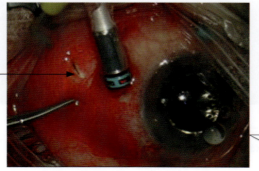

強膜開窓 ―

Check
丈の高い脈絡膜剥離部位より強膜開窓を行っている。

虹彩離断／眼外傷

48歳，男性。ワイヤーブラシで左眼を受傷し受診。左眼視力は(0.01)。眼圧 3mmHg。

▶治療前

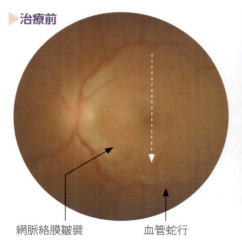
網脈絡膜皺襞　血管蛇行

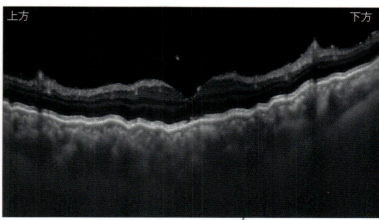
上方　下方

Check
・網脈絡膜皺襞，脈絡肥厚がみられる。
・虹彩離断を生じている。

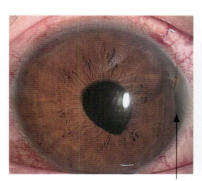
虹彩離断

耳側の前眼部 OCT

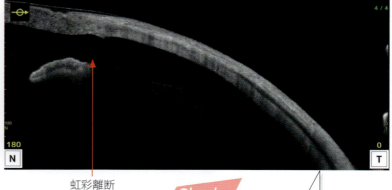
虹彩離断

Check
虹彩離断を生じ，毛様体脈絡膜剥離が生じている。

治療 毛様体縫着術を施行した。

耳側の前眼部 OCT

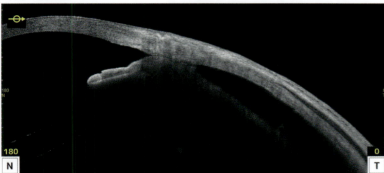

Check
虹彩根部は縫合され，隅角が形成されている。

425

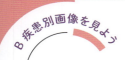

XVII. その他
acute idiopathic maculopathy

疾患の概要

- acute idiopathic maculopathy（AIM）は健康な若年者に急激な視力低下や変視症などを生じる疾患で，片眼発症が多い。
- 黄斑部に黄白色病変が生じ，RPE障害が病態に関与すると考えられている。
- 感冒様症状が先行することが多く，コクサッキーウイルス感染やさまざまなワクチン接種後の発症が報告されている。

典型例　AIM（31歳，女性）

子供の手足口病発症後に，本人も発熱を生じた。1週後から左眼の視力低下を自覚し受診。左眼視力は(0.9)。

▶ 初診時

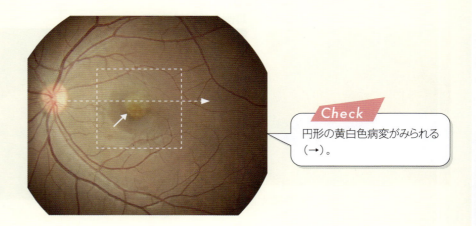

Check 円形の黄白色病変がみられる（→）。

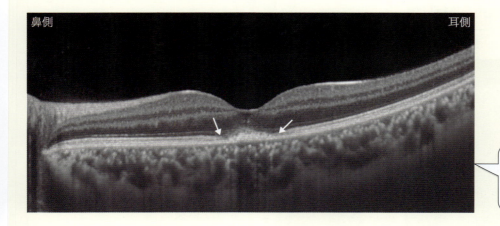

Check EZが消失（→）し，RPEライン上に沈着物がみられる。

FA
早期

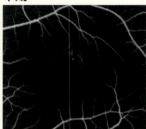

IA
早期

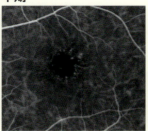

OCTA（脈絡毛細血管板）3×3mm

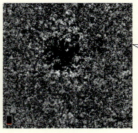

> **Check**
> 病変部位全体の血流シグナル低下がみられる。en face OCT より低反射の範囲が広く，測定光ブロックだけが原因ではなく，choriocapillaris の血流も障害されている。

後期

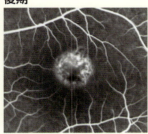

後期

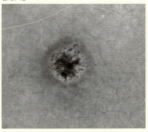

中心部は初期から後期まで低蛍光，その周囲は過蛍光。

en face OCT

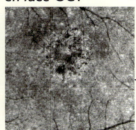

> **Check**
> 低反射所見は RPE ラインの高輝度化による測定光ブロックに由来する。

▶ 初診から 6 カ月後

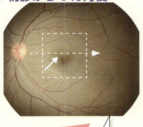

> **Check**
> 黄白色病変が残存している（→）。

OCTA（脈絡毛細血管板）3×3mm

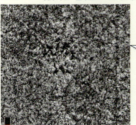

> **Check**
> choriocapillaris の血流低下が一部に残存しているが，初診時より範囲は小さくなっている。

en face OCT

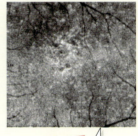

> **Check**
> 測定光ブロックに由来する低反射は小さくなっている。

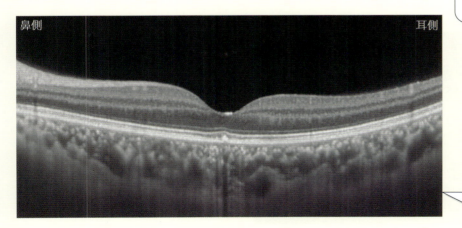

鼻側　　　　　　　　　　　　耳側

> **Check**
> EZ は鮮明となっている。

バリエーション1　CNVを合併したAIM（24歳，女性）

数日前からの右眼の視力低下を自覚し受診。右眼視力は（0.4）。

▶初診時

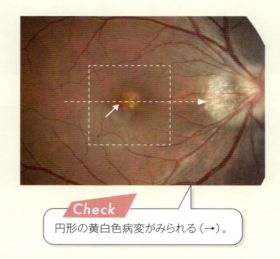

Check 円形の黄白色病変がみられる（→）。

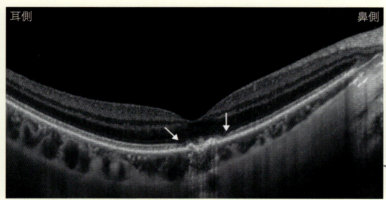

Check EZが消失（→）し，RPEが不整になっている。

▶初診から2カ月後

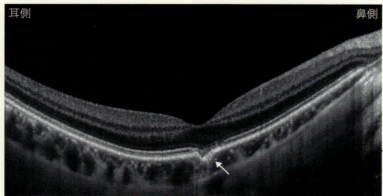

Check EZがつながってきたが，病変部位でfocal choroidal excavation（→）が生じている。

治療経過

当科受診3カ月後に続発性CNVを生じ，抗VEGF薬硝子体内注射を施行した。

▶初診から3カ月後

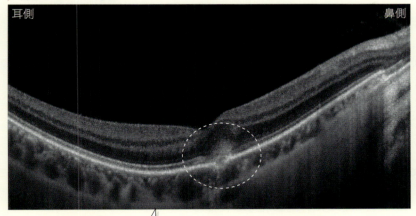

Check RPEを貫き網膜下に広がる高反射像（囲み）がある。

Check type 2 CNV（囲み）であり，続発性CNVに対して抗VEGF薬硝子体内注射を施行。

OCTA（網膜外層）3×3mm

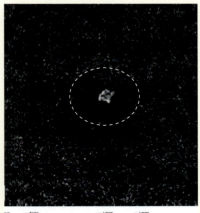

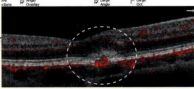

▶治療から1カ月後

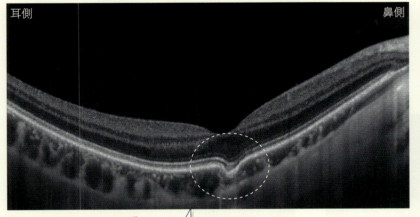

Check 高反射像は消失している（囲み）。

OCTA（網膜外層）3×3mm

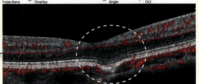

Check CNVは消失している（囲み）。

XVII. その他
黄斑低形成

疾患の概要

- 黄斑低形成は黄斑部の形成不全を示す先天異常である。
- 黄斑部の中心窩陥凹や黄斑輪状反射，無血管領域の欠如や黄斑を横切る血管異常などを特徴とする。通常両眼性で眼振を伴う。
- 本症単独でも発生するが，先天無虹彩や眼白皮症にも合併することが多い。
- OCTによる病期分類が報告されている。
  stage 1：網膜内層の存在
  stage 2：中心窩陥凹消失
  stage 3：foveal bulge 消失・外顆粒層拡大
  stage 4：中心窩喪失（平坦化）

典型例　黄斑低形成（20歳，女性）

両眼視力不良であり精査目的に紹介となった。両眼視力は(0.2)。

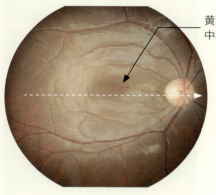

黄斑輪状反射と中心窩陥凹の欠如

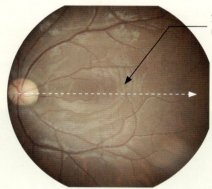

黄斑輪状反射と中心窩陥凹の欠如

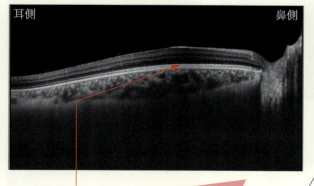

中心窩陥凹の欠如
中心窩に網膜内層残存

Check foveal bulge も消失し，中心窩の位置不明。stage 4 相当。

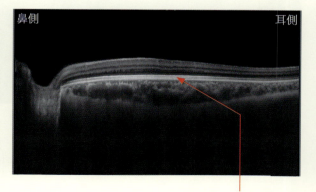

中心窩陥凹の欠如
中心窩に網膜内層残存

バリエーション1　黄斑低形成（22歳，男性）

両眼未熟児網膜症で網膜光凝固術をした既往あり。経過観察のため近医より紹介。
左眼視力は（0.7）。

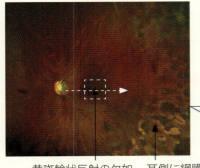

黄斑輪状反射の欠如　　耳側に網膜光凝固痕

Check　中心窩反射欠如，周辺部に網膜光凝固痕。

□心窩陥凹消失
□心窩網膜内層残存

OCTA（網膜表層）3×3mm と
OCTA（網膜深層）3×3mm

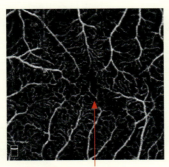
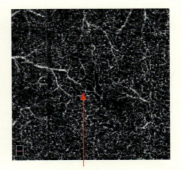

FAZの消失　　　　　　FAZの消失

バリエーション2　黄斑低形成（43歳，男性）

既往なし，自覚症状なし。両眼とも視力は（1.0）。

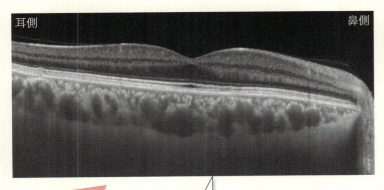

OCTA（網膜全層）3×3mm

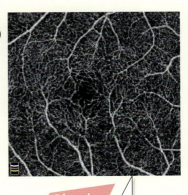

Check　黄斑低形成 stage 1 相当。中心窩陥凹はあるが，網膜内層が残存。

Check　FAZ消失。

431

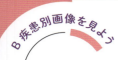

XVII. その他
acquired vitelliform lesions

疾患の概要

- AMD, cuticular ドルーゼン, VMTS や一部の ERM などの黄斑牽引症, 弾性線維性仮性黄色腫, CSC などさまざまな疾患の進行過程でみられる黄斑部黄色沈着物を acquired vitelliform lesions（AVLs）とよぶ。PED を伴うものを AVLs with PED として区別する分類もある。
- 黄斑パターンジストロフィの亜型でペリフェリン2（PRPH2）遺伝子の変異に関連し, 孤発性または常染色体顕性（優性）遺伝するものは adult-onset foveomacular vitelliform dystrophy（AOFVD）または adult BEST とよばれ発症年齢は一般的に 30〜50 歳で, 大きさ, 形状, 分布に大きなばらつきがある多形性疾患として認識されているが, 臨床上は AVLs と区別できない。
- RPE による視細胞外節先端の貪食の遅れが黄白色物質の蓄積につながると考えられている。
- 経過中黄色沈着物や PED が縮小・消失した後に萎縮をきたすことがある。また萎縮部位から新生血管が生じる可能性もある。

典型例 1　AVLs（36 歳, 男性）

歪視の自覚あり。両眼視力は（1.2）。

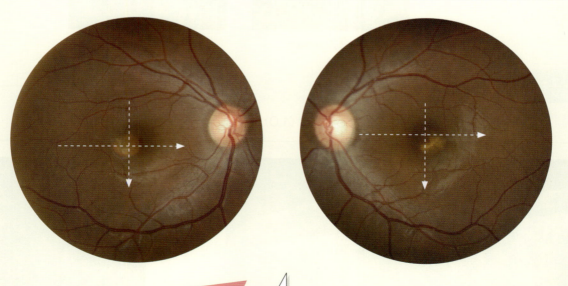

Check　両眼とも黄斑部に黄白色沈着物がみられる。

右眼
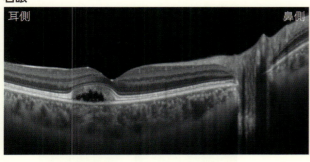
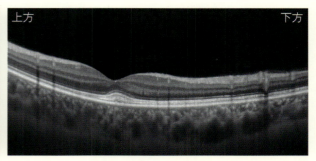

左眼
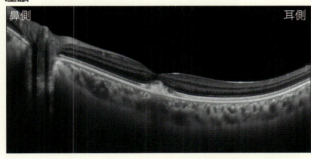
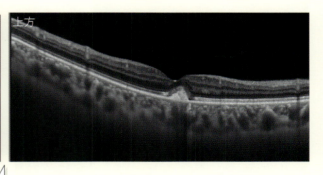

Check 視細胞層と RPE の間に視細胞外節の沈着物がみられる。

眼底自発蛍光
右眼
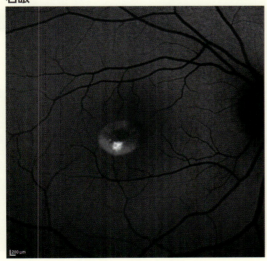

左眼
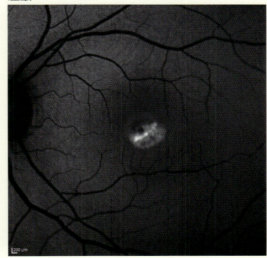

| 典型例2 | AVLs（67歳，男性） |

歪視の自覚あり。左眼視力は（1.2）。右眼はCSCの既往あり。

▶初診時

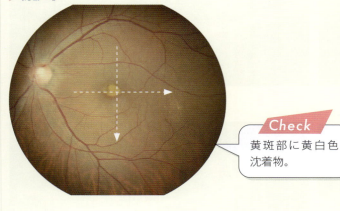

Check 黄斑部に黄白色沈着物。

眼底自発蛍光

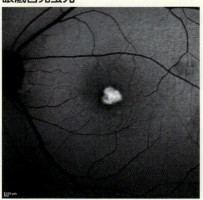

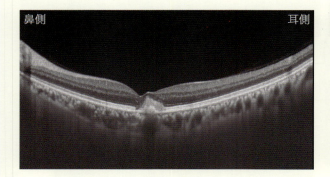

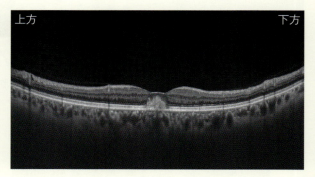

▶初診から1年後

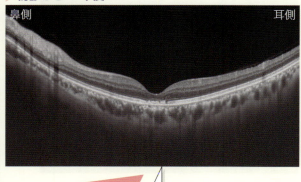

Check 沈着物が消失し萎縮。

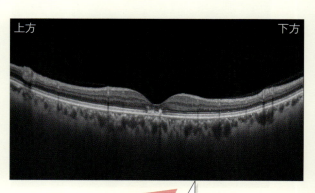

Check AVLs消失＆萎縮

434

典型例3　AVLs with PED（82歳，男性）

右眼視力は（0.6）。左眼を抗VEGF薬硝子体内注射で治療中。

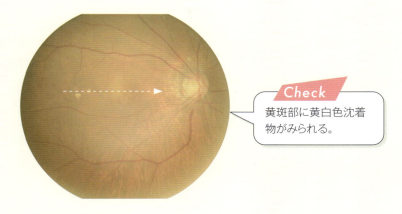

Check 黄斑部に黄白色沈着物がみられる。

眼底自発蛍光

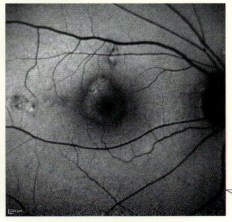

Check 沈着は過蛍光を示す。

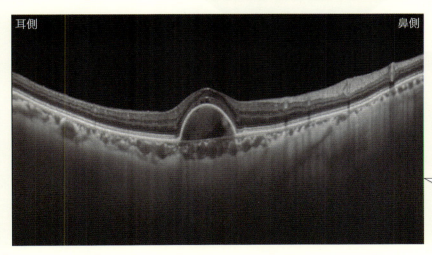

Check 中心窩PEDの頂点付近に網膜下液および視細胞外節延長を含む沈着物がみられる。

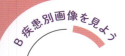

XVII. その他
特発性網膜分離症

疾患の概要

- 英語名は idiopathic foveomacular retinoschisis。
- 遺伝要因のない網膜分離症の一形態として報告された。
- 原因は不明であるが，高齢者の片眼性に生じ，PVDがあり，やや短眼軸で近視はない。
- 視神経乳頭から連なる網膜分離を生じるが，視神経乳頭小窩（ピット）や緑内障はない。
- 視力低下例ではILM剥離併用硝子体手術が有効との報告もある。

典型例　特発性網膜分離症（82歳，男性）

近医で右眼視力低下を指摘され当科紹介受診。右眼視力は(0.8)。透過球面度数は＋0.8D，眼軸長22.0mm。視神経から連なる網膜分離がみられる。

Check
視神経乳頭から中心窩にかけて網膜分離による縞状の筋がみられ，中心窩には網膜下沈着物を示唆する黄白色病変が観察できる。

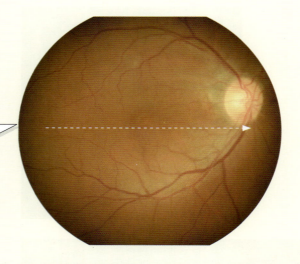

Check
- 視神経乳頭から中心窩にかけて網膜分離がみられる。
- 中心窩にはSRDも生じており，視細胞外節の伸長も生じていることから経過が長いことが示唆される。
- PVDが生じており，OCT上に硝子体を示唆する反射はみられない。

バリエーション 鑑別疾患（70歳，女性）

近医において緑内障疑いで経過観察中，傍乳頭部周囲の浮腫の精査のため当科紹介。右眼視力は(1.0)。

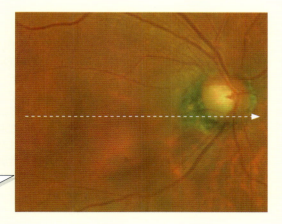

Check
視神経乳頭陥凹および，下耳側にNFLDがみられる。

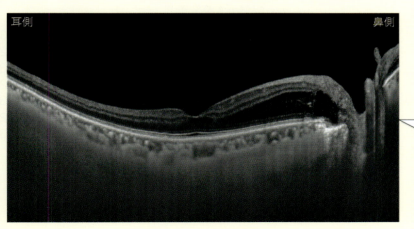

Check
視神経乳頭から中心窩に向かって網膜分離がみられる。

OCTA 12 × 12mm (Zeiss社 Plex Elite 9000)
カラー写真に合わせて一部切り取り。

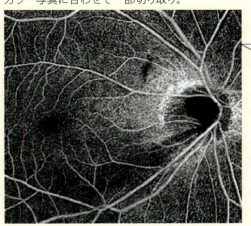

Check
NFLDに一致した血流低下。

Check
・眼底所見で視神経乳頭陥凹とNFLD，OCTAでNFLDに一致した血流低下もみられ，緑内障が示唆されることから，本症例は緑内障に伴う網膜分離症と考えられる。
・緑内障では視神経乳頭陥凹の縁から連なるように網膜分離がみられるとされている。

索引

あ・い

アーチファクト ……………………………………… 12, 26
萎縮型加齢黄斑変性（AMD）………… 120, 125, 388
異常血管網（ネットワーク血管）……………… 136
一過性網膜動脈分枝閉塞 …………………………… 233
遺伝性進行性疾患 ………………………………… 306

お

黄色斑 ………………………………………………… 320
黄斑円孔 ……………… 8, 96, 210, 262, 404, 410
黄斑円孔網膜剥離 ………………………………… 268
黄斑下血腫 ………………………………………… 140
黄斑偽円孔 ………………………………………… 112
黄斑新生血管（MNV）………… 20, 25, 122, 126,
　　　　　　　　　130, 136, 144, 150, 160, 316
黄斑前ポケット ………………………………………… 2
黄斑低形成 ………………………………………… 430
黄斑部 ………………………………………………… 17
黄斑浮腫 ………………………… 9, 218, 222, 309
黄斑部剥離 …………………………………………… 2
黄斑部毛細血管拡張症 ……… 242, 402, 405, 414
黄斑部毛細血管拡張症 2 型診療ガイドライン
　（第 1 版）………………………………………… 242
黄斑部網膜厚 ………………………………………… 7

か

外顆粒層（ONL）……………………………………… 2
外境界膜（ELM）………………………………… 254
開瞼不良 ……………………………………………… 26
外傷性黄斑円孔 ……………………………………… 95
外傷性視神経症 ………………………………… 52, 80
開放隅角眼 …………………………………………… 58
外網状層（OPL）……………………………………… 2
過蛍光斑 …………………………………………… 333
過去画像の確認 …………………………………… 32
家族性滲出性硝子体網膜症 ……………………… 304
傾きによる信号輝度変化 …………………………… 13
下方後部ぶどう腫 …………………………… 286, 291
下方胞状網膜剥離 ………………………………… 178
顆粒状過蛍光 ……………………………………… 130
眼球マッサージ …………………………………… 229
完全後部硝子体剥離 ………………………………… 2
眼内悪性リンパ腫 ………………………………… 380

き

急性帯状潜在性網膜外層症（AZOOR）…………… 328
強度近視 …………… 47, 66, 116, 277, 292, 296
強度近視黄斑円孔 ……………………………… 264, 272
強膜肥厚 …………………………………………… 419
強膜菲薄化 ………………………………………… 423
局所性浮腫 ………………………………………… 196
近視性牽引症候群 ………………………………… 262
近視性脈絡膜新生血管 …………………………… 274
近視性網膜分離 ……………………… 262, 266, 269

く・け

クリスタリン様沈着物 …………………………… 249
蛍光貯留 …………………………………………… 23
傾斜乳頭症候群 ………………………………… 286, 386
血管拡張薬 ………………………………………… 229
血管新生緑内障 …………………………………… 312
血腫移動術 ………………………………………… 236
血流シグナル ……………………… 277, 289, 341
牽引性網膜剥離（TRD）………………… 202, 206
限局性脈絡膜血管腫 …………………………… 358, 361
検査室への誘導 …………………………………… 32
検査説明 …………………………………………… 34
原発開放隅角緑内障（POAG）……… 43, 46, 59, 61

こ

抗 VEGF 薬硝子体内注射 …………… 133, 156, 188,
　　　　　　　　　196, 213, 218, 222, 408
抗エストロゲン治療薬 …………………………… 414
広角 OCTA ………………………………………… 19
抗癌薬 ……………………………………… 412, 416
後期緑内障 ……………………………… 43, 46, 49
虹彩障害 …………………………………………… 411
虹彩離断 …………………………………………… 425
高侵達 OCT ……………………………………… 281
光線力学（的）療法（PDT）…………………… 157
後天梅毒 …………………………………………… 348
後部硝子体剥離（PVD）……………… 90, 114, 115
後部硝子体膜下出血 …………………………… 250, 255
コーヌス …………………………………………… 294
固視の把握 ………………………………………… 35
固視標の選択 ……………………………………… 35
骨小体様色素沈着 ………………………………… 306

さ

サイトメガロウイルス網膜炎	354, 357
細胞浮遊	330
撮影中の姿勢	34
撮影の順番	37
撮影プロトコルの選択	36
サルコイドーシス	354, 356

し

視覚障害者の誘導	33
色素性瘢痕	336
色素沈着	249
シグナル不良	26
自己免疫疾患	342
視神経萎縮	74
視神経陥凹	64
視神経乳頭	16
——解析	40
——陥凹	66
——腫脹	72, 416
視神経の先天異常	286
視野欠損	70
充盈遅延と蛍光漏出	22
充盈途絶	234
術後低眼圧	420
漿液性網膜剥離（SRD）	10, 88, 150, 200, 236, 276, 342
硝子体黄斑牽引症候群（VMTS）	114, 402
硝子体剥離	2
硝子体皮質	2
硝子体網膜リンパ腫（VRL）	380
上方視神経乳頭部分低形成（SSOH）	62
初期緑内障	42, 45
シリコーンオイル抜去術	421
神経節細胞層（RGCL）	2
神経線維層（RNFL）	2
信号強度増強	12
滲出性網膜剥離	342
新生血管型加齢黄斑変性（nAMD）	20, 130, 136, 144, 150, 160
新生血管型加齢黄斑変性の診療ガイドライン	120
新生血管の血管構造	25

す・せ

水晶体亜脱臼	60
ステロイド内服	180
ステロイドパルス療法	343
正常眼圧緑内障（NTG）	45, 57
正常眼底の乳頭マップ	41

そ

正常眼データベース	71
正常眼における強膜	418
成人発症卵黄様黄斑ジストロフィ	316, 319
セグメンテーションエラー	27
前眼部OCT	61, 418
前視野緑内障	51, 55, 56
全身性高悪性度悪性リンパ腫	372
先天性血管性過誤腫	358
先天網膜分離症（XLRS）	312

そ

増殖糖尿病網膜症（PDR）	204, 255
増殖膜	202, 207
層別の血流情報	20
側頭動脈炎	224
続発性ERM（網膜裂孔）	104
組織プラスミノゲン活性化因子（tPA）	236

た・ち

多局所ERG	325
脱灰	378
多発消失性白点症候群（MEWDS）	332
ダブリング	26
タモキシフェン網膜症	414
弾性線維性仮性黄色腫	186
断層像	2
地図状萎縮（GA）	120
中期緑内障	61
中心窩強膜の相対的肥厚	284
中心窩分離症	111
中心窩網膜分離	312
中心性漿液性脈絡網膜症（CSC）	142, 166, 392, 399, 418
中心視野異常	238
長眼軸長正常眼データベースの活用	48

て・と

低蛍光	193
デビエーションマップ	71
転移性脈絡膜腫瘍	368
糖尿病	9
糖尿病黄斑浮腫（DME）	196
糖尿病網膜症診療ガイドライン（第1版）	196
特発性黄斑円孔	8, 92
特発性視神経炎	74
特発性脈絡膜新生血管（ICNV）	192
特発性網膜上膜（ERM）	100
特発性網膜分離症	436
撮り方のコツ	32

ドルーゼン……………………………120

な・に

内顆粒層（INL）………………………2
内境界膜（ILM）………………………2
　──下出血………………11，240，250
　──剥離………………………98，262
　──翻転術…………………………96
内網状層（IPL）………………………2
軟性ドルーゼン………………121，124
ニボルマブ……………………………416
乳頭血管炎……………………………212
乳頭周囲網膜神経線維層（CpRNFL）…73
乳頭小窩………………………………64
乳頭小窩黄斑症候群…………………84
乳頭浮腫型原田病……………………347

は

肺癌……………………………………370
梅毒……………………………………348
　──性ぶどう膜炎…………………348
　──性網膜血管炎…………………352
パキコロイド疾患（PSD）……160，174
パキコロイド新生血管（PNV）…160，162，168
パクリタキセル網膜症………………412
原田病（VKH）…………342，394，421
瘢痕病巣………………………………135
汎網膜光凝固…………………208，213

ひ

光干渉断層血管撮影（OCTA）………16
光干渉断層法（OCT）…………………2
微小視野………………………257，258
非増殖糖尿病網膜症（NPDR）………204
非動脈炎性前部虚血性視神経症………77
皮膚悪性黒色腫………………………371
びまん性浮腫…………………………198
びまん性脈絡膜血管腫………………360
びまん性網膜色素上皮症（DRPE）…174
豹紋状眼底……………………280，282

ふ・ほ

フォローアップモードを用いた撮影…33
不完全閉塞網膜中心動脈閉塞症（CRAO）…228
プラトー虹彩…………………………60
プロジェクションアーチファクト……28
分層黄斑円孔…………………110，404
ポリープ状脈絡膜血管症（PCV）…136，139，162，258，393

ま・み

マイクロパルス閾値下レーザー………170
マップ撮影……………………………36
慢性中心性漿液性脈絡網膜症………174
脈絡膜…………………………………2
　──悪性黒色腫……………………362
　──強膜界面…………………………2
　──血管……………………………124
　──血管腫…………………………358
　──血流………………………………19
　──骨腫……………………………374
　──新生血管（CNV）……188，282，340，46，401，428
　──転移病変………………………368
　──肥厚…………172，342，392，394
　──菲薄…………384，386，388，390
　──母斑……………………362，366
　──リンパ腫（CL）………………380
脈絡毛細血管板…………………2，17，21
脈絡網膜吻合（CRA）………………145
ミラーイメージ………………14，301

む・も

無色素性網膜色素変性………………308
毛細血管瘤………………24，223，243
網膜外層…………………………17，21
網膜外層変化…………………………106
網膜外層～脈絡毛細血管板（ORCC）…135
網膜下液（SRF）……………………133
網膜下出血………11，140，238，252，256，260
網膜下ドルーゼン様沈着物（SDD）…120，122
網膜血管周囲異常……………………296
網膜血管による信号強度減弱…………15
網膜細動脈瘤…………………………236
網膜細動脈瘤破裂…………………12，252
網膜色素上皮（RPE）…………………2
　──萎縮……………………………125
　──剥離（PED）…10，146，148，150，435
　──裂孔（RPE tear）………134，150
網膜色素線条…………………………186
網膜色素変性…………………306，389
網膜上膜（ERM）………9，49，98，106
網膜上膜手術…………………………108
網膜静脈分枝閉塞症（BRVO）……70，218
網膜神経線維層（RNFL）の菲薄化……40
網膜深層…………………………17，21
網膜深層血管網（DCP）……………149
網膜前出血……………………250，252
網膜中心静脈閉塞症（CRVO）……212，408

網膜中心動脈閉塞症（CRAO）………………… 224，408
網膜動脈黄斑枝閉塞症 ………………………………… 234
網膜動脈分枝閉塞症（BRAO）…………………230，406
網膜動脈閉塞 …………………………………………… 9
網膜内層虚血 ………………………………………… 230
網膜内血行異常 ……………………………………… 376
網膜内出血 …………………………………………… 240
網膜内層（EIFL）……………………………………… 98
　──の血流 …………………………………………… 309
網膜剥離 ……………………………………………… 266
網膜表層 ………………………………………… 17，21
網膜浮腫 ………………………………………………150
網膜分離 ………………… 88，102，202，262
網膜膨化所見 ………………………………………… 243
網膜無灌流領域 …………………………………217，220
網脈絡膜萎縮 ………………………………………… 259
毛様網膜動脈 ………………………………………… 226
モーションアーチファクト …………………………… 26

ゆ

夕焼け状眼底 ……………………………………344，345

ら・り・れ・ろ

卵黄期 …………………………………………………317
卵黄状黄斑ジストロフィ ……………………………316
緑内障診療ガイドライン第5版 …………………… 40
緑内障性視野障害の診断基準 …………………… 40
緑内障による網膜神経線維層欠損 ……………… 8
緑内障のOCTによる進行解析 ………………… 54
緑内障の黄斑解析 ………………………………… 44
緑内障の前眼部OCT …………………………… 58
レーザー光 ……………………………………………410
レーザースペックルフローグラフィー（LSFG）…… 230
レーザー光凝固 …………………………………… 236
裂孔原性網膜剥離 ……………………………300，424
濾過胞（bleb）解析 ………………………………… 61

A・B

acquired vitelliform lesions (AVLs) ········106, 432
acute idiopathic maculopathy (AIM) ·············· 426
acute syphilitic posterior placoid
　chorioretinitis (ASPPC) ···················· 348
acute zonal occult outer retinopathy
　(AZOOR) ································ 328
　——— complex ···················328, 332, 336
adult onset foveomacular vitelliform
　dystrophy ··························316, 319
Anderson Patella の基準·················· 40
atrophic tract ··························176
Behçet 病 ····························· 354
Best 病 ····························316
bleb 解析 ····························· 61
branch retinal artery occlusion (BRAO) ···230, 406
branch retinal vein occlusion (BRVO) ········218
Bruch membrane (Bruch 膜) ················· 2

C

calcified drusen····················120, 123
central retinal artery occlusion (CRAO)　224, 408
central retinal vein occlusion (CRVO) ······212, 408
central serous chorioretinopathy
　(CSC) ···············142, 166, 392, 399, 418
cherry-red spot ························ 224
chorioretinal adhesion (CRA) ···············145
choroidal lymphoma (CL) ················· 380
choroidal neovascularization (CNV) ······ 188, 282,
　　　　　　　　　　　340, 346, 401, 428
choroid-scleral junction ·················· 2
ciliochoroidal effusion ···················· 420
circumpapillary retinal nerve fiber layer
　(CpRNFL) ·························· 73
Cloquet 管 ···························· 2
cotton-ball sign ························106
cystoid macular
　degeneration (CMD) ·····················177

D・E

dark rim ·····························193
deep capillary plexus (DCP) ···············149
diabetic macular edema (DME) ············196
diffuse retinal pigment epitheliopathy (DRPE) ···174
dissociated optic nerve fiver layer
　(DONFL) ················· 94, 101, 113
dome-shaped macula (DSM) ·············272, 280
double layer sign ························136
ectopic inner foveal layer (EIFL) ·········· 98

Ehlers-Danlos 症候群 ····················186
ellipsoid zone (EZ) ··················· 2, 254
en face OCT ························ 6
epiretinal membrane (ERM) ·············· 8, 106
external limiting membrane (ELM) ··············254

F・G

fibrovascular PED (FVPED) ···················134
flecks··························· 320
fluffy sign ·························· 240
focal choroidal excavation (FCE) ·········· 396
foveal retinoschisis ·····················312
foveolar detachment ·····················106
Gass の stage 分類 ····················· 92
geographic atrophy (GA) ·················120
Govetto らの病期分類 ·················· 99
Gronblad-Strandberg 症候群 ················186
guided progression analysis (GPA) ·············· 54

H・I

Haller 層 ···························· 2
hyperrefl ective foci ··················· 222
idiopathic choroidal neovascularization
　(ICNV) ····························192
idiopathic foveomacular retinoschisis ··········· 436
internal limiting membrane (ILM) 剥離········ 98, 262
internal limiting membrane (ILM) 翻転法······262, 270
inner lamellar cyst ····················· 246
inner nuclear layer (INL) ·················· 2
inner plexiform layer (IPL)·················· 2
interdigitation zone (IZ) ················· 2
internal limiting membrane
　(ILM) ···················2, 11, 240, 250
intrachoroidal cavitation (ICC)··············· 292
inverted ILM flap ····················· 270

L・M・N

Laser speckle flowgraphy (LSFG) ·············· 230
Leber 遺伝性視神経症 ····················· 82
macular microhole ···················· 402
macular neovascularization (MNV) ········ 20, 25,
　　　　122, 126, 130, 136, 144, 150, 160, 316
macular telangiectasia (MacTel)·············· 242
Marfan 症候群 ······················· 226
Müller 細胞 ·······················312
multifocal choroiditis (MFC) ··············· 336
multiple evanescent white dot syndrome
　(MEWDS) ·························· 332

myopic chorcidal neovascularization (mCNV) ·········· 277

neovascular age-related macular degeneration (nAMD) ·········· 20, 130, 136, 144, 150, 160

non-proliferative diabetic retinopathy (NPDR) ·········· 204

normal-tension glaucoma (NTG) ·········· 45, 57

O

occult macular dystrophy (OMD) ·········· 324

occult macular neovascularization (MNV) ·········· 130

OCT angiography (OCTA) ·········· 16

optical coherence tomography (OCT) ·········· 2

outer limiting membrane (OLM) ·········· 2

outer nuclear layer (ONL) ·········· 2

outer plexiform layer (OPL) ·········· 2

outer retina-choroid complex (ORCC) ·········· 135

outer retinal tubulation ·········· 127, 129, 187

P

pachychoroid disease ·········· 160

pachychoroid neovasculopathy (PNV) ·········· 160, 162, 168, 183

pachychoroid pigment epitheliopathy (PPE) ·········· 164, 391

pachychoroid spectrum disease (PSD) ·········· 174

pachydrusen ·········· 124, 165

pachyvessel ·········· 124, 285

Paget 病 ·········· 186

paracentral acute middle maculopathy (PAMM) ·········· 234, 406

paravascular lamellar hole ·········· 297

paravascular micro fold ·········· 298

paravascular retinal cyst ·········· 296, 299

paravascular retinoschisis ·········· 297

peripapillary sparing ·········· 320, 32

photodynamic therapy (PDT) ·········· 157

pigment epithelium detachment (PED) ·········· 10, 146, 148, 150, 435

polypoidal choroidal vasculopathy (PCV) ·········· 136, 139, 162, 258, 393

posterior vitreous detachment (PVD) ·········· 90, 114, 115

primary open angle glaucoma (POAG) ·········· 43, 46, 59, 61

projection artifact ·········· 28

proliferative diabetic retinopathy (PDR) ·········· 204

prominent middle layer membrane (p-MLM) sign ·········· 228

prominent-middle limiting membrane ·········· 213

punctate inner choroidopathy (PIC) ·········· 336

R・S・T

radial scan ·········· 4

raster scan ·········· 4

reticular pseudodrusen (RPD) ·········· 120, 144

retinal break ·········· 298

retinal ganglion cell layer (RGCL) ·········· 2

retinal nerve fiber layer (RNFL) ·········· 2

retinal pigment epithelium (RPE) ·········· 2

—— tear ·········· 134, 150, 158

retinoschisis ·········· 298

Sattler 層 ·········· 2

serous retinal detachment (SRD) ·········· 10, 88, 150, 200, 236, 276, 342

Stargardt 病 ·········· 320

Sturge-Weber 症候群 ·········· 360

subretinal drusenoid deposit (SDD) ·········· 120, 387

subretinal drusenoid deposit/reticular pseudodrusen (SDD/RPD) ·········· 122

subretinal fluid (SRF) ·········· 133

subretinal hyper reflective material (SHRM) ·········· 133

superior segmental optic hypoplasia (SSOH) ·········· 62

Syphilis ·········· 348

Terson 症候群 ·········· 254

tilted disc syndrome ·········· 286

tissue plasminogen activator (tPA) ·········· 236

traction retinal detachment (TRD) ·········· 202, 206

transmission effect ·········· 30

V・W・X・Y

vitreomacular traction syndrome (VMTS) ·········· 114, 402

vitreoretinal lymphoma (VRL) ·········· 380

Vogt-Koyanagi-Harada disease (VKH) ·········· 342

white dot syndrome ·········· 373

window defect ·········· 286

X-linked juvenile retinoschisis (XLRS) ·········· 312

Yannuzzi による stage 分類 ·········· 144

改訂第2版　新OCT・OCTA読影トレーニング

2019 年 3 月 1 日　第 1 版第 1 刷発行
2022 年 6 月 20日　第 1 版第 4 刷発行
2024 年 11月10日　第 2 版第 1 刷発行

■監　修　　飯田知弘　　いいだともひろ

■編　集　　森實祐基　　もりざねゆうき

　　　　　　丸子一朗　　まるこいちろう

■発行者　　吉田富生

■発行所　　株式会社メジカルビュー社
　　　　　　〒162-0845 東京都新宿区市谷本村町2-30
　　　　　　電話　03(5228)2050(代表)
　　　　　　ホームページ https://www.medicalview.co.jp

　　　　　　営業部　FAX　03(5228)2059
　　　　　　　　　　E-mail　eigyo@medicalview.co.jp

　　　　　　編集部　FAX　03(5228)2062
　　　　　　　　　　E-mail　ed@medicalview.co.jp

■印刷所　　シナノ印刷株式会社

ISBN978-4-7583-1645-3 C3047

©MEDICAL VIEW, 2024. Printed in Japan

・本書に掲載された著作物の複写・複製・転載・翻訳・データベースへの取り込みおよび送信(送信可能化権を含む)・上映・譲渡に関する許諾権は，(株)メジカルビュー社が保有しています．

・ JCOPY 〈出版者著作権管理機構 委託出版物〉
本書の無断複製は著作権法上での例外を除き禁じられています．複製される場合は，そのつど事前に，出版者著作権管理機構(電話 03-5244-5088，FAX 03-5244-5089，e-mail：info@jcopy.or.jp)の許諾を得てください．

・本書をコピー，スキャン，デジタルデータ化するなどの複製を無許諾で行う行為は，著作権法上での限られた例外(「私的使用のための複製」など)を除き禁じられています．大学，病院，企業などにおいて，研究活動，診察を含み業務上使用する目的で上記の行為を行うことは私的使用には該当せず違法です．また私的使用のためであっても，代行業者等の第三者に依頼して上記の行為を行うことは違法となります．